THINKING

THINKING

危險年代的

求生飲食

The Food Revolution

約翰・羅彬斯 John Robbins

陳昭如、方淑惠、余佳玲◎譯

國家圖書館出版品預行編目資料

危險年代的求生飲食／約翰·羅彬斯（John Robbins）作；
陳昭如、方淑惠、余佳玲翻譯
-- 二版. -- 臺北市：柿子文化，2012.08
　　面；　公分. --（Thinking；11）
　譯自：The Food Revolution：How Your Diet Can
Help Save Your Life And Our World
　ISBN　978-986-6191-25-1（平裝）

1.健康飲食　2. 食物

411.3　　　　　　　　　　　　　　　　101011204

Thinking .11
危險年代的求生飲食

原書書名	The Food Revolution
原書作者	約翰·羅彬斯（John Robbins）
譯　者	陳昭如、方淑惠、余佳玲
美術設計	Wener
美　編	劉桂宜、吳佩真
文　編	謝孟希
主　編	高煜婷
總 編 輯	林許文二

出　版	柿子文化事業有限公司
地　址	11677台北市羅斯福路五段158號2樓
業務專線	（02）89314903#15
讀者專線	（02）89314903#9
傳　真	（02）29319207
郵撥帳號	19822651柿子文化事業有限公司
E-MAIL	service@persimmonbooks.com.tw

初版一刷	2010年9月
二版一刷	2012年8月
定　價	新台幣360元
I S B N	978-986-6191-25-1

The Food Revolution：How Your Diet Can Help Save Your Life And Our World by John Robbins
Copyright:© 2001 by John Robbins
This edition Published under arrangement with RED WHEEL WEISER & CONARI PRESS,
Newburyport, MA 01950-4600, U.S.A.
Chinese language（complex characters）translation Copyright:© 2010 by PERSIMMON CULTURAL
ENTERPRISE CO., LTD
All rights reserved

歡迎走進柿子文化網 http://www.persimmonbooks.com.tw
～柿子在秋天火紅 文化在書中成熟～
請搜尋柿子文化

Praise 名家推薦

約翰·羅彬斯的第一本著作《新世紀飲食》，是促使我與家人改變飲食習慣的重要因素，作者再度撰寫出版《危險年代的求生飲食》並在台翻譯發行，筆者有幸擁有，如獲至寶。

作者傾畢生之力，致力於食物的考察，並親身體驗力行，娓娓道出其深切的體驗，還蒐集各種科學、醫學報告作為佐證，更以各方的統計資料與各界權威人士說法加以詮釋，鉅細靡遺道出現代飲食的危機。羅彬斯挺身打破各種以片面的健康觀點包裝的強勢行銷廣告之迷思，其道德勇氣值得敬佩。

確實，如作者所言，選擇吃什麼是簡單的問題，卻是現代重要的課題。我們不能再不加思索的大快朵頤或漫不經心的飲食，這將讓我們死於無知。

所以我很樂意推廣此書，以對抗資本企業的強勢行銷廣告，讓更多的讀者因閱讀《危險年代的求生飲食》而受惠，進而獲得健康，而不會死於無知。最後懇請大家一起推薦好書，散播善知識，也是善事一樁。

——**王國韶**，台中市新環境促進協會顧問

這肯定是十年來最重要的出版品。約翰·羅彬斯提供我們所需的資訊與吃對食物，可以吃出健康，也可以對地球友善。環保署積極推動「低碳飲食」，選擇在地、當季食材，多吃蔬食少吃肉，可以減少碳排放，有效減緩地球暖化，並維護生態平衡。本書主題與本署施政有關，故樂為推薦。

——**沈世宏**，環保署署長

飲食的哲學，從關心身體出發，讓生命得以存活。用嘴巴也可以關心社會和環境，吃東西，減少一口，留一些給窮人，讓飢餓不會擴大。挑選

食物時，注意它們生長的環境，會不會破壞土地，會不會殘忍扼殺脆弱的生命。萬物都想求生，多吃蔬食，為身體健康也為環境安康。

——**陳曼麗**，主婦聯盟環境保護基金會董事長

這本《危險年代的求生飲食》讓你重新審視每天的飲食清單，你可以活得更健康，決定權就在你的餐桌上。如果你是無肉不吃的人，試著每週有一餐減少肉製品攝取量，甚至改為蛋奶素或素食；若是你家有年幼的孩子，他們的味蕾掌握在你的手中，不要從小養成只吃肉的習慣，書中將會揭開全穀物、蔬食的美妙。

——**郭姿均**，暢銷書《恐怖家庭醫學：小毛病變大麻煩》作者

矛盾的資訊讓人一頭霧水，深入的瞭解才是改善的第一步。現代飲食的精緻化、便利化導致許多慢性疾病的發生，感謝約翰‧羅彬斯鍥而不捨地深入追蹤與調查各項飲食資料，不僅使我們得以提升健康飲食的正確認知，並期許在飲食作為上能對大自然、生命多一分的尊重與感恩。即刻起，改變認知，掌握健康，行動吧！

——**莊育冠**，莊氏音律健康生活工作室執行長

危險年代的求生飲食

約翰‧羅彬斯對健康領域的影響力從二十年前他出版的《新世紀飲食》就已經極具威力，本人當然也是最受惠者之一。在這個食品添加劑充斥的飲食世界中，很多順理成章的飲食習慣左右著我們慣性的生活模式，然而各種奇奇怪怪的病症卻已悄然上身，我們真的不知道發生了什麼事，原因就在於我們相信這些食品專家所做所言，我們甚至根本不關心天天大口吃下去的食物到底是怎麼製造來的。相信在《危險年代的求生飲食》這本書中，我們可以找到真正愛自己也愛地球的健康之道。

——**詹益清**，海力捷綠色平台倡導人

約翰‧羅彬斯的第一本書《新世紀飲食》就是本人親自參與引進來台，二十年來藉此推廣健康飲食。今日欣見作者另一鉅作《危險年代的求生飲食》在台問世，為之誠心推薦之餘，也禁不住為作者約翰‧羅彬斯對整個地球、環境，以及個人健康之偉大貢獻感到動容。與此同時，為了全人類的福祉，也希望大家能一起傳播與推動《危險年代的求生飲食》書中的理念，人人實踐並付諸行動。

——**董麗惠**，統一有機事業公司副總經理

這本《危險年代的求生飲食》一定要讓全家大小都讀過一遍，只要瞭解約翰‧羅彬斯那種急切救世的初衷與智慧，然後起而行，痛下決心，改變錯誤的飲食習慣，並且要將這個重要的訊息，走告週遭我們所關愛的親朋好友，不僅讓我們自己明哲保身，與病絕緣，更可減緩地球暖化的速度，拯救我們的後代子孫，免於集體滅亡的浩劫。

——**歐陽英**，歐陽英樂活生機網網主

約翰‧羅彬斯的《危險年代的求生飲食》神奇地串連起我們大自然協會成立的宗旨——「心中有愛、尊重生命、保護大自然」，並且為此做了最佳的詮釋。他提醒我們，發自本心的行為改變能產生巨大的力量，就從「飲食」開始。是的，「吃」就是一種行動，且讓我們看看彼此採取了什麼樣的行動。

——**劉祥孚**，大自然教育推廣協會常務理事

約翰‧羅彬斯是一位滿懷愛心與理想的蔬食者（Vegan），《危險年代的求生飲食》分析蔬食有益個人健康與地球永續，很值得詳加閱讀。其實只要均衡攝取各類有機蔬食，其營養足以供給人體所需，自然界的大象、牛、馬也都是蔬食者。世界觀查研究所（WWI）在2009年11/12月刊《世界觀察》雜誌中刊登一篇報告《畜牧業和氣候變遷》，最保守估計畜牧業產生的溫室氣體，至少佔了人為溫室氣體排放量的51%。2010年6月2日聯合國急切呼籲，全球邁向無肉蛋奶的蔬食，能有效拯救地球免於飢餓、燃料匱乏，以及氣候變遷所帶來的嚴重影響。約翰‧羅彬斯的大作呼應「吃素、環保，才能救地球」的高雅理想。

——**魏忠必**，國立彰化師範大學電機系教授

約翰‧羅彬斯又成功了！他的寫作風格是如此迷人又充滿個人魅力，讓本書絕對值得一讀。最重要的是，他結合了分散各處的必要連結——環境、個人健康、社會經濟及個人意義，即使是科學研究者也該讀讀羅彬斯是怎麼說的。

—— Colin Campbell，《救命飲食》作者

約翰‧羅彬斯的《危險年代的求生飲食》等於是《新世紀飲食》的完結篇。太動人了！把它送給每個你關心的人！

—— Howard Lyman，「拯救地球」主席，《紅色牧人的綠色旅程》作者

名家推薦

關於我們與地球的健康，《危險年代的求生飲食》是我們讀過最重要的一本書。

——Neale Donald Walsch，《與神對話》作者

這肯定是這十年來最重要的出版品。約翰‧羅彬斯提供我所需的資訊與鼓舞，以恢復我們身體與環境的健康。這本充滿政治爆發力的書將改變你的人生——坦然無懼的徹底研究，極富魅力的呈現方式，只要是會吃東西的人都該閱讀本書。

—— Joanna Macy，《Coming Back to Life》作者

約翰‧羅彬斯天衣無縫地整合了我們所吃的食物與世界的關係。飲食與農耕方式造成人類疾病對動物及地球的戕害。如今根據有害的誤解，基因工程更帶來新的危機。羅彬斯清楚地指引出一條恢復個人健康的道路，那就是恢復地球的健康，同時也恢復人類與其他生物應有的關係。

—— Martha Herbert，麻省聯合醫院小兒神經博士

透過他卓越及尖銳的筆／劍，約翰‧羅彬斯揭穿造成每年數百萬美國人死亡的迷思與謊言。《危險年代的求生飲食》告訴你如何拯救並延續你的生命，引領你擁有生氣勃勃、充滿活力的人生與健康。這是一本極為罕見而真誠的轉化之書：買下它，閱讀它，並與所有你認識的人分享。

—— Thom Hartmann，《The Last Hours of Ancient Sunlight》作者

具有說服力又令人信服，《危險年代的求生飲食》傳遞了這個時代最重要的訊息。羅彬斯以簡潔又有說服力的方式，讓讀者清醒並深受啟發。他強調個人只要用刀叉，就可以擁有拯救自己及地球的力量。請現在就把這本書送給你的家人、朋友及同事。我高度推薦！

—— Suzanne Havala，1988及1992年美國營養學會研討會素食報告作者

這本重要的書提醒了我們，個人選擇與環境之間有著密不可分的關係。在身為素食者的路途上，我的身、心、靈都得到痊癒，而且也愈發苦壯。而在瞭解自己對美麗地球的負面影響愈來愈少後，我感受到無盡的喜悅，這是吃肉及乳製品從來無法帶給我的滿足。

—— Julia Butterfly Hill，環保人士，《The Legacy of Luna》作者

約翰·羅彬斯又出書了。《危險年代的求生飲食》是繼《新世紀飲食》後又一部饒富興味的作品。我一開始閱讀就愛不釋手，特別是有關基因改造食物的部分，更是令人印象深刻，羅彬斯的解釋比我聽過的任何人都要高明。成千上百跟我一樣因羅彬斯的書而永遠改變生命的人，必讀《危險年代的求生飲食》。「革命」這個字眼常被用來形容游擊隊及電話銷售員，但本書所指的革命卻是我們自己。決定吃什麼是很簡單的選擇，而這對我們的世界會產生激進的影響。

—— Adam Werbach，馬鮫俱樂部前任會長

優美的書寫！《危險年代的求生飲食》是由一位傑出人士所完成的傑出作品。它打開了我的雙眼與我的心，這本書真的能拯救我們的生命。

—— Riane Eisler，《The Chalice and the Blade and Tomorrow's Children》作者

環境健康運動成為這個時代最具威力的草根運動。在本書中，約翰·羅彬斯持續扮演他在運動中直言不諱、雄辯滔滔的角色。

—— Fritjof Capra，《The Web of Life》作者

這是一部充滿活力與驚奇的作品，而且易於理解，非常適合任何有身、心、靈的人閱讀。《危險年代的求生飲食》是十年來最具建設性的書。

—— Ingrid Newkirk，PETA總裁

約翰·羅彬斯的《危險年代的求生飲食》提供了許多有趣而發人深省的資訊。他以既驚人又神奇的方式告訴讀者，我們所製造的食物，與我們個人及給予我們生命的地球的健康有著重大關係。特別有力的是他證據十足地說明「大牛」產業對人類通往地下水層所造成的浩劫。

—— Ed Ayres，《全球守望》雜誌編輯

再一次，約翰·羅彬斯讓我們透過食物的選擇還有相關企業的資訊迷宮中，找出自己的道路。他無懈可擊的研究以及極富洞見的觀點，是我們這些想選擇更好食物的讀者的最佳禮物。

就我個人而言，他對這個時代中許多流行減肥法的看法，對我非常的有幫助。

—— Ann Mortifee，聲樂家及作曲家

名家推薦

揭露諸多令人驚訝的食物業者企圖隱瞞的事實，約翰‧羅彬斯指出健康飲食不只對自己有好處，也對環境有益處。對於想要擁有健康的生活，並幫助世界更美好的人來說，都是絕佳且必讀的好書。

—— Peter Russell，《Waking Up in Time》作者

約翰‧羅彬斯的《危險年代的求生飲食》出現得正是時候，它引領我們朝向健康的飲食及健康的農場。易讀、尖銳、卓越、令人驚豔，是一部為了家人健康可以參考的書。

——Brent Blackwelder，「地球之友」（Friends of the Earth）主席

在《危險年代的求生飲食》中，約翰‧羅彬斯指出典型的「美式飲食」不只對個人健康有害，也讓動物遭受不正當的對待，還會對土地及水造成無法挽回的傷害。

書中述及諸多令人震驚的事實，亦提供了極具說服力的洞見。《危險年代的求生飲食》對營養健康、動物待遇，甚至只是對地球命運有興趣的人來說，都是極具說服性的作品。

—— David L. Katz，耶魯大學醫學院醫學博士

約翰‧羅彬斯的《危險年代的求生飲食》無疑是有關政治、倫理以及明智飲食選擇最廣泛、最完整的研究。他的坦率與熱情引領讀者從廣告的錯誤概念到永不休止的宣傳活動中瞭解食物業者。

如果你想學習如何讓自己身體達到理想的狀態，一定要注意《危險年代的求生飲食》裡的訊息。

—— Dave Scott，六屆世界鐵人三項冠軍得主，第一位進入鐵人名人廳的人

約翰‧羅彬斯又出書了！《危險年代的求生飲食》是一部既有力、又有說服力的作品，它揭露了我們文化的食物系統裡有關政治、經濟及社會的現實，同時挑戰並啟發了每個人必須接受我們對自己的選擇都有責任，也必須採取行動以造成正面變革。

—— Vesanto Melina & Brenda Davis，《成為素食者》及《成為全素食者》作者

約翰‧羅彬斯的《危險年代的求生飲食》是有關以植物為主食有益人類營養的論述中，最廣泛、也最具有說服性的著作。

你的人生及人類的未來都將倚賴約翰·羅彬斯重要訊息的流傳。

—— John McDougall，聖海倫娜醫院麥克道格計畫主持人，
10部全美暢銷書作家，全國聯播電視節目「麥克道格醫生」主持人

在《危險年代的求生飲食》一書中，約翰·羅彬斯再次打開我們的眼，喚醒我們的心。

他對於增進健康及選擇對地球友善食物的觀點，為明日的營養及永續提供希望與方向。

—— Michael A. Klaper，營養教育及研究學會主任

約翰·羅彬斯是個有智慧的人！

在他的最新力作《危險年代的求生飲食》中，約翰分享了自己的智慧，亦觸動了我們的心。他讓我們瞭解慈悲的飲食方式可以滋養我們的身體與心靈，讓我們感覺良好。他深入研究基因改造食物的危險性，更是任何關心健康及環境的人必讀。

—— Craig Winters，基因改造食物標示運動主持人

關心的消費者必讀，約翰·羅彬斯的書將告訴你如何透過刀叉投票，以創造永續、健康及人性的世界。

—— Ronnie Cummins，全美有機消費者協會主席，《Genetically Engineered Food》共同作者

這是一位引領我將飲食習慣陶冶成心靈覺醒，有如先知一般的人。約翰·羅彬斯有如在黑暗隧道的盡頭替我點燃亮光，也提供我精神上的指南。這些日子以來真理總是形單影隻。

我非常非常尊敬約翰·羅彬斯，並且深信他所說的，那就是——我們所吃的食物對整個地球環境有著十分深遠的影響。我想，現在正是我們發起一場食物革命的時候了！

—— Woody Harrelson，電影及電視明星

這本《危險年代的求生飲食》是約翰·羅彬斯為二十一世紀拯救人類的健康及地球揭開序幕。論述中的事實，證實了我們的健康是如何受到貪婪企業的控制。是一部必讀且絕佳的評論之作！

—— Caldwell Esselstyn，克里夫蘭醫療中心預防心臟病顧問

在《危險年代的求生飲食》中，約翰‧羅彬斯持續他有關現代飲食之於個人或集體不良後果的開創性研究。

我們所吃的東西是最難改變的習慣。想要拯救你的生命，想要拯救地球，請照著這本書做。

—— **James Redfield**，《The Celestine Prophecy》作者

Preface
前言

我們常以為，醫學進步就是指新藥、新手術技術、雷射等高科技且昂貴的東西，很難相信我們每天所做的一些簡單決定，如飲食內容、減壓方法、抽菸與否、運動量多寡、人際關係給予我們的支持度，都可能對自身的健康、**幸福**，甚至是生存產生極大的影響；但事實正是如此。

在我的職業生涯中，大多時候，我都是運用最新的高科技醫療技術，評估低科技、低成本療法的功效。然而，過去二十五年以來，我和非營利機構「預防醫學研究中心」的同僚以及其他機構合作，進行了一連串科學研究及臨床隨機試驗，結果發現，即便是罹患重度冠狀動脈心臟病，只要能全面改變個人的飲食及生活習慣，仍然可以避免病情惡化，甚至改善病情。生活習慣方面的改變包括：改採低脂、以植物為主且均衡的飲食方式、學習壓力管理的方法（包括瑜伽及冥想）、適度運動、戒菸，以及善用心理社會團體的支持力量。

一旦調整了飲食及生活習慣（造成身體虛弱的二大根本原因），身體便能發揮驚人的自我修復能力，速度之快遠超乎我們想像。另一方面，如果我們只是透過手術或象徵性的藥物治療逃避問題，而不正視問題的根本原因，老問題可能一再發生，新問題也可能浮上檯面，我們甚至可能被迫

做出痛苦的抉擇——這種情況就像水槽裡的水滿了出來，而我們只是一味拖地上的水，卻不先關水龍頭。

雖然我們在研究中心裡的工作，主要在於探討各種飲食及生活習慣方面的選擇對個人健康的影響及成本效益，但改變生活習慣所產生的影響其實更廣大、更具**全球性**。約翰‧羅彬斯多年來不斷大聲疾呼，想讓眾人明白，個人選擇可能產生更廣泛的影響，他的論點十分具有說服力。正如他在《危險年代的求生飲食》中的明確主張，個人與全球其實關係密切，你的身體與政治實體會相互產生影響，這些影響有好有壞。

有時世界的問題看來實在太過沉重，我們能做的多半只著重在自己、家人和朋友的生活。或許你對參政、寫書、做研究或捐錢給基金會毫無興趣，但你每天所做的一些基本選擇，像是飲食的內容，都會造成深遠的影響，而且影響範圍不僅包括你自己，更會擴及整個社會。不論是對個人或全球而言，你的選擇有些有助於改善情況，有些則會造成痛苦。

不論是對個人或社會而言，瞭解都是改善的第一步。我們必須先瞭解自己受苦的時間點與原因有何關聯，才能做出不同的選擇。瞭解有助於將痛苦轉化為意義及行動，甚至可能促使情況改善。在這種情況下，痛苦不再是懲罰，反而成了資訊及動機。

※　※　※

好的科學同樣有助於增進我們的瞭解；科學研究發現抽菸會導致心臟病、肺癌、肺氣腫、先天性缺陷等重大健康問題，讓許多人決定戒菸。這些社會變革發生的速度很緩慢，可能得費時數十年，但看看我們已經改變了多少！五十年前，菸味充斥在每座辦公大樓、每間會議室、每架飛機內，當初大家接受，甚至認為又酷又炫的事，如今卻遭到眾人指責。

只是，矛盾的資訊常讓許多人一頭霧水，舉例而言，起初大家得到的資訊是：「乳瑪琳比奶油好」，但是後來又改成：「糟糕，乳瑪琳其實也不太好，反式脂肪酸的含量過高」、「高蛋白飲食對身體好」、「低蛋白飲食才好」……眾說紛紜，到最後常讓人一肚子氣：「這些爛醫生，說話反反覆覆的，算了不管了，總之給我端上培根和煎蛋就對了！」新聞媒體雖然時常報導最新消息，卻也喜歡引發爭議。舉例而言，可能有一百項研究顯示，脂肪及動物性蛋白質含量高的飲食方式有礙健康，但如果有一項

新研究聲稱高脂肪飲食對健康有益，不論相關試驗的設計有多不周全，這項研究結果通常都會登上報章頭條。

然而，在審視科學文獻後就可以清楚瞭解，證據大多十分一致，並沒有相互矛盾。目前已有許多科學證據顯示，如果改變飲食內容，從攝取富含動物性蛋白質及糖類等單一碳水化合物的高脂肪食物，改為攝取均衡、以植物為主且富含複合碳水化合物的食物，就可以產生雙重效益：不但能大幅降低膽固醇、飽和脂肪、氧化物等致病物質的攝取量，還可以提高保健食品的攝取量。食物中有**千種**以上的物質具有抗癌、預防心臟病、抗老化等特性，包括植物化學成分、生物類黃酮、類胡蘿蔔素、A醇類、大豆異黃酮、茄紅素、異黃酮等等。這些重要的物質要從哪些食物中攝取呢？除了少數例外之外，這些物質大多存在於水果、蔬菜、穀類、豆類以及黃豆加工食品中。

新研究也說明了其他的機制及深入觀點，讓我們瞭解以植物為主的飲食方式為何比高動物性蛋白質飲食健康。例如，若血液中一種叫做同半胱胺酸的物質濃度升高，罹患冠狀動脈心臟病的風險也會跟著提高。飲食中的動物性蛋白質會增加血液中同半胱胺酸的濃度，而全穀類及綠葉蔬菜中包含的葉酸及維生素B6，則有助於降低體內同半胱胺酸的濃度。

遺憾的是，疾病已經出現全球化的趨勢。許多國家都仿效西方的飲食及生活方式，而現在這些國家人民的死亡原因也與西方國家愈來愈像。冠狀動脈心臟病等疾病以前在日本及其他亞洲國家十分罕見，但如今卻成為流行病，造成龐大的經濟負擔以及人民的痛苦，而這些情況其實大多都可以避免；目前日本男童的膽固醇濃度與美國男童一樣高；我們必須將健康概念全球化，以抵擋這些趨勢。

有時我會聽到有人說：「我才不在乎自己會不會早死，我只想好好享受生活。」這些人覺得，健康正常的飲食生活太過無趣。對我來說，如果放棄自己喜歡的事物能換得更大的回報，並且不需要等到三十年後，而是在僅僅幾個星期後就能看見報酬，那麼所有的犧牲都是值得的。

一旦改變飲食習慣，以瑜伽、冥想等方法管理壓力，開始運動並戒除吸菸惡習，腦中的血流量便能改善，思路也會因此變得更清晰，感覺更好也更有活力（回想一下，你在吃完豐盛的感恩節大餐之後，是不是覺得既疲憊又怠懶）。

此外，一旦你改變飲食以及生活習慣，心臟的血流情況也會跟著改

善，根據本院的研究顯示，在短短數週內，胸痛發生的頻率便能平均減少91％，甚至連性器官的血流量都可能增加，讓性能力因而提升。此外，低脂、以植物為主的飲食方式也能兼顧美味和營養。

當然，我們最終都難逃一死，死亡率仍舊是100％，因此，我認為最重要的不僅在於壽命長短，也在於生活品質。回顧自己以往的生活，我們曾經造成多少痛苦？又曾幫忙減輕多少痛苦？我們付出了多少愛，又得到了多少？過去幫助了多少人？這些問題都深入我們的心靈層面，因此通常也意義重大。藉由改變飲食，我們或許也能改善自己的健康，更充分享受生活，並減少活著時的痛苦。我們每天面對著各種選擇，但並不需要孤注一擲。或許你並不想完全戒除動物性脂肪或脂肪性的食物，但是如果你瞭解少吃這些食物的好處，以及這些好處的出現速度及影響程度，你或許能減少這類食物的攝取量。

※　※　※

約翰‧羅彬斯一直努力為下一代改善這個世界，有時他甚至刻意挑釁以吸引大家的注意並說明他的論點。重點其實不在於我們是否認同他在本書中提出的各項論點（例如，麥當勞朝著正確方向的努力，或許應該得到更多的掌聲），而是我們是否能依據他及其他人提供的資料及證據，自行做出結論。我對羅彬斯的智慧及奉獻深表尊敬，此外也十分欣賞他的高度熱忱，並不斷因此受到啟發。

狄恩‧歐寧胥（Dean Ornish）
預防醫學研究中心創辦人兼總裁、舊金山加州大學內科臨床教授

Chapter 1 革命！新世紀飲食求生路

發明第三十二種冰淇淋口味，
並非我生命中真正追求的答案。

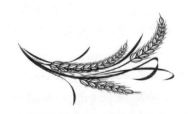**我**出生在冰淇淋裡；好啦，其實不是真的冰淇淋，只是情況也相去不遠了。我父親艾文‧羅彬斯（Irv Robbins）創立了當時全球規模最大的冰淇淋企業巴斯金‧羅彬斯冰淇淋專賣店（Baskin-Robbins，31種口味，即世界知名的31冰淇淋），且擔任公司負責人多年，努力經營事業。而我叔叔伯特‧巴斯金（Burt Baskin）則建立了冰淇淋王國，在全球開設數千家分店，營收達數十億美元。我們家的游泳池是甜筒形狀，寵物貓是以冰淇淋的口味來命名，我有時候甚至會用冰淇淋當早餐。不難想見，我們家族裡有許多人都體重過重，我姨丈才五十出頭便死於心肌梗塞，我父親罹患重度糖尿病及高血壓，而我也常常生病。

這些代價都不會列在公司的資產負債表上，而我的父親正計畫讓我接班。我是家裡的獨生子，他期望我繼承他的衣缽，但事情的發展卻不如他所預期。我放棄了這家冰淇淋公司及其象徵的財富，走上自己選擇的崎嶇之路。我放棄了優渥的生活，選擇過不同的日子，希望能忠於自己的價值觀，並學習為他人帶來幸福與快樂。這是一個誠實的選擇，我追求的並非偉大的美國發財夢，而是更遠大的理想。

我父親是個守舊的共和黨生意人，偶爾開著勞斯萊斯出門，就我所知，他沒有一天不看《華爾街日報》，要讓這樣的人瞭解我的想法並不容易。有一次我跟他說：「爸，現在世界的情形已經和你當年不同了。在人類活動的破壞下，環境急速惡化；每二秒鐘就有一個小孩在地球上的某個地方餓死，但是在其他地方，卻有許多食物被白白浪費。你知道嗎？對我來說，在這樣的情況之下，發明第三十二種冰淇淋口味並不是我生命中真正追求的答案。」

　　我父親很不高興。他一生辛勤工作，獲得多數人夢寐以求的財富，現在他希望他的獨子也能分享這份成就，承接他一手建立的企業。我確信，從他的立場來看，他兒子大概是全國唯一一個會拒絕這個致富良機的人。

　　總之我拒絕了這個機會，內心渴望投向大自然的懷抱，感受生命更偉大的**韻律**，我與妻子迪歐（Deo）在1969年搬到英屬哥倫比亞外海的一座小島上。我們在島上蓋了一棟一房的小木屋，接下來十年便以此為家，食物大多都是自己親手栽種。我們在物質方面很貧乏，有好幾年總開銷不到1,000美元，但精神生活中卻充滿了愛。在島上生活的第四年，我親手迎接兒子歐仙（Ocean）的到來。經過了這麼多年，迪歐和我仍然深愛對方，順帶一提，這在我們家族中也是少見的例外。

　　在這段期間，我們開始依照自己的價值觀過日子，我在1987年出版的著作《新世紀飲食》（Diet for a New America），便是集其大成之作。我逐漸察覺，標準的北美飲食方式會造成龐大的代價，若能改採較健康的飲食方式，將可創造許多效益。我也發現能夠預防疾病的食物選擇，也就是讓你充滿活力、增強免疫系統並給予生命希望的飲食方式，這同時也是對環境傷害最小的飲食方式，能夠保存珍貴的自然資源，更是對待地球生物最具同情心的做法。

　　我在《新世紀飲食》中說明了自己當初為何跳脫我父親為我鋪好的路，走向另一種截然不同的人生旅程：

　　「這是所有人類共同追求的成就，以尊重生命為出發點。

　　理想的和平社會具有良知，懂得尊重所有生物，與所有生物和平共處，所有人類都能遵守造物者訂立的自然法則，珍惜並愛護環境，保護自然而非加以摧殘。理想的社會能達到真正健全的狀態，能以明智而具同理心的方式對待平衡的生態系統。

這不僅是我個人的理想，凡是以地球危機為己任，並認為我們有責任尊重及保護生活環境的人，也都抱持同樣的理想。就某種程度而言，我們都抱著這個夢想，但卻很少有人感到滿足，認為我們目前的所作所為已足以實現這個理想。幾乎沒人察覺，我們的飲食習慣對於這個夢想實現的可能性，影響有多深遠，也不知道飲食居然會產生這麼大的衝擊。」

　　我在《新世紀飲食》中，詳細說明這種衝擊對健康、社會活力、世界健全及全球生物福祉的影響，在撰寫當時，我並未料到這本書將來會成為暢銷書，也從來沒想過我會收到75,000封來信，全來自這本書的讀者或曾聽過我談過書中內容的人。即使我料到這本書會有廣大讀者，也將深深影響許多人的生活，但我絕對想不到，這本書居然能影響這麼多人的食物選擇。在這本書出版後五年內，美國的牛肉消耗量便下滑近二成。

　　但在過去數年，牛肉的消耗量又回升。飲食相關書籍熱銷數百萬冊，告訴大家可以盡情吃培根、香腸，同時還能減重並保持最佳健康狀態。美國肉品業想盡辦法讓大家忽略一項事實——作為我們食物的動物都圈養在現代的工廠化農場中，慘遭剝削，被迫忍受難以想像的嚴苛生活環境。美國農業部建議將更多種食物殺菌處理，以對抗食物中帶有的致命疾病，例如在現今的工廠化農場及屠宰場中愈來愈常見的0157出血性大腸桿菌。

　　美國肉品業首先採取的對策，並非整頓產生這些病原菌的環境，而是極力支持訂立食物毀謗法，規定批評易腐敗的食品屬於違法行為，再依據該法條控告那些質疑肉品業者操控消費者荷包的人。這些業者甚至對歐普拉・溫弗瑞（Oprah Winfrey）提告，只因為她基於自己對美國肉品製造業的瞭解，表示自己再也不吃漢堡。此外，化學業也開始積極批評有機食品；而如今，在多數美國人不知情及未同意的情況下，超市架上的商品已有⅔含基因改造成分。

　　關於動物產品和基因改造食品，以及這些產品對人類健康與世界的影響，相關爭論並不會平息，而且會在法庭上、媒體上繼續這場戰役，戰火也會蔓延到大家的腦中、心中以及廚房裡。在這個過程中，有心為自己及社會尋求更具人性而永續的生活方式的人，將遭受企業的批評與攻擊，這些企業總是透過種種傷害人類與地球的活動來謀利。

　　隨著討論愈來愈激烈，流傳的資訊也逐漸增加，其中部分資訊的確有憑有據、十分正確，但有些卻是販售不健康食品、剝削地球的企業，利用

公關部門所捏造的訊息。我之所以撰寫《危險年代的求生飲食》一書，是因為我相信大多數人只要有機會，都能區分一心只想行銷產品的企業所散佈的宣傳消息，以及研究人員與科學家為了大眾利益而公佈的資訊。

我撰寫《危險年代的求生飲食》是為了提出具體、可靠的資訊，讓這個世界能以全人類與地球社群的健康為重，而非以企業的營利為先；能以人類的基本需求為首要考量，而非一心顧全企業的貪欲。我撰寫本書，是為了提供讀者明確的資訊，以作為他們選擇食物的參考，讓讀者瞭解如何改善健康，並進一步瞭解自己與所有地球生物的關聯，再據以反應。

目前人類社會中根深柢固的信念，仍是動物及自然界的價值；人們重視的，往往僅在於其所創造的營收，認定大自然是一種商品，而所謂的**美國夢**，就是一種無止盡的消耗。但是另一方面，在我們之中已有許多人開始瞭解，動物和自然界本身的存在就是一種價值——自然是我們生命的源頭，所有人都是自然界的一分子；若從更深的角度來看，美國夢其實指的是無止盡的惻隱之心。

瑞秋·卡森（Rachel Carson）在1962年將《寂靜的春天》一書獻給

「一群有志之士，他們不斷獻身奮戰，終將為理智及常識贏得勝利。」而我之所以撰寫《危險年代的求生飲食》，是因為我認為只要有機會、只要找到方法，幾乎人人都能在生活中實踐關懷與同情。

我認為每個人內心裡都希望自己的種種選擇能為自己、下一代、我們飽受摧殘的地球和地球上所有生物創造更美好的將來。這個想法可能遭到深埋，或許被扭曲、變形或破碎，甚至是看似消失殆盡，卻始終存在，讓每個人即使身處遙遠異地，仍渴望有機會獲得大眾矚目、傾聽與瞭解。

若單從大眾傳播媒體傳達的資訊來看，人類似乎僅關切最**膚淺**、最微不足道的問題，只想吃漢堡，卻絲毫不在乎食物的製造過程，以及這個過程對人類健康與地球廣大生物社群的影響。但這其實是**虛構**的謊言，也侮辱了我們。事實上，大多數人都很關心全球饑荒問題，憂慮全球暖化的情形，**憎恨**虐待動物的行為，也知道地球正面臨危機，他們發覺我們所攝取的食物並不健康，對於基因改造也存有疑慮，且目前正設法表達內心的關切與憂慮。

每二秒鐘就有一個小孩在某個地方餓死，但是在其他地方，卻有許多食物被白白浪費。

我並不在乎你自稱是素食者（vegetarian）、全素食者（vegan）還是蘆筍，我在意的是你是否依據自己的價值觀過生活，你是否活得誠實而有意義，你的行為是否帶有對自己及所有生物的同理心；我並不在乎你的飲食方式是否具政治正確性，我在意的是你是否本著關愛之心選擇食物，這些食物是否能讓你保持健康、精神飽滿、滿足你生存的實際需求並達到你存在的目的。

　　我們常說真相能讓人解脫，但卻很少有人提到，有時真相會先讓你正視可能限制住自己的行為習慣及想法，進而運用自己的自由，為更完整的自己及所有生命謀取福利。不久前，美國的母親如果發現自己的小孩吃素，比發現他們抽菸還擔心；有機食品只在專門店販售；每分升（編註：十分之一公升）血液中的膽固醇濃度達300毫克仍視為在正常範圍內；醫院冠狀動脈病房的住院患者，早餐仍然吃培根、雞蛋、白吐司抹乳瑪琳或果醬。不久前，如果有人注重飲食健康，選擇不影響環境的食物，避免個人的飲食造成動物受苦，大家會認為他是個健康狂，而攝取不健康的食物、破壞地球資源並將飲食選擇建築在動物的無限苦難上的人，卻是大家眼中的**正常人**。不過，這一切都正在逐漸改變。

　　我認為，這場席捲了我們與食物及世界關係的革命，是歷史必然的結果。在人類心靈受到啟發時，便會爆發這類革命。一百五十年前，奴隸制度在美國仍然合法；一百年前，美國多數的州仍不承認女性投票權；八十年前，美國尚未立法禁止虐待兒童；五十年前，美國仍未制定《民權法》、《空氣清淨法》、《淨水法》與《瀕絕物種法》。而今，有數百萬人拒絕購買剝削勞力所製成的衣服與鞋子，並尋求更健康、對環境更有益的生活方式。單是在過去十五年間，由於美國人已瞭解畜產業者對待肉用小牛的方式有多麼殘酷，小牛肉的消耗量已減少62%。

　　我並不認為我們的消費行為是完全獨立的，我們與大自然毫無關聯，或是造成地球這場大混亂的罪魁禍首。我認為我們是人類，天生有缺陷卻懂得不斷學習，雖然過程中難免遭遇挫折，但最後終能獲得智慧，有時雖懵懂無知，卻能克服一切障礙，學會尊重自己、對方及地球上所有生物。

　　我之所以撰寫《危險年代的求生飲食》一書，是因為我相信我們雖然遭受挫折，但仍心懷仁慈，能夠為所有生物創造繁盛而永續的生活方式。人體及地球的復原能力是無窮的！

　　當初我就是因為意識到自己有更遠大的夢想，所以才脫離家族企業巴

斯金‧羅彬斯冰淇淋專賣店，放棄這家連鎖店所代表的財富。我之所以這麼做，是因為我瞭解，儘管我們因為種種原因而絕望且憤世嫉俗，我們最深的期望仍在心中**躍動**，希望締造更美好的生活、更有愛的世界。放眼觀察世界，我看到許多足以帶來災難的力量，看到難以想像的殘忍及蒙昧無知所造成的無盡黑夜。但我也發現人類心中的愛與關懷像明亮的火炬，照亮了黑暗。在這明亮火炬的照耀下，我看到了所有人類的夢想和期望，也察覺到我們都希望追求更美好的未來，更找到了支持的力量，讓我們能繼續進行眼前的任務。

願世界不再有**飢餓**，
願所有生物都能得到療癒與**關愛**。

危
險
年
代
的
求
生
飲
食

食物的療癒力量
Food and Healing

Part 1

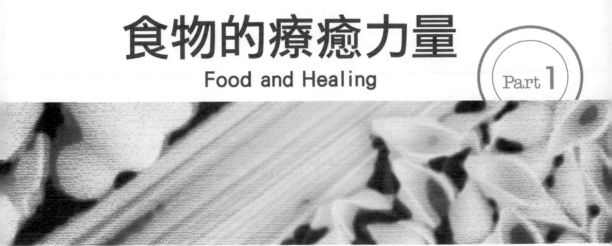

Chapter **2** 挽救心臟大危機

想知道健康的價值，
就去問那些已失去健康的人吧！

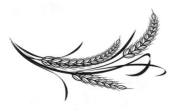

在你的生活圈中，是否曾經有人發生心肌梗塞或得了嚴重的心臟病？如果你的答案是肯定的，並不是只有你遇過這種情況，其實社會上多數人處境都跟你相同。

我就是其中一個。

現在我腦中浮現的是我叔叔伯特・巴斯金，他也是我父親的生意夥伴。他們二人共同創立、持有並經營巴斯金・羅彬斯冰淇淋專賣店。我們都叫我叔叔伯奇（Butch），他十分有才幹，非常懂得生活，個性豪爽的他交遊廣闊。但他才五十出頭就心臟病發，從此**撒手人寰**，離開了他的嬌妻、兩個乖小孩、鼎盛的事業，以及世上一切值得期待的事。

在我叔叔過世數年後，我問我父親叔叔心肌梗塞死亡，會不會和他這一生吃下的冰淇淋量有關。說話圓滑始終不是我的強項，或許我不該提起這件事，但基於我叔叔生前體重將近100公斤，又非常喜歡享用公司產品，我這個疑問十分合理。不過，我父親並不是一位特別熱衷於反省的人，他回答：「我不覺得。他的心臟累了，所以才會停工。」

現在，我可以理解父親為什麼不願意思考這個問題。當時我父親公司

的冰淇淋產量及銷量，在地球上無人能出其右，他當然不希望去想到冰淇淋可能對人體有害，更不用說將我叔叔的死因歸咎到這點上。此外，當時大家也不瞭解飽和脂肪與膽固醇對人體心血管系統的影響。

直到現在，家族中仍然有人氣我公然提起這點，認為我一旦談起這件事，就是在玷汙有關叔叔的回憶，但我並不這麼想。伯特‧巴斯金熱愛生命，如果把他的事情告訴外人能夠讓大家注意飲食選擇，進而活得更健康快樂，相信他一定樂於見到我這麼做。

同樣地，班傑利連鎖冰淇淋店（Ben & Jerry's）的創辦人之一班‧柯恩（Ben Cohen）在2001年才四十九歲，就因為嚴重冠狀動脈疾病而必須接受四次繞道手術。

冰淇淋會害死人嗎？

所以，我的言下之意是說「冰淇淋會害死人」嗎？當然不是。我要說的是，冰淇淋的飽和脂肪與糖分含量極高，而這類物質攝取的量愈多，**心肌梗塞**發作的機率愈高。這並不是價值觀判斷，也不是我個人的意見，而是史上最完整而嚴謹的醫療機構統計出的事實。

我們的飲食內容的確事關重大！

諷刺的是，我父親和他那輩多數的人一樣，並不相信飲食與健康關係密切，結果得了嚴重高血壓和糖尿病，而這兩種疾病都與他大半輩子所攝取的**高飽和脂肪**及高糖分飲食有直接關聯。幸好，他到了快八十歲時終於有所改變，採用我長期提倡的飲食建議，整體健康狀況也大有改善。某天他跟我說：「感謝老天，我們家族裡有人活得夠久，能學到一些新東西。」聽到他這句話，讓我銘感五內，無以言喻。

不過許多人仍繼續以培根加蛋當早餐，以漢堡、奶昔為中餐，直到最後讓自己進了醫院，飽受痛苦——我們只有在受到當頭棒喝後才會懂得改變。有些人似乎得經歷痛苦才能學到教訓；雖然我不想承認，但坦白說我自己也常常過於固執，拒絕接受新事物，儘管有無數證據顯示我的想法和行為模式對自己有害，卻仍一意孤行。許多時候，即使我熟悉的做法已不盡理想，我仍然不顧一切堅持己見。不過，透過這種方式學到許多經驗之

後，如今我希望能不要再經歷這麼多慘痛教訓，就可以瞭解生命所傳達的訊息，接受**必須**的改變。正如哲學家尼采（Nietzsche）所言：「順從者，有福報；抗拒者，遭禍殃。」

到底是什麼讓我們停滯不前，無法瞭解我們所做的種種選擇，必須能夠彰顯精神、豐富生活？是什麼讓我們始終保持被動，對內心崇高的想法漠不關心？同樣的原因也導致囚居在牢籠中的動物，即使牢門大開有機會投向自由，仍選擇拘禁的生活。

那個原因就是——**習慣**。

習慣這項因素對於食物的選擇，影響十分驚人。熟悉的食物能給人安慰、讓人安心，並產生認同感，在我們對這個世界失望時給予支持，成為最忠實而真誠的朋友。我們可以不費吹灰之力也不必運用創意，就能反覆做同樣的事，並從而感到放鬆自在；而如果這些習慣又不斷受到社會強化，便會加深影響力及吸引力。

但另一方面，要質疑我們慣常的想法及行為是否真的對自己有利，則要費一番工夫；要捫心自問，自己的生活是否符合內心真正的期盼和更遠大的目標，也要花一番心思；要跳脫文化規範，刻意做出不同選擇，但卻因此更貼近完整的自我及真正的健康生活，更要費一番苦心。

我們都知道，有人雖然十分**注重**飲食但仍難逃生病的折磨，也有人維持舊有飲食習慣卻依舊成長苦壯。不過，這難道會改變「如果我們更注重飲食、選擇更健康的食物，就有機會活得更健康有活力，以彰顯我們的生活精神」的事實嗎？

若我說你有兩種選擇，一是成為甲組成員——男性每2人、女性每3人就有1人死於心臟病；一是成為乙組成員——極少人因心臟病而死，而且在各方面都更健康。你會想加入哪一組？當然是乙組，瘋子才會選甲組！但遺憾的是，多數人其實都是甲組的標準成員，飲食生活走標準**美式風格**，以肉類和乳品為主，攝取大量精製麵粉及白糖，導致全美有 1/3 女性及 1/2 男性死於心臟疾病。

此外，醫學研究結果也顯示，比起這些人，素食者及全素食者（不攝取乳品及蛋類食品）罹患心臟病的風險不但少很多，得到癌症、高血壓、糖尿病、膽結石、腎臟病、肥胖症，以及大腸病變的機率也較低，平均壽命比一般人多出六至十年，實際上各項健康檢查的數值也較正常。

有些人可能會認為，也許素食者實際上並沒有比較長壽，只是因為

他們的生活太過無趣，所以顯得特別長。可能有人覺得，吃素就像獨身一樣，適合某些人，但並不適合我。

　　但試問：生病又有多少**樂趣**可言？你覺得哪一種人較能享受生活，是充滿健康活力、三餐美味但均衡簡單的人，還是大口吃著牛排與冰淇淋，卻飽受過重問題與高血壓所苦的人？我的建議是：想知道健康的價值，就去問那些已失去健康的人吧！

宣傳最有礙健康的食品？

　　可想而知，肉品及乳品業者對我的說法一定難以苟同。這些業者不斷強調，他們的產品是均衡完整飲食的基礎，人體需要這些食物才能攝取足量的蛋白質、鈣質、鐵質、維生素B12、核黃素及鋅。業者表示，若未攝取動物性產品，人體健康便會急速惡化。

　　不過，我認為凡是理智的人都會想知道：撇開個人意見不談，實際數據顯示的真相為何？是否支持素食者及全素者的論點，亦即他們不但罹患心臟病的機率及風險較低，事實上幾乎對於所有荼毒人類的「營養過剩疾病」，罹病率及風險也都偏低？素食者通常體態較窈窕輕盈，壽命也較一般人長六至十年，這項論點背後到底有無具體科學實據？還是這只是激進極端主義者的含糊說法？

　　全國乳品業協會與全國牧牛人牛肉協會一再向大眾表示，若不攝取業者提供的乳品及肉品，健康與幸福恐將受到危害，但世界衛生組織、美國癌症研究所、美國心臟協會、美國責任醫療醫師委員會、美國國家癌症研究院，以及美國公益科學中心等公正研究單位及非營利公共衛生組織，卻持有不同看法。而且，雙方說法勢必將引起爭論……

　　一旦將產業聲明與客觀來源提供的觀點直接並列，便不難看出對比，瞭解其中差異，並評估何者較為可信。但在日常生活中，我們卻難有機會將業者的食品促銷訊息與可靠來源的資訊相比較。

> 美國的肉品和乳品業者，每年就花費數十億美元做廣告宣傳，主導民眾的消費行為。

真的如此嗎？

「吃素比吃肉健康，這種說法並無實據。」

——全國牧牛人牛肉協會

「研究顯示，素食者的罹病率及死亡率通常較低……不僅冠狀動脈疾病的死亡率低於非素食者，吃素還能有效預防冠狀動脈疾病。科學數據顯示，吃素有助於降低……肥胖症、冠狀動脈疾病、高血壓、糖尿病及某些癌症的罹病風險。」

—— 美國營養學會之素食飲食立場聲明書

◤ 數十億美元的宣傳費

評估肉品與乳品業者的聲明十分重要，原因在於——雖然這些聲明的真實性並未高於其他廣告，但在美國文化中卻十分常見，因此極可能滲透我們的思想。

美國的肉品及乳品業者每年實際花費數十億美元，不但用於廣告宣傳，也利用成千上萬種方法影響民眾的想法及消費行為。他們為學校提供免費教材，不斷在電台及電視上表示將推行公益服務，並持續在報章雜誌上刊登各種新聞稿。這些業者向醫師、護士及營養學家極力推銷產品，且通常會將論點加以包裝，暗示一切都是為了民眾健康著想。

美國社會對食物的花費十分驚人，而這些當然也是大家爭相賺取的金錢。有許多產業編列大筆預算，最終目標便是行銷產品。從這些業者的角度來看，如果他們的產品有益健康當然很好，但如果不是，他們便會採取其他行銷手法。他們通常會花最多錢推銷最有礙健康的食品，希望大家注意的是產品酷不酷、流不流行，而非健不健康；而即使產品對健康有害，業者也會對外表示這些食品有益健康。

這不僅是錯誤的資訊，更會實際影響他人的壽命，甚至連你也難逃一劫。有些業者的謀利方式，是刻意讓消費者保持無知以產生混淆，促使他們購買及消費自己的產品，卻造成消費者本身及其所愛的人遭受不必要的痛苦，甚至導致死亡。

目前心臟病是美國人的頭號死因，美國每年死於心血管疾病的人數高於其他死因的加總死亡人數。

心臟病最大風險因子是什麼？就是血膽固醇濃度過高。而導致血膽固醇過高的最主要原因為何？就是攝取飽和脂肪。

在全球醫療研究史上，膽固醇濃度、飽和脂肪攝取量與心臟病之間的關聯最為密切，研究結果也最一致。因此，全球各醫療主管機關，包括美國心臟協會、世界衛生組織，及美國國家心肺及血液研究院等機構，均呼籲民眾減少攝取飽和脂肪。

不過，也因為如此，肉品及乳品業者有時候並不樂見民眾接收到這些資訊……

真的如此嗎？

「是誰說肉類的飽和脂肪含量高？像這種政治上正確的營養活動，只是那些飲食獨裁者試圖控制我們生活的另一個實例而已。」

——山姆・艾柏森（Sam Abramson），春田肉品總裁

「在美式飲食中，飽和脂肪絕大多數來自於肉類。」

——馬莉安・奈索（Marion Nestle），紐約大學營養學系主任

以漢堡為例：

美國公益科學中心的科學家多年來不斷研究美式飲食，努力為民眾提供完整資訊，以作為選擇健康飲食的依據。他們確認漢堡中含有飽和

我們已知的事實

⭐ 一個雙層起司華堡所含的飽和脂肪量，是成人每日建議攝取量上限的130％。

⭐ 一個雙層起司華堡所含的飽和脂肪量，超過八歲兒童每日建議攝取量上限的200％。

脂肪後，便坦白說明這種食物對健康的影響，並於1999年在通訊期刊中表示：

> 「在美式飲食中，對健康危害最大的食物莫過於牛絞肉。不論是墨西哥捲餅、肉餅、千層麵或是隨處可見的漢堡，美國人總是毫不考慮後果，大口吃下牛絞肉。『無數億份牛絞肉吃下肚』，表示『花了無數億元』，但卻是花在醫師診療費及醫院帳單上。」

　　美國肉品業者對此如何回應？部分業者的發言人將美國公益科學中心稱為「食物法西斯主義機構」、「烹飪獨裁者」等等，這種反應讓我不禁開始思考——

　　我始終認為，**惡意中傷**並非有憑據的論點，只顯示業界逐漸喪失科學立場，無法為其產品辯護，因而感到挫敗。操控他人飲食選擇是一種高壓手段，而提供教育性科學知識，說明飲食與健康的關聯，則是讓消費者能夠針對足以影響健康的事物，做出知情周全的選擇，我一直相信這些人其實瞭解兩者之間的差異極大。

　　其他思慮較周延的人，則指出有部分飽和脂肪不會提高膽固醇濃度。舉例來說，紅肉包含硬脂酸這種飽和脂肪，對膽固醇濃度影響極小，但這些相對較罕見的飽和脂肪類型，卻總是與其他容易導致膽固醇升高的飽和脂肪一起出現。紅肉所富含的另一種飽和脂肪棕櫚酸，便是造成膽固醇升高最著名的罪魁禍首。瞭解飲食與心臟病的關聯後，我們便很難為目前的動物脂肪攝取辯駁——即使是美國肉品協會與全國乳品業協會也承認，美式飲食中飽和脂肪的最主要來源便是動物性產品，包括牛肉、乳酪、奶油、雞肉、牛奶、豬肉、雞蛋和冰淇淋，只不過他們也會指出，這些產品

我們已知的事實

⭐ 血膽固醇濃度每降低3至4%，心臟病風險便減少1%。

⭐ 素食者的血膽固醇濃度，較非素食者低14%。

⭐ 全素食者（不吃肉、蛋或乳品的素食者）的血膽固醇濃度，較非素食者低35%。

⭐ 素食者死於心臟病的風險，是非素食者的一半。

並非唯一禍首，少數其他食物同樣也富含飽和脂肪，例如棕櫚、棕櫚籽油、氫化植物油、乳瑪琳及巧克力。

他們說得沒錯，但**巧克力廠商**並不會說服你我及大眾，他們的商品應該成為飲食的基礎。你不會在高成本廣告中，看到知名演員和名流人士告訴大家，棕櫚籽油是「行家才懂得享受的美食」，而詹姆斯‧嘉納（James Garner）當初為美國牛肉產業代言時，便曾以這句話形容過牛肉。但不久後，這位嗜食牛肉的演員便住院接受第五次心臟繞道手術了。

▍動物性蛋白質真的優於植物性蛋白質嗎？

多數人始終相信，動物性蛋白質優於**植物性**蛋白質，若未攝取動物性蛋白質恐將危害健康。

然而諷刺的是，研究結果顯示，動物性蛋白質尤其容易導致膽固醇濃度升高；相較之下，研究持續發現**大豆蛋白質**可降低膽固醇。美國肉類、乳品以及蛋類業者持續鼓勵民眾食用其產品，但是醫學研究人員卻不斷發表相反意見。

真的如此嗎？

「不吃肉可大幅降低心臟病死亡風險的說法並無實據。」
——全國牧牛人牛肉協會

「吃素是最好的飲食方式；在國內各族群中，素食者死於冠狀動脈疾病的機率最低。」
——威廉‧凱斯特利（Willian Castelli），佛明漢健康研究計畫主持人

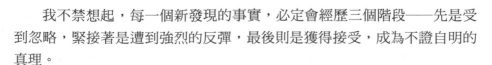

我不禁想起，每一個新發現的事實，必定會經歷三個階段——先是受到忽略，緊接著是遭到強烈的反彈，最後則是獲得接受，成為不證自明的真理。

說到吃素對心臟病的效益，目前這項事實似乎處於強烈反彈階段。

真的如此嗎？

「動物性食品是飲食中造成冠狀動脈疾病的主因，這種說法真是大錯特錯。」

——全國牧牛人牛肉協會

「在肉類食物稀少的地區，心血管疾病十分罕見。」

——《時代》雜誌

「（提倡吃素的人）並沒有確切的科學依據……沒有研究……顯示，改變飲食能預防冠狀動脈疾病。」

——加拿大乳品局

「經人體研究顯示，有大量可信證據指出，減少攝取飽和脂肪酸及膽固醇，有助於降低動脈粥狀硬化心血管疾病的風險及發生率。」

——美國國家研究委員會，
摘自《飲食與健康，降低慢性病風險之意涵》

危險年代的求生飲食

目前肉品、乳品及蛋類業者已面臨挑戰。他們無法辯駁蛋、甲殼類海鮮、雞肉、牛肉、魚肉、豬肉、乳酪、奶油及牛奶等食物，是飲食中主要的膽固醇來源，也無法反駁植物性食品不含膽固醇的事實。

有時候雞肉業者會暗示，雞肉的膽固醇含量低於牛肉，但實則不然，雞肉的膽固醇含量其實與牛肉相當——總之，吃肉勢必就會影響膽固醇的濃度。

血膽固醇濃度當然並非影響心臟病風險的唯一飲食因子，但降低膽固醇所產生的效益確實無窮。

佛明漢健康研究（Framingham Health Study，這個計畫主要研究飲食與心臟病的關係，同時也是全球醫學史上歷時最久的研究，由美國國家心肺

及血液研究院主持）主持人威廉・凱斯特利醫學博士表示，膽固醇濃度若維持在150以下，幾乎可以確保永遠不會發生心肌梗塞。「三十五年來佛明漢計畫中，從來沒有膽固醇濃度在150以下的人發生心肌梗塞。」

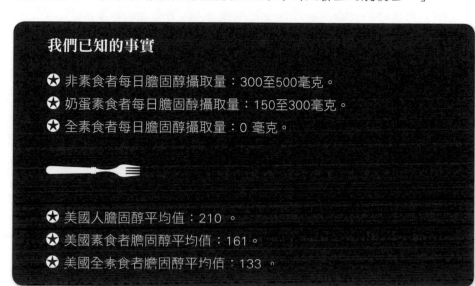

我們已知的事實

⭐ 非素食者每日膽固醇攝取量：300至500毫克。
⭐ 奶蛋素食者每日膽固醇攝取量：150至300毫克。
⭐ 全素食者每日膽固醇攝取量：0毫克。

⭐ 美國人膽固醇平均值：210。
⭐ 美國素食者膽固醇平均值：161。
⭐ 美國全素食者膽固醇平均值：133。

心臟病患者一旦改採低脂全素飲食，病情便大有改善，速度之快著實讓人意外。

從美國加州聖羅沙（Santa Rosa）聖海倫娜醫院（St. Helena Hospital）的麥克道格計畫（McDougall Program）的試驗結果得知，受試者採取極低脂全素飲食後，僅僅二週病情便顯著改善。

然而，肉品、乳品及蛋類業者即使面對上述實證，仍不斷為其產品辯護，有時甚至想將責任推卸到個人基因上。這些業者表示，最主要的影響因素並非飲食而是個人基因，因此消費者大可放心，**盡情享用牛排**……

隨著一項項研究證實肉品、乳品及蛋類產品與心臟病的關聯，業者近幾年確實不好過。為了替自家產品除罪，這些業者通常會小題大作。

《內科醫學誌》（Archives of Internal Medicine）於1999年發表一項試驗結果，這項試驗自此廣受美國肉品業者宣傳。業者表示，這項試驗「證實」了紅肉有益健康。他們反應之所以如此熱烈，是因為該試驗受試者食用純瘦紅肉之後，膽固醇濃度降低1％。不過另一方面，採取低脂、近全素食、以植物為主飲食方式的人，膽固醇濃度降低得更多——通常是10至35％。

真的如此嗎？

「個人是否罹患動脈粥狀硬化及心臟病，主要決定因素在於基因。如果父母及祖父母都是患者，子女罹病的機率便高，如果不是，子女罹病的風險便很低。」

——《當代肉品牛肉消費者指南》

（The Beef-Eaters Guide to Modern Meat）

「確實有少數患者罹患遺傳性動脈粥狀硬化症，也就是說患者的直系親屬、雙親及祖父母的血親都罹患相同病症，這種患者發生動脈粥狀硬化以及冠狀動脈心臟病的機率極高……但這類患者只佔了5%左右。多數心臟病患者其實罹患的並非遺傳性疾病。」

——麥可‧德貝基（Michael Debakey）醫學博士，

心血管研究中心主任，心臟移植手術、繞道手術及人工心臟先驅

危險年代的求生飲食

另一項影響個人心臟病風險的重要因子，便是高密度膽固醇（HDL）佔總膽固醇比。總膽固醇比HDL的比率愈高，罹患心臟病的風險愈大，理想的比率為3：1或更低。而美國男性的總膽固醇對高密度膽固醇比平均值為5.1：1；素食者的比率則是2.9：1。

就心臟病而言，許多不利於動物性食品的證據，如今均已成為確切實證，許多畜產業界人士已不難看出這個產業即將大禍臨頭。

彼得‧奇科（Peter R. Cheeke）博士為奧勒崗州立大學動物科學系教授，也是《動物科學期刊》（Journal of Animal Science）以及《動物飼育科學與技術》（Animal Feed Science and Technology）的編輯委員，他所撰寫的動物科學教科書廣受學校所使用，他曾於書中這樣表示說：

「許多試驗（受試者達數十萬人）已顯示……冠狀動脈心臟病與血膽

血膽固醇每降3至4%，心臟病便少1%；素食者死於心臟病的風險比非素食者低50%。

固醇濃度呈正相關——血膽固醇濃度愈高，冠狀動脈心臟病的風險相對地也愈高。

平均血膽固醇濃度（低）的人，在人均肉類消耗量表中的分數也較低，而膽固醇濃度高的人，則是大量攝取動物性產品的人……

畜產界人士及動物科學家的當務之急，應在於瞭解飽和脂肪、膽固醇攝取量及冠狀動脈心臟病之間的明確關聯，而非宣稱這三者之間毫無關聯，或指控醫學界對動物性產品存有某種陰謀。」

吃對食物治療心臟病

許多心肌梗塞患者的第一個發病徵兆，是出現錐心刺骨的疼痛，接著便是要命的心肌梗塞。有些心臟病患者較**幸運**，在發病前會有預警，一開始先出現胸痛（稱為心絞痛）及／或其他症狀，讓患者發現大事不妙。這些徵兆能讓患者提高警覺，瞭解自己的動脈已經嚴重阻塞，妨礙血液將氧氣及養分輸送至心血管系統。

今年（編註：此指2001年），美國有超過100萬人接受冠狀動脈繞道手術或血管修復手術，將阻塞的動脈開口擴大，以緩解疼痛。就全美而言，這兩項手術的成本將高達156億美元；然而，這還只是現金成本的部分而已，並未計入患者及其家屬所經歷的痛苦及焦慮，亦未反映他們所將忍受的多餘副作用及創傷。

患者接受繞道手術及血管修復手術，主要目的在於緩解心絞痛並提高心臟血流量，但若這些患者持續以肉類為主食，在六個月內血管再度阻塞及胸痛再發的可能性高達20至50％。

另一方面，在**舊金山**加州大學醫學系臨床醫學教授及主治醫師——狄恩·歐寧胥醫學博士所創辦的一項知名改善心臟病計畫之中，有高達¾的受試者即使未接受手術治療，心絞痛也獲得顯著及長期性改善。這項歐寧胥計畫包含五項基本規定：

1. 採取極低脂、均衡且素食（近全素）飲食
2. 每日健走或運動半小時

3. 每日做伸展運動、冥想、放鬆、減壓活動半小時

4. 參加心理或情緒互助團體

5. 禁菸

　　當然也有心臟病患者不願遵守上述準則，想過得**輕鬆**一點，不希望生活改變太大。因此，美國心臟協會制訂了一項計畫，結合部分低脂動物性產品以及高劑量降膽固醇藥物。

　　我比較這二項計畫的受試者結果後，得出十分有趣的結論：

　　在美國心臟協會計畫中，動脈粥狀硬化病情獲得明顯改善的患者比例為$\frac{1}{6}$；但歐寧胥醫師計畫中，動脈粥狀硬化病情獲得明顯改善的患者比例則是$\frac{3}{4}$。

　　此外，在美國心臟協會計畫中，患者五年內動脈阻塞情況的平均增加了28%；而在歐寧胥醫師計畫之中，患者五年內動脈阻塞情況的平均則是減少了8%。

　　目前已有40多家保險公司願意承保歐寧胥醫師計畫（整體或部分），原因在於有近80%的動脈嚴重阻塞患者，在參加該計畫一年以上後，成功躲過了接受繞道手術或血管修復手術的命運。

　　儘管（或許也正因為）試驗**成果斐然**，歐寧胥醫師計畫已成為眾多爭

議的焦點。有些人表示，歐寧胥醫師的方法過於激烈，建議應採用醫療上較保守的方式。而歐寧胥醫師給了簡單但難以反駁的回覆：「我不懂為什麼叫人吃均衡素食會是激烈的方法，而醫療上保守的方法，卻是把人開膛剖腹或讓人終其一生都得吃強效降膽固醇藥物。」

可以想見，部分肉品及乳品業者必定不喜歡歐寧胥醫師的做法，甚至可能會在看到《美國新聞周刊》（Newsweek）以他的相片作為當期封面，報導他突破性的做法時為之一驚；在聽到外界謠傳他可能出任衛生局局長時，這些業者當然不會太開心，他們設法從各種角度批判歐寧胥醫師的計畫，並表示這種飲食及生活改變，對病情不重的年輕人或許可行，但對於老年人及患有嚴重心臟病的人則可能無效。

然而，實際情況卻是，參加歐寧胥醫師計畫的人，不論年紀多大、病情多重，病況都持續大幅改善。批評歐寧胥醫師計畫的人反駁，目前仍不清楚患者病情改善是拜飲食所賜，還是該計畫中其他有利於健康的條件所促成。這點確實屬實！歐寧胥醫師的方法基本上屬於全方位型，表示該計畫中各方面必須相互配合，才會產生預期的效果。歐寧胥醫師從未打算將任一項條件單獨施行。

不過，值得注意的是，克里夫蘭醫療中心（Cleveland Clinic）外科醫師及研究員小克德威爾・艾索斯丁（Caldwell B. Esselstyn）醫學博士，已提出比較結果，該試驗採用低脂、近全素飲食，且未搭配歐寧胥醫師計畫中其他條件。艾索斯丁於《美國心臟病學期刊》（American Journal of Cardiology）中表示：「在這項試驗中，患者幾乎可完全避免心肌梗塞發作。試驗設計並未讓患者實行計畫性運動、冥想、壓力管理及其他額外的生活改變。」

但肉品、乳品業者並非輕言放棄之輩，其發言人駁斥艾索斯丁的研究，認為目前仍不清楚該試驗的結果是否能長期維持，此外，或許受試者一開始病情就不嚴重。

但實際上並非如此。艾索斯丁試驗的所有受試者，在加入試驗之初都罹患嚴重心臟病，但參與試驗十二年後，95%的受試者仍活得很好。這些患者起初到底病得多重？他們必須在八年內曾發生過四十八次嚴重心臟事

患者接受繞道手術及血管修復手術後，若持續以肉類為主食，六個月內血管再度阻塞及胸痛再發的可能性高達20至50%。

件，才能參加艾索斯丁試驗。但在參加試驗十二年後，確實遵守試驗規定的患者，心臟事件的總發生次數居然是零。

雖然如此，但支持肉品業者的人仍表示，對多數人而言，這種飲食方式限制太多，因此難以持續。若要他人如此嚴格控制飲食，便不能預期多數人都能遵守規定。這項論點聽來合理，在艾索斯丁的十二年試驗中，究竟有多少患者確實遵守規定？答案是95％。

他的試驗計畫對患者要求是否過於嚴苛？全然以植物為主的飲食方式，是否過於激進？艾索斯丁並不這麼認為，他在報告中寫道：

「有些人批評這種全然以植物為主的飲食方式過於極端或嚴格，根據韋氏辭典定義，嚴格一詞意指『無人性的殘酷行為』，若加以細究，『極端』或『無人性的殘酷行為』其實指的不是透過植物攝取營養，而是形容我們目前西式飲食所造成的後果。鋸開胸骨進行繞道手術，或中風導致個人失去語言能力，都可稱之為極端；而為治療癌症而切除乳房、前列腺、大腸或直腸，則可視為無人性的殘酷行為。在以植物為主食的族群中，這些疾病均十分罕見。」

來自各界的實證不斷累積。二十五年前，芬蘭東部的北卡瑞里（North Karelia）是全球心臟病問題最嚴重的地區，而今這個區域卻成為全球心臟病罹病率下降速度最快的地區。原因為何？該區推行了「健康」計畫，透過政府發起媒體活動，宣導降低膽固醇及吸菸率，並在肉品及其他食品上標示飽和脂肪及膽固醇含量，且協助農場轉型，從生產動物性產品改為種植富含維生素的水果及植物。這些舉措促成了什麼改變？過去二十五年來，北卡瑞里的心臟病死亡率已降低了65％，降幅十分驚人。

精神大師拉姆・達斯的中風事件

在西方社會中，許多人常以培根加蛋當早餐，必要時再吃顆降膽固醇藥以降低心臟病發風險。我們並不想改變生活模式，也不想質疑自己吃下肚的東西。

即使是最理智的人可能也不瞭解自己對自己做了什麼，不清楚目前的所作所為會對自己造成傷害。

這讓我想起當代最偉大的精神大師，同時也是《活在當下》（Be Here Now）的作者——拉姆·達斯（Ram Dass），他在讀完《新世紀飲食》一書之後，對我這樣說道：「我以前最愛吃雞肉了，但是因為你的關係，現在變得不太敢吃了，而且我也確實沒有辯駁的藉口，你已經說清楚我該怎麼做了。」

他為那本書寫了一篇推薦文：「約翰·羅彬斯在他的佳作中明確指出，我們文化中的飲食習慣正在扼殺我們的身心靈，讓我們毫不懷疑自己的行為，視為理所當然。」

拉姆·達斯十分熱心，在「拯救地球」組織中擔任顧問委員將近十年，這個非營利組織能將大眾對《新世紀飲食》一書的意見，轉化為長期、正面且有效的行動。

不過，拉姆·達斯也與一般人一樣，有著不利於自己健康的飲食習慣。後來他又開始吃雞肉、冰淇淋，以及其他類似食物，而且很可能吃得還不少。雖然他的血壓過高，再度面臨體重過重問題，但是仍維持原有的飲食習慣。

這位大師為大眾貢獻良多，但他也是個凡人，同樣必須努力學習照顧自己，學著注意飲食以維護健康及幸福，瞭解這點並不會讓我們因此對他不敬。多年來這位大師並不會假裝完美或刻意表現得十全十美，這點讓成千上百萬人覺得他更可親，也讓他傳達的觀點變得更具意義。我一直十分欣賞他這點，因為這種態度也有助於我成為一個更健全的人，更能誠實面對自己的困難。

遺憾的是，拉姆·達斯不幸中風了。

我深深敬愛這位大師，很難過他必須承受中風之苦。我只能景仰他有這股勇氣，能在病痛中找到意義，並將苦難轉化為成長。有句俗話說：「能夠樂觀看待一切的人，不論事情結果如何，都能看到最好的一面。」這句話形容的正是像拉姆這樣的人。

拉姆·達斯在中風後，仍完成他的著作《歲月的禮物》，教導大家迎接生命的**最後階段**，內容十分感人。

他在書中談到自己中風的經歷，這場變故導致他從此必須靠輪椅行動，也幾乎喪失了語言能力：

「我之所以中風，其中一個原因就是我一直忽略我的身體。當初我以為，我這輩子大多時候關注的都是『身體的自由』，但如今我才瞭解，我其實也忽略了自己的身體，沒有好好愛護它。我常忘了吃降血壓藥，由這點就可看出我有多不在乎自己的身體。」

我們可能永遠不知道拉姆‧達斯為何得高血壓，也不清楚他的飲食習慣是否是造成他中風的原因。我們無法推測，這位可親的大師如果可以吃得更健康，是否還會中風。但是高血壓患者中風的機率是正常人的**7倍**，發生心肌梗塞的機率是一般人的4倍，死於鬱血性心衰竭的機率則是正常人的5倍。許多人承受高血壓造成的痛苦後果，卻不知道只要選擇不同食物，就能避免悲劇發生，這點著實令人難過。目前在人類史上，透過藥物控制高血壓的族群，人數遠多於透過藥物控制其他疾病的族群。

我們已知的事實

✪ 美國民眾就醫最常見的原因：高血壓。

✪ 理想血壓值：110/70以下（未服藥）。

✪ 素食者平均血壓值：112/69。

✪ 非素食者平均血壓值：121/77。

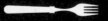

✪ 高血壓定義：受測者於安靜時測量，收縮壓持續高於140，或舒張壓持續高於90。

✪ 肉食者的高血壓發生率，幾乎是素食者的3倍。

✪ 肉食者罹患嚴重高血壓的機率，是素食者的13倍。

✪ 高血壓患者改吃素後，病情大幅改善的人數比：30至75％。

✪ 醫師開降血壓藥給病人時最常講：「這個藥大概得吃一輩子。」

✪ 高血壓患者在採取低鈉、低脂、高纖素食飲食後，能夠完全停藥的人數比：58％。

✪ 美國老年人口的高血壓發生率：50％以上。

✪ 低脂食物及植物為主食的國家，老年人的高血壓發生率：接近0。

解脫

　　據我所知，目前可用於預防多數心肌梗塞事件的飲食方式，對許多高血壓案例也有效。同時，我們也發現這些飲食方式，對於已經不幸發生心肌梗塞或罹患高血壓的人，同樣具有神奇的效果。這確實是一項好消息，讓我們握有方法，避免承受許多不必要的痛苦。

　　然而，並不是每個人都樂於見到民眾獲得這些知識。有些人可能受到個人私利影響，會說出或做出十分驚人的事⋯⋯

真的如此嗎？

　　「我們必須隨時保持警戒，對抗那些總是想降低我們信心，讓我們質疑吃肉對健康有益的人。就算肉食者的血壓比較高，那也是由壓力所造成，因為他們必須捍衛自己想品嚐肥厚沙朗牛排的合理欲望，對抗那些經過偽裝的食物警察突如其來的打擾。」

——山姆，艾柏森，春田肉品總裁

　　「患者參加麥克道格計畫（採取極低脂全素飲食）數小時後，血壓便開始降低。20％的患者在參加試驗時已接受降血壓藥物治療，但幾乎所有人都在當天停藥，不過第二天這些患者的血壓仍然（大幅）降低。這項數據來自於加州納帕谷聖海倫娜醫院所進行的麥道格計畫，受試者共1,000多人。」

——約翰．麥克道格醫學博士

　　諷刺的是，多數人仍認為必須攝取動物性產品，才能維持均衡飲食及健康。多數人仍認為，發生心肌梗塞及罹患高血壓雖然不幸，但或多或少也是生活富裕和老化必然產生的副產品。我們還以為，對於心肌梗塞，自己所能做的頂多只是服用降膽固醇藥物；而對於高血壓，則只能靠藥物控

制。這些疾病已經成為美國人生活的一部分，大家幾乎已經習以為常。我們並不知道自己對命運握有幾分掌控權，也不知道自己對飲食的掌控程度有多少。我們不瞭解自己的食物選擇具有強大且殘酷的影響力，可能為我們招來這些病痛，也可以帶領我們遠離痛苦。

許多人會覺得困惑，我們身邊充斥著飲食及健康相關資訊，該如何加以分類？而部分食品業者（其產品容易導致心臟病、高血壓及其他許多疾病）也竭盡所能，斥資數十億美元，想左右我們的想法及飲食內容。

由於我們滿心困惑又無掌控權，因此最後常放棄食物選擇權，但這些權利卻有助於我們大幅改善心血管系統的健康狀況，大幅降低心臟病及高血壓風險，並顯著改善生活品質。我們抱怨連連，覺得自己狀況差、不舒服，卻不採取實際行動回復內在活力，讓血液循環恢復暢通無阻。

我們實在應該感到羞愧，居然任由他人及業者混淆視聽，剝奪個人權力，任由他們造成自己無知，不知道只要改採取較健康的飲食方式，以植物為主食，就能大幅改善健康。

所幸，每天都有愈來愈多的人瞭解，自己有權選擇生活方式、飲食方式，讓我們獲得自由，追求最理想的健康狀態，體驗最佳體能與生活。我們可以感受健康心血管系統、心臟，以及自然正常的血壓所帶來的喜悅。我們不再用飽和脂肪及膽固醇阻塞動脈血管，而以自然食物提供身體的健全完整，以便我們在生活中真正發揮**極致潛能**。我們可以破除舊習，不再墨守成規、安於現狀，對於那些把利益建築在我們病痛上的業者，勇敢地拒絕接受他們的謊言。

我們可以為自己找回權利、能量和活力，可以擁抱**生命力**和熱情。把標準美式肉食飲食拋到腦後，迎接健康的素食飲食，就像掙脫枷鎖一樣，（或許是人生中第一次）能夠感受真正的自由。

迪克・葛雷哥利（Dick Gregory）是人權運動家及忠誠的**素食主義**者，他曾經說過，注重飲食、排除體內毒素及恐懼，就能體會真正的美妙感受：「你會真正瞭解大自然，與自然界的生物快樂和平共處。你可以大聲喊出那句熟悉的解放詞語：『終於自由了！』只有你才能夠瞭解這句話真正的意義。」

危險年代的求生飲食

Chapter 3 預防
可怕癌症

我不記得後來我們說了什麼，
因為我實在哭得太厲害了……

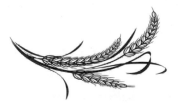

我當然非常贊同每個人都應該為自己的健康負起最大責任，也毫無疑問地極力支持每個人都該為自己選擇最理想的食物，個人與食物的關係，應該自然而然有助於我們追求幸福。我認為，在這個社會上，必須先深深質疑過自己所吃的食物，才能真正成為具有**同理心**、保持理智、有自覺的人。

然而，這並不表示我們是造成自己病痛的罪魁禍首。我在這裡談的是更進一步的自我責任，而非更深一層的罪惡感。

即使生了病，或找不到治療病痛的良方，我們也不該覺得自己失敗；即使身體不好，我們也不必覺得自己讓自己或他人失望。只要飲食健康，身體康復的機會就會提高，許多疾病的罹病風險也會大幅降低，你將有機會體驗全新的喜悅及熱情，並瞭解自己的身體——但是這並不能保證你永遠不會生病。

若要說我對真正的權力有什麼體認，那就是：真正的權力並非來自於我們的意識，而是透過回應自然生活而產生。

美麗並非來自於支配、征服與勝利，而是來自於祝福、感激與愛。我

們的榮耀並非來自於握有掌控權，或是證明自己正確無誤，而是源自於忠於自我。

你不需要把生病視作一種懲罰

這一生或許過得艱辛，或許有時痛苦不堪，但真正的重點絕不在於歸咎責任，而在於找到方法彰顯自己的生活精神；重點不在於怪罪，而在於進一步瞭解自己，瞭解你與生俱來的**愛與權力**；重點不在於指責，而在於隨時指點迷津，以過著成功、健康且具有同理心的生活。

我們生活在猶太教與基督教共同形塑的文化背景中，這種文化向來十分擅於替人製造罪惡感，多數人從小所受的教育，便是將上帝視為施予懲罰的家長。我們總是很容易地將病痛視為做錯事或思想錯誤的懲罰，將疾病視作為自己的苦難負責任。我們常將造成痛苦的原因歸咎於自己，將個人苦難當成自己有罪的證明。

坦白說，我覺得這種想法十分殘酷。彷彿生了病還不夠痛苦，還得扛起生病的責任，進一步加重自己的負擔。如果不幸得了癌症，必定是因為自己過於**壓抑憤怒**、不是真心想復原，或飲食不當所造成。

我們不需要承受這些！

崔雅‧偉柏（Treya Wilber）是「癌症互助團體」的創辦人之一，這個非營利組織免費為癌症患者及其家屬提供服務，包括互助小組、教育課程及特殊活動等等。她以動人的文筆，寫下自己當初面對生病即為懲罰這個概念的經歷：

「五年前我和一位朋友坐在廚房餐桌旁喝茶，他告訴我，他在幾個月前獲知自己得了甲狀腺癌。我跟他說我母親十五年前得了大腸癌，動了手術後一直活得很好，接著我講起我們姊妹幾個對於母親罹癌的各種解釋。

我們有好幾種解釋，我覺得最合理的說法是，我母親一直都在扮演妻子的角色，卻忘了自己（舉例而言，若她沒嫁給畜產業者，她可能會吃素，因此飲食中不會攝取到可能導致大腸癌的脂肪）。我們也猜想，我母親娘家的人不擅於表達情緒，可能也是導致她生病的原因之一……

我這位朋友顯然已經仔細思考過這場病所具有的意義，他後來說的這番話讓我震驚不已。他問我：『妳知道妳在做什麼嗎？妳把妳母親當成一件物品，在她身上推敲各種理論。看著別人把各種理論套在自己身上，實在讓人很不舒服，我瞭解這種感覺，因為我朋友也針對我得癌症的原因提出各種解釋，讓我覺得是一種強加的負擔。我並不認為他們只是單純想替我減輕煩惱，反而覺得我得癌症這件事必定嚇壞了他們，所以他們才必須替這件事找到原因、解釋或意義。他們提出的解釋其實是在幫他們，不是在幫我，這種舉動也對我造成很大的痛苦。』

聽了這番話後，我真的十分訝異，我從來沒想過自己強加理論背後所隱含的意義，也未曾想過這樣的推論對我母親有什麼影響。雖然家裡的人從來沒有跟她提過這些想法，但我很確信她能察覺到我們的感受，因為那種氣氛絕對不是在促進彼此與敞開胸懷。突然間我發現，在我母親面對生命中最大的危機時，我的態度卻導致我和她疏離。

我朋友的這番話為我開啟了另一個契機，讓我對生病的人更具同理心，更尊重他們的直言不諱，讓自己的態度更和緩，想法更謙卑。我開始瞭解潛藏在理論背後的批判，並發現埋在更深層、未承認的恐懼。隱藏在理論背後的訊息逐漸明朗，但所傳達的意念並非：『我關心你，能幫你什麼忙？』而是：『你做錯了什麼？錯在哪裡？為什麼會出錯？』以及最終必然提出的問題：『我該如何自保？』」

崔雅以癌症病友的身分寫下這段話，她同樣想知道自己真正的責任為何。她繼續寫道：

「我很確信，之所以會生病，有部分原因在於自己，但這方面的影響大多是在潛意識、非刻意的情況下產生；我也知道，自己是主導身體康復的關鍵，而在這方面我必須十分努力。我把重點放在眼前能做的事，分析過去往往只會演變成自責，讓自己現在更難做出健康、慎重的選擇。

過去我們一直認為，自己受上蒼的力量所掌控，或認為疾病完全是由外在因素所造成，為了修正這個觀念，我們提出重要而必須的新觀點，亦

雖然醫學界投入許多人力、物力研究化療，但這種療法僅能挽救2至3%癌症患者的生命。

即現實是由自己所創造，因此疾病也是自己所造成。但這個想法似乎又矯枉過正，不但過度反應，也過於簡化。較正確的說法應該是，個人會對現實產生影響，這種說法為生命中各種奇妙的神祕保留了空間，同時又能讓個人採取有效行動。

我將個人的挫敗、缺點及病痛，轉化成對他人及對自己的同情，並牢記不要太過嚴肅看待重大事情。即使生理上極端痛苦與難過，需要他人同情，我仍隨時留意身邊各種帶來心理及精神療癒的機會。」

遺憾的是，寫下這些動人文句的作者崔雅・偉柏，最後死於乳癌。而在此同時，癌症患者的人數也不斷攀升……

沒有用的化療

美國理查・尼克森（Richard Nixon）總統於1971年正式向癌症**宣戰**，誓言將不計代價找到治癒癌症的療法。在當時，美國已經能將人送上月球，對科技的信心可以說是如日中天；而抗生素的效力似乎表示，只要找對藥，任何疾病都能夠治癒。接下來數年，人類投下數千億美元研究化療及癌症療法。

雖然化療的過程十分痛苦，但卻有許多罹患特定癌症類型（其中以急性淋巴性白血病最常見）的病童及青少年（以何杰金氏症最常見），病情因此**緩解**；原先無藥可救的數種兒童癌症，如今都可治癒。此外，化療也可以成功治療其他的罕見癌症，包括巴氏淋巴瘤、絨毛膜癌、淋巴肉瘤、威爾姆氏腫瘤及伊文氏肉瘤。化療在治療睪丸癌方面也有突破性進展，種種跡象也顯示，這種療法亦可望用於延長卵巢癌患者的壽命。

於是，大家開始相信，只要資金夠充裕，研究人員終有一天可以找到治癒更常見的癌症——即實質腫瘤——的療法；毫無疑問的，這些癌症將會成為醫學接下來要擊敗的對象。有一位提倡化療療法的權威人士，是這樣形容這場抗癌行動的：「針對攻克單一疾病之中……所動用的資源規模堪稱史上最大。」

當時大家滿懷**希望**。

遺憾的是，許多年後，仍只有少數幾種癌症類型能夠成功治癒。癌症研究的募款活動不斷表示我們「可以見到一線曙光」，但是癌症患者人數卻已達數百萬人，且仍持續增加，這些患者及其家屬卻未曾享受到這道曙光帶來的效益。

在這場抗癌戰爭之中，眾所期盼的突破性進展總是「即將出現」，但卻從未實現。

雖然有種種療法，但多數癌症的存活率實際改善幅度仍十分有限。有一項重大的事實便是，多數癌症患者接受化療的結果都讓人大失所望。若要殺死人體內所有癌細胞，所需的化療劑量勢必也將對身體有害，這是研究人員無可避免的必然事實。

隨著時間流逝，科學期刊也逐一報導出壞消息。1985年，哈佛大學公共衛生學院教授約翰·凱恩斯（John Cairns）醫學博士，在《科學人》上就抗癌戰爭發表一篇專題研究報告，指出化療僅能挽救2至3％癌症患者的生命。凱恩斯表示，雖然醫學界投入許多人力物力研究化療，但這種療法卻無法治癒任何一種常見癌症。

隔年，《美國國家癌症研究院期刊》（Journal of the National Cancer Institute）前任編輯約翰·白拉爾（John C. Bailar）醫學博士在《新英格蘭醫學期刊》（New England Journal of Medicine）中發表一項重大研究。白拉爾博士表示，單是辛苦看完這一長串數據，就已經迫使他對化療甚至是整場抗癌戰爭失去信心。

他在文中這樣寫道：

「三十五年來，研究人員不斷投注大量心力改善癌症療法，但整體效果卻十分有限……整體而言，控制癌症的工作，目前並未達到目標。」

當初大家對化療投以高度期望，如今卻面臨悲慘的事實，兩相對照之下的痛苦差異，愈來愈讓人難以忽略。

此外，癌症死亡人數逐漸增加，至1990年代中期，美國每年死於癌症的人數已超過50萬人。

即使依據人口成長率及老化程度調整數據後，癌症死亡人數仍持續大幅成長。化療的突破性發展大多在於治療兒童癌症。而至1997年，癌症已成為美國兒童主要死因的疾病。

隨著癌症罹病率逐漸攀升，而尋找療法的進展又不盡人意，預防癌症已成為當務之急。

不被重視的飲食預防

1997年，美國癌症研究所與其國際附屬機構——世界癌症研究基金會，共同發表一篇重大的跨國性研究報告《飲食、營養與癌症預防：全球觀點》（Food, Nutrition and the Prevention of Cancer: A Global Perspective）。

這篇報告分析了四千五百項以上的研究試驗，共有120多人參與撰寫以及同儕審核的過程，包括來自世界衛生組織、聯合國糧食及農業組織、國際癌症研究署，以及美國國家癌症研究院等機構的研究人員。這篇報告發表後，全球許多科學家均熱烈回響，並提供協助，建立全新的癌症預防相關研究及教育基礎。

這份報告指出，只要能夠持續運動、不吸菸，更重要的是——遵照報告裡頭所列的首要飲食建議：「飲食以植物為主，多多攝取各種蔬菜、水果以及豆類，並將澱粉加工食品的攝取量降到最低。」就可以預防60至70％的癌症！

這項研究由15位全球頂尖飲食及癌症研究人員所組成的專家小組，來審查二百多項探討蔬果與癌症關聯的對照試驗。驚人的是，其中78％的試驗結果均顯示，蔬果可以預防1種以上的癌症，只有22％的試驗結果顯示，兩者間並沒有顯著關聯。此外，並無試驗顯示，攝取蔬果會導致罹癌機率升高。

世界癌症研究基金會及美國癌症研究所在這篇報告中總結其針對吃素與癌症的分析結果，直接指出：「吃素可降低癌症風險。」

美國癌症研究所的前資深科學顧問——T·柯林·坎貝爾（T. Colin Campbell，《救命飲食》作者）直接指出飲食與疾病的關聯，他表示：「只要改採行以植物為主的飲食方式，就能預防多數癌症、心血管疾病，以及其他退化性疾病。」

不過，畜產業者則提出了自己的一套說法……

危險年代的求生飲食

研究人員發現，在控制吸菸這項因素後，素食者能活到八十歲的機率，還是比一般人高出1.8倍。即使已控制吸菸、身體質量指數、社經地位等條件後，素食者的罹癌機率仍比一般人低25至50％。

由於體認到這一點，美國癌症協會於1996年公佈了一套準則，呼籲民眾減少肉類的攝取量，以降低罹癌的機率。對此，美國肉品協會的反應是：「這套準則已經管過頭了，居然想操控我們的食物選擇。」不過實際上，並沒有人建議操控民眾的食物選擇，美國癌症協會只是要告訴大家如何降低罹癌風險。事實就是事實。

實際上，數年之後，《英國醫學期刊》（British Medical Journal）重申：「關於飲食與癌症之關係研究，值得注意的一點，便是確認某些食物愈來愈重要，可降低各種癌症的風險。如果更多人能以低肉類、高蔬果飲食為主，每年可避免數百萬癌症病例發生。」

打敗真相的金錢考量

1998年美國國家癌症研究院驕傲地宣佈，在癌症預防方面有突破性進

展。有一種抗雌激素藥物稱為黛莫芬（Tamoxifen），已用於化療20餘年，13,388名乳癌高風險女性接受該藥物治療後，乳癌復發機率降低45％。美國食品藥物管理局發言人興奮地表示，「有數千萬名婦女」符合條件，可望接受這種抗雌激素藥物治療。

可惜，有關黛莫芬的讚揚似乎言過其實。根據最近的資料顯示，服用此藥達五年的婦女中，每1,000人只有17人成功避免乳癌復發，但是在這1,000人中，卻有12人因為此藥而罹患子宮內膜癌，而且至少發生10例可能致命的血栓事件。此外，骨折發生率雖然降低，但是中風和白內障的發生率卻提高了。

目前黛莫芬號稱為癌症預防藥物，但批評人士指出，要人年復一年接受有害藥物治療，這種預防方法實在非常奇怪。

黛莫芬由捷利康藥廠（Zeneca Pharmaceuticals）銷售，品牌名稱為諾瓦得士（Nolvadex），該藥廠積極促銷這種藥物，大肆宣傳該藥為乳癌預防藥物。由於黛莫芬一年的藥費達1,000美元以上，若有數千萬名婦女服用此藥，表示捷利康年營收可達數百億美元。

由於捷利康是年度盛事乳癌防治月的贊助廠商，因此你可能以為該藥廠對乳癌防治知之甚詳，但仔細研究後，你會發現事實並非如此。

乳防防治月活動是由捷利康的母公司——英國帝國化學工業公司（Imperial Chemical Industries, ICI）於1987年所發起。這項眾所矚目的盛事於每年10月舉行，主要目的在於「教導婦女早期發現乳癌」，尤其著重於乳房攝影檢查。這項活動的知名標語：「*早期發現就是最佳預防之道。*」乍聽之下似乎有理，但實際上卻極為荒謬。等到發現罹癌時，癌細胞就已經存在了，此時再談預防為時已晚。乳癌防治月的重點在於預防，但該活動卻如此強調乳房攝影檢查的重要性，許多人認為此舉將導致大家忽略真正的預防之道。

乳癌防治月活動幾乎完全忽略實際預防的重要性，對此我們應該如何解讀？英國帝國化學工業公司／捷利康自始至終一直是這項活動的唯一贊助廠商，其有權核准或否決活動採用的各種海報、手冊及廣告文宣，以作為該公司投入數百萬美元的回報。

飲食以植物為主，多攝取各種蔬菜、水果、豆類，將澱粉加工食品攝取量降到最低，即可預防60至70％的癌症。

危險年代的求生飲食

問題在於，英國帝國化學工業公司是全球規模數一數二的農藥及塑膠業者，也是全球惡名昭彰的化學汙染源之一。捷利康藥廠其實是英國帝國化學工業公司的子公司，也是目前乳癌防治月活動的獨家贊助廠商，握有掌控該活動的權力，該公司每年透過銷售致癌性除草劑（乙草胺）獲利超過3億美元，並且同時行銷黛莫芬，而該藥如今已經成為全球銷量最大的抗癌藥物了。

癌症盛行的情形已引起民眾高度關切及注意，婦女走上街頭為乳癌研究募款，許多大型活動鼓勵女性接受乳房攝影檢查，各界人士一致繫上粉紅絲帶以表示支持，但遺憾的是多數人對於實際降低罹癌風險的方法卻不甚瞭解。尤其讓人吃驚的是，乳癌防治月活動的文宣，對於飲食預防癌症的重要性居然隻字未提，也未談到如何避免接觸致癌物質。

但民眾仍需知道，許多環境致癌物質主要是經由食物進入人體，尤其是透過動物性食品。如果我們以目前食物鏈高層的動物為食，便會吸收到各種地球上前所未見的環境有毒物質。

有許多環境因素均可能導致癌症，包括曝露於放射線、接觸農藥及異雌激素（合成化學物質，會模仿或阻斷人體雌激素作用）及其他許多物質。多數傷害主要都是由「持久性有機汙染物」（POP）所造成，這些化學物質均具高毒性、持久性及生物累積性等特徵。接觸這些持久性化合物所造成的有害影響，可能相隔數年後才顯現，有時甚至是隔了數代才出現，因此人類直到近幾年才發現這些傷害：

「目前科學家只知道，這些化學物質大多會對人類及動物造成不可逆轉的傷害，但不到十年前，專家仍將這種程度的傷害視為無關緊要。持久性有機汙染物造成的破壞性影響愈來愈多，從癌症、生殖能力受影響到學習障礙及免疫力降低。

人體所吸收的這些化合物，約有90％來自於動物性食品。例如，麥當勞大麥克漢堡的戴奧辛含量，已達到世界衛生組織建議每日攝取上限量的30％。」（全球守望組織，2002）

戴奧辛是極強的致癌物質，對人類的健康以及環境健全都造成極大的威脅。

德國一群夙負盛名的科學家於1998年指出，工業化國家中的癌症病

例，可能有12％都是由戴奧辛所造成的。美國環保署國家環境研究中心毒物影響分部的主任戴安‧柯尼（Diane Courtney）博士曾向國會報告：「戴奧辛是目前人類所知最毒的化學物質。」你當然不會希望自己的碗裡出現這種東西。

美國環保署接著表示，在人體吸收到的戴奧辛之中，95％來自於紅肉、魚肉及乳製品。彷彿要證實這項論點，1998年6月《美國消費者報告》（Consumer Reports）公佈檢驗結果，顯示各大嬰兒食品品牌廠商所販售的葷食嬰兒食品，戴奧辛含量均達到警戒值。

現在動物性食品的戴奧辛汙染程度是如此的嚴重，即使肉品及乳品公司有意提供更健康的食品，要提供完全無汙染的食物幾乎是不可能的事。舉例而言，班傑利連鎖冰淇淋店有意提升環保意識，採用家庭式農場生產的牛乳。

該公司於文宣及網站上表示：

「目前已知戴奧辛會導致癌症、基因缺陷、生殖缺陷及學習障礙……最安全的戴奧辛接觸量，就是完全不接觸。」

但由於如今戴奧辛在乳品、肉品及魚類食品中均已十分常見，因此1999年11月，班傑利冰淇淋檢驗出的戴奧辛含量，較環保署所訂的「每日安全劑量」高出200倍。

事實上，2000年8月舉行的「2000年戴奧辛」會議中發表了一項研究結果：「班傑利冰淇淋經抽樣檢查發現，一份冰淇淋所含之戴奧辛含量，相較於托斯科煉油廠（Tosco Refinry）排放於舊金山灣之『每份』廢水戴奧辛標準值，高出約2,200倍。」

鑑於上述研究結果，肉品、乳品及化學業者最不希望大家提起某個問題，但我卻認為這個問題十分重要——

大家一直**秉持熱情**與熱忱，鼓勵女性接受乳房攝影檢查，並為化療研究籌募資金，若能以相同的積極態度傳播實際防癌相關資訊，試想能避免多少癌症病例及痛苦發生？

美國環保署表示，人體之所以吸收到戴奧辛，95％是來自於紅肉、魚肉及乳製品。

乳癌

美國乳癌發生率自1970年代開始持續攀升，目前已來到人類史上的最高點，每年有近5萬名婦女因此死亡。

面對這個悲劇，多數人始終將重點放在遺傳，然而具BRCA-1乳癌基因的患者，最多只佔所有乳癌病例的5％。運動是影響乳癌風險的極重要因素之一；事實上，女性如果每週運動（走路）四小時，乳癌風險便可以降低33％，假使運動時數更長，風險還可進一步降得更低……而飲食又比運動影響更大！

我們已知的事實

☆ 美國乳癌死亡率為每10萬人22.4人。
☆ 日本乳癌死亡率為每10萬人6.3人。
☆ 中國乳癌死亡率為每10萬人4.6人。

造成死亡率差異的主因：相較於美國人，中國人及日本人的蔬果攝取量較高，動物性食品攝取量較低，體重較輕、酒類攝取量較少，且運動量較大。

☆ 在義大利，食用大量動物性食品的女性，乳癌罹病率是一般女性的3倍。
☆ 在烏拉圭，常吃肉的女性罹患乳癌的機率，是少吃肉或不吃肉女性的4.2倍。
☆ 在日本，每天吃肉的富裕女性，罹患乳癌的機率，是經濟不寬裕因而少吃肉或不吃肉女性的8.5倍。

✪ 女性若體重超重20公斤，罹患乳癌的風險較常人升高1倍。

✪ 23％的美國婦女知道可透過飲食降低罹患乳癌機率。
✪ 美國教育程度在高中以下的婦女，只有3％的人瞭解可透過飲食降低罹患乳癌機率。
✪ 37％的美國婦女認為乳房攝影檢查可預防乳癌。

肺癌

　　我朋友派翠克‧雷諾茲（Patrick Reynolds）是美國菸草大王雷諾茲（R. J. Reynolds）的孫子，享有龐大的財富及名氣。他的祖父死於肺氣腫，父親死於肺癌，無疑都是使用家族企業產品的後果。

　　最後，派翠克不僅決定售出手中持有的菸草公司股權，更在國會聽證會上說明香菸的壞處，甚至發起禁菸運動，然而，這種種舉動也引起他的家族對他的強烈不滿。

　　我們一起上過許多電視節目，大家都叫我們「有理想的背叛者」。有一次，一位電視主播在訪問的時候問派翠克，他家族企業所販賣的香菸產品，危害了數百萬人的健康，他是否因此而感到內疚。派翠克很快地回答：「不會，我早就把罪惡感拋到腦後！我現在的目標是要改變現狀！」

　　我很高興派翠克能把罪惡感拋到腦後，光是內疚對情況毫無助益，但若能像他這樣起而採取行動，則可以改善現狀。要發揮自己的力量，不必起因於內疚，而是承擔責任，實踐自己體認的道理，實現對生活所抱持的最佳願景。重要的不在於對過去感到抱歉，而在於創造更好的未來。

　　我並非看輕**吸菸**的人，也不想讓他們的生活更難過，這麼做對他們毫無幫助。我也無意批評餐餐無肉不歡的人，他們並不需要這些批評，也不想受到評判，沒有人會因此獲得幫助。但尊重他人的選擇，並不表示你必須違背自己的意志，選擇和他人相同的生活模式，而是尊重與自己不同的

人的心志；我們不需要為了尊重或確認他人的生活價值，而去瞭解或認同他人的決定。

　　我知道在他人的選擇與自己不同時，要去敬愛這些人確實不容易，但這麼做確實十分重要。此外，提供清楚正確的資訊，以便他人做決定是很重要的，而我的責任就在於協助他人運用可靠資訊，瞭解並釐清自己的選擇。我對人生的偉大及神祕存有太多尊敬，因此絕不敢妄想替任何人做決定。我只希望（也是許多人的期望）我們都有勇氣盡力改變，也能平靜接受無法改變的事物，並有**智慧**瞭解其中的差異。

　　可想而知，肉品及乳品業者一定不樂見大家瞭解飲食與罹癌率之間的關聯性。他們雖然無法獲得科學支持，卻仍然每天花費數百萬美元宣傳他們的看法，影響民眾的想法、**觀感**、行為，並且持續左右美國的食品相關政策。這些業者當然有權表達他們的看法，但我愈聽他們的想法，愈想到一句格言：「絕對不要問理髮師你需不需要剪頭髮。」

我們已知的事實

⭐ 全球造成死亡最常見的癌症：肺癌。

⭐ 美國每天死於肺癌的人數：15萬人。

⭐ 吸菸對肺癌發生率的影響：非常大，即使是曝露於二手菸之下，風險也會提高。

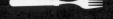

⭐ 常吃綠色、橘色及黃色蔬菜，可降低肺癌發生風險20至60%。

⭐ 預防肺癌效果最好的蔬菜：紅蘿蔔。

⭐ 常吃蘋果、香蕉及葡萄，可使肺癌發生風險降低40%。

⭐ 英國吃素男性得肺癌的機率，是一般英國人的27%。

⭐ 英國吃素女性得肺癌的機率，是一般英國人的37%。

⭐ 德國吃素男性得肺癌的機率，是一般德國人的8%。

「報導指出飲食與癌症的關聯大多純屬假設⋯⋯任何一項飲食因素，包括脂肪和肉類，都只佔美國癌症成因的一小部分而已。」

——全國牧牛人牛肉協會

「低脂、以植物為主的飲食方式，不僅可使心肌梗塞的發生率降低85％，也能使罹癌率降低60％。」

——威廉・凱斯特利，佛明漢健康研究計畫主持人

前列腺癌

2000年是紐約市長魯道夫・朱利安尼（Rudolph Giuliani）的多事之年。他計畫與希拉蕊・柯林頓（Hillary Clinton）一同角逐參議員，卻因得前列腺癌而退選，而他的婚姻問題也成為頭版新聞。反乳品諷刺佈告將朱利安尼畫成嘴上有牛奶白鬍子的模樣問：「想不想得前列腺癌？」

但這位市長否認他罹癌與攝取乳品有任何關聯，甚至在因這場爭議而公開露面的場合中，都刻意放一杯牛奶在手邊。沒有人會想將自己的不幸

「牛肉會導致癌症，這種說法完全是無稽之談。」

——全國牧牛人牛肉協會

「仔細看看（研究牛肉與癌症關聯的）數據後可知，每一個人的紅肉攝取安全量應該是0。」

——華特・威列特，哈佛公共衛生學院營養學系主任

我們已知的事實

- ★ 美國男性最常見的癌症：前列腺癌。
- ★ 男性若飲用大量乳品，罹患前列腺癌的風險將提高70％。
- ★ 男性若每天飲用豆漿，罹患前列腺癌的風險將降低70％。

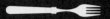

- ★ 男性血中β-胡蘿蔔素含量偏低，得前列腺癌的風險將提高45％。
- ★ 富含β-胡蘿蔔素的食物包括：紅蘿蔔、甘藷、山芋。

- ★ 男性飲食中若含有豐富茄紅素，得前列腺癌的風險將降低45％。
- ★ 富含茄紅素的食物為番茄。
- ★ 肉品、乳品及蛋類中的β-胡蘿蔔素及茄紅素含量：0。

- ★ 男性若攝取大量十字花科蔬菜，包括綠花椰、甘藍菜、花椰菜、羽衣甘藍、芥菜及蕪菁等，罹患前列腺癌的風險可降低41％。
- ★ 只有2％的美國男性瞭解動物性食品與前列腺癌之間的關聯。

歸咎於自己，而我們確實也無法肯定朱利安尼的飲食習慣與他的疾病間的關聯。通常我們很難透過完全瞭解某個人的過去，來判定造成某種疾病的原因，因為除了飲食之外，還有其他許多影響因素，包括：成長過程、基因，以及接觸有毒化學物質等等，相關因素不勝枚舉。但正如資料顯示，攝取動物性脂肪與高血壓和中風的關係密切，而證據也顯示，乳品與前列腺癌之間也存有驚人的關聯。

我們或許無法確定某種癌症病例的成因，不過有一點是我們幾乎可以預見，凡是指出肉品及乳品與**罹癌率**間有關聯的研究，都會遭到相關業者反駁。他們過去已經這麼做，未來也將會持續下去。

我們已知的事實

☆ 美國每年因大腸癌而死亡的人數：55,000人。

☆ 相較於每月吃紅肉少於一次的女性，每天吃紅肉的女性，得大腸癌的風險高出2.5倍。

☆ 每週吃一次紅肉的人，得大腸癌的風險比不吃的人高出38%。

☆ 每週吃一次禽肉的人，得大腸癌的風險比不吃的人高出55%。

☆ 每週吃四次禽肉的人，得大腸癌的風險比不吃的人高出2至3倍。

☆ 每週至少吃二次豆類、青豆或扁豆的人，罹患大腸癌的風險比不吃這些食物的人低50%。

☆ 多攝取維生素B9（葉酸），可使大腸癌風險降低75%。

☆ 富含葉酸的食物包括深綠色葉菜、豆類及青豆。

☆ 南非白人與黑人得大腸癌的比率為17：1。

☆ 據《美國腸胃科期刊》（American Journal of Gastroenterology）解釋，造成如此巨大差異的原因：南非黑人罹患大腸癌的機率之所以較低，是因為他們較少吃動物性脂肪及動物性蛋白質，因此腸道細菌的發酵作用也不同。

☆ 只有2%的美國人知道少吃肉可降低大腸癌風險。

人類因癌症而承受許多痛苦，沒人想成為造成這種疾病的罪魁禍首。當然，這些業者也必須保護他們的利益。但如果我們想從痛苦中學到**教訓**，並採取必要行動減輕痛苦、預防疾病，要聽信哪一方的說法？肉品業者，還是獨立研究人員？

大腸癌

大腸是指腸子中較粗大的部分，也就是消化道的下半部。個人所攝取

的食物，顯然對大腸的健康影響極大。在所有癌症中，大腸癌與飲食的關聯可能最大。

企業的行銷轟炸

所幸，肉品業中也有部分業者願意面對現實，他們對於吃肉可能導致癌症這點深感遺憾，也承認兩者間具有關聯。奧勒崗州立大學動物科學系教授彼得・奇科博士在其著作《當代畜產業問題》（Contemporary Issues in

真的如此嗎？

「癌症與吃肉間的關聯遭人過度膨脹。遺傳的影響比飲食更為巨大。」

——《當代肉品牛肉消費者指南》

「5至10%的癌症病例是因基因突變所造成，相較之下，70至80%的病例則是與（飲食及其他）行為因素有關。」

——凱倫・艾蒙斯（Karen Emmons），黛娜法伯（Dana-Farbe）癌症研究所

「如果相信低脂飲食可預防癌症，那麼飲食中應該包含牛肉，因為現在牛肉的脂肪及卡路里含量較低。」

——全國牧牛人牛肉協會

「受牛肉產業影響而死亡的人數已超過本世紀所有戰爭、自然災害及汽車交通事故的加總死亡人數。如果你認為牛肉是『行家才懂得享受的美食』，最好住得離好醫院很近。」

——尼爾・柏納德博士，美國責任醫療醫師委員會主席

Animal Agriculture）中表示：「各國的大腸直腸癌的發生率，與紅肉及動物性脂肪攝取量關係密切，但與纖維攝取量則成反比。即使是最忠誠的動物科學家或是肉類支持者，眼見如此完善的證據顯示吃肉是造成大腸直腸癌的病因，也不免感到沮喪。」

但是，一般美國大眾很少聽到奇科等人的觀點，我們仍然不斷受到肉品及乳品業者大力宣傳的資訊所轟炸，他們透過在告示牌、電視、雜誌及報紙上刊登廣告來向我們傳達訊息；他們在日報上登滿了專欄評論及「新聞」報導，或以其他許多方式運用資金及其公關公司的純熟技巧，讓消費大眾持續購買其商品。你不得不佩服這些業者。他們有時難免因事實而受打擊，卻總是能設法振作起來，若無其事地繼續下去。

我的朋友麥克

我一直努力不去批評他人的**飲食選擇**，但在我的一位朋友得了大腸癌時，這項努力面臨痛苦的考驗。和麥克維繫友誼對我而言並非十分容易。老實說，他有時候確實挺討人厭。我們一起出去吃飯時，他明知我吃素，也知道我曾經出書討論吃素這個主題，卻老是問我比較喜歡牛排還是漢堡。他總是在用餐的時候告訴我他吃的肉或是冰淇淋有多美味，或是向我展示他的食物，問我要不要嚐一口，彷彿他這麼做完全是出於一片好意，或是單純為了我好。

不只在餐廳裡如此，有時我們一起長跑，他會超前我，然後以勝利的姿態宣告他之所以這麼厲害，完全要歸功於早餐吃的培根。我很確信，即使他早餐是吃即食燕麥捲，他還是會這麼說。

但我不會讓他得逞，惹我生氣。我只是帶著微笑，然後心裡暗自發誓下次一定要跑贏他，不過卻從來沒有成功過。他在高中時曾經得過橫跨國家賽跑冠軍，是天生好手，而我……呃……只能說我努力過了。

不過，我還是很擔心麥克。或許因為體能一直維持得很好，所以他似

大腸癌第四期表示癌細胞已經擴散到全身。五年存活率只有5%左右，即使肝轉移腫瘤以外科手術成功摘除，存活率頂多也只提高至20%。

乎把健康視為理所當然。除了和我一起跑步外，他平常很少運動，隨著年歲增長，他體重增加了不少，對跑步愈來愈沒興趣，最後終於完全放棄。我跟他說他很顯然是怕跑輸我，所以想逃避這無可避免的命運。他的回答並不特別絕妙：「才怪，你這個早餐只吃豆芽菜的傢伙，我就算用單腳跳都能贏你。」他說的當然不是事實，我從來沒有把豆芽菜當早餐。

有一次我跟他提到不殺生論，也就是不使用暴力，以同理心對待所有生物。他回答：「聽起來不錯啊！不殺生論就是不要對自己太殘忍，所以我不會對自己使用暴力，強迫自己拒絕享用一大塊美味的烤牛肉。要不要一起吃啊？」

我平心靜氣地回答：「不用，謝了。」然後就不再多說什麼了。我不想和他爭辯，也不想再破壞我們的友誼，我想光是他一個人造成的破壞就已經夠多了。

他指著我的沙拉回答：「好吧。不過你別忘了，植物也是有意識的，你正在殺害那些可憐的萵苣葉。」

在另一個場合，我告訴他我很擔心他的健康：「我不想看到你生病。」也告訴他像他這種飲食習慣，很容易導致癌症等慢性病發生。

「或許吧，」他回答，「可是我去過健康食品店，店裡的人都瘦巴巴、病懨懨的。如果我命中注定要生病，那怎麼樣都逃不掉。」

後來麥克變得更胖，也完全不運動了，他的妻子卡蘿開始擔心。她告訴我：「他工作不開心，脾氣變得愈來愈暴躁。更糟糕的是，他完全不跟我說他的感覺，一有時間就坐在電腦前。」

我們見面的次數愈來愈少，突然有一天，麥克打電話來說想跟我談一談，問我能不能去找他？我腦中浮現的第一個念頭是我還有其他事情更值得去做，不過他的聲音聽起來不太對勁，所以我答應他馬上過去。

到了他家，我發現氣氛非常沉重。麥克和他妻子告訴我，他去看過醫生，醫生說他得了大腸癌，而且已經是第四期了，表示癌細胞已經擴散到全身。第四期的預後很不理想，五年存活率只有5%左右，即使肝轉移腫瘤以外科手術成功摘除，存活率頂多也只提高至20%。

他們嚇壞了。我聽他們說這些事，心裡只覺得生氣。麥克啊麥克，你為什麼不聽我的話？我不是告訴過你了嗎？我表面上認真聽他們說，給予支持，但心裡覺得既生氣又難過，氣麥克沒有好好照顧自己，氣老天爺讓這種事發生，氣我自己沒能夠預防這種事。

我盡可能專心聽他們說話，問了一些問題。他們談到目前的治療選擇，也提到所面臨的經濟壓力，卻完全沒提到飲食方面的事。

　　我留在他們家吃晚餐，麥克吃了一大塊牛肉，至少這次他沒有問我要不要吃。事實上，當晚是我第一次希望他這樣問我。並不是我想吃肉，我只希望他能回到過去那種愚蠢、愛嘲弄人的樣子。他過去或許是個混蛋，但他也是我的兄弟、哥兒們、夥伴、朋友。天啊！麥克！

　　我覺得很難過，想否認一切，不想面對現實，我希望麥克能回到以前的樣子，即使他是個混蛋也沒關係。

　　接下來幾週，麥克動了手術，然後接受化療。他經歷了一段痛苦的生活，忍受噁心、腹痛、嘔吐、腹瀉以及各種痛苦，而卡蘿則是將希望寄託在藥物上，期待這些藥能將麥克治好。他們很明確地表示，不想研究另類療法的可行性。

　　我實在很難不去評判他們。在麥克抱怨他覺得有多無助時，我試著瞭解，並幫助他做出明智、健全的決定，但心裡卻想著：「為什麼你以前不這樣想？依你這種吃法，不是早該料到會這樣了嗎？」麥克說他終於開始吃得健康，但我並不相信——他到現在還是會去吃麥當勞及漢堡王。

　　麥克在他人生最後一段日子過得並不快樂或舒服。但有一件事我現在回想起來，覺得意義非凡。我並不想對這件事著墨太多，但我認為這點非常重要。在最後幾次見面時，有一次麥克對我說：「很高興你沒有逼我接受你的想法。我討厭吃蔬菜，就是這樣。」

　　「話雖如此，可是老實說，我很後悔當初沒有更堅決一點，說不定這樣能讓情況改善一點。」

　　「情況不會變的啦！我就是這樣積習難改，一直都是這樣，我不會聽話的。」他頓了一下，然後抓住我的手說：「我可以感覺到你的關心，約翰。我一直都知道你關心我，你知道那有多重要嗎？」

　　「不知道。」

　　「比你以為的還要重要得多，你這個紅蘿蔔頭。」

　　我不記得後來我們說了什麼，因為我實在哭得太厲害了⋯⋯

Chapter 4 健康找回好身材

從此我成了「飲食減肥法」作家，
我遇過要求解釋這種驚人減重計畫是什麼的經驗，
至少有一千七百萬次！

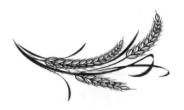

在《新世紀飲食》問世不久，也就是若施‧林伯（Rush Limbaugh）及羅拉（Laura）博士還沒有成名之前，我接到來自某個廣播節目的電話。對方說他是湯姆‧李奇斯秀（Tom Leykis show）的工作人員，這個節目是在洛杉磯製播，他們希望我能去當特別來賓。我心想，這真是太好了，可是我不想去洛杉磯。那裡空氣很壞，交通又亂，而且整個城市沉迷於表面的形象與浮誇。

我還來不及開口，對方就告訴我，湯姆的脫口秀是全美**收聽率**最高的節目。

頓時，我突然想起自己其實想去洛杉磯已有很長一段時間了——那麼驚人的一個城市：充滿了生命與**活力**；那裡的人都很有意思，他們從不執著於認真、深刻的事，只知道如何享樂。

我們繼續討論事前的準備工作。對方告訴我，湯姆希望我能早點去，因為他希望在正式錄影之前，能私底下跟我談一談。對方還說，這種事是頭一遭，因為每個作家都很想上湯姆的節目，可是他幾乎從不邀來賓。

我沒聽過這個節目，也不知道湯姆‧李奇斯不只是當時全美最受歡迎

的脫口秀主持人，而且還很具爭議性，向來以歧視女性、中傷別人著稱，而且有時興致一來，更是可惡透頂——如果他很討厭歌手凱特‧史帝芬斯（Cat Stevens）說的某些話，就會弄一堆史帝芬斯的唱片到節目現場，然後租一台牽引機，當場從唱片上碾過去。

可是，他對我卻很客氣。事實上，他非常尊敬我。剛開始他的工作人員都不相信，他們從沒見過湯姆對任何人如此禮遇。

原來，是因為湯姆跟凱西‧凱森（Casey Kasem），這位排名前40名的DJ談過。凱西要他一定得讀我的書，而且還送了他一本。湯姆表示，這件事讓他印象深刻。老實說，他有的是本事可以讓書籍大賣，所以每個人都向他推銷自己的書，或是他們擅長的本事，只為了推銷他們的作品。可是凱西並沒有利用湯姆來**抬高自己的身價**，甚至根本沒談自己寫的書，反而是大談我的書，令湯姆大為欣賞。

從午餐必嗑牛排到不吃有臉食物

湯姆告訴我及他的聽眾，在閱讀《新世紀飲食》之前，他認為午餐就是該吃一客約680克的牛排。不過在看完書以後，他決定從此再也不吃任何有臉的東西了。這一切比想像中簡單許多，他告訴聽眾朋友，他只是下定了決心，並照書中的指示做，注意裡面的建議，就已經瘦了約32公斤。

節目播完後幾天之內，我收到超過1,000封想買書以及想減肥的人的信。此外，從頭到尾總共有超過10,000封來自原本體重過重者的信，他們表示，自己在看了書以後都變瘦了。

有位喜歡玩數字遊戲的親戚跟我說，這讓他得到一個結論，那就是如果每個寫信給我的人說的都是實話，再加上其他有類似經驗，卻沒有寫信給我的人，我大概讓所有過重讀者減掉了幾千噸的肥肉。

事實上我的書主要想談的並不是減肥，而是有關健康、慈悲及有覺知的飲食。但這麼做之後，當然也會讓許多體重過重的人瘦成多年來**期盼**的模樣。

當初出版商希望把我的第一本書命名為《新世紀飲食》的時候，我當場就拒絕了，因為我不喜歡「diet」這個字，它總會讓我聯想到苦行、約束

與**剝奪**，然後像制式反應似地引起無可避免的反彈——大吃大喝，結果原來瘦下來的每一公斤肉，又全都長回來——這讓我想到每年營業額300億的瘦身產業。可以預見的是，如果人們是以這種方式瘦下來的話，很快就會復胖。

同樣的，「diet」這個字也讓我聯想到，我們社會對於人，尤其是身材不符合社會標準的女人，有多麼殘忍。

我們被電視、電影、雜誌及各種廣告上的大量資訊所淹沒，而這些資訊告訴女性，為了保持吸引力及備受**寵愛**，一定要很苗條——這點深深地讓每個女人都不滿意自己的身材。

若是你想塑造出負面的身體形象及飲食失調的結果，還有比「海灘遊俠」（BayWatch，譯註：美國電視影集。片中盡是身材曼妙、玉體橫陳的苗條美女）更好的例子嗎？有多少女孩與女人能與文化價值塑造的美的標準相抗衡，而對自己的身材感覺良好？有多少人真的那麼瘦？媒體竟然讓這麼多女性認為，生命中最重要的事，就是能穿小一號的**游泳衣**，我真的為此感到很憤怒。

所以，我真的很厭惡「diet」這個字。但是出版商可不這麼認為——他們認為取這個書名能讓這本書賣得更好。他們告訴我，有關飲食減肥法的書會更暢銷，於是他們決定了書名，就叫《新世紀飲食》。

飲食減肥暢銷作家！？

從此我成了「飲食減肥法」作家。這還不算太壞吧，我想。不過，我遇過只知道書名而要求解釋這種驚人減重計畫是什麼的採訪經驗，至少有一千七百萬次。

事實上我沒教過讀者什麼按部就班、循序漸進的減肥步驟。我對於熱衷減肥並沒什麼特別大的興趣。我的建議是有關健康、身體與食物的整體關聯，因此不健康的體重自然就會不見了。

這是很重要的觀念，而且不只是基於表面上的理由，暫且把外表問題擱在一旁。為了真正的健康，我們的體重本來就不該過重。美國每年因體重過重而提早死亡的人數，已經非常接近因吸菸而提早死亡的人數。

我們已知的事實

- ✪ 全美每年因與過胖有關疾病而死亡的人數：28萬人。
- ✪ 人們因過胖而導致心臟病的風險：2至3倍。
- ✪ 人們因過胖而導致膽結石的風險：2至3倍。
- ✪ 人們因過胖而導致結腸癌的風險：3至4倍。
- ✪ 過胖產生糖尿病的風險：比一般人多40倍。

- ✪ 全美過胖人數比例：18％。
- ✪ 素食者過胖比例：6％。
- ✪ 全素食者過胖比例：2％。
- ✪ 全素食成人與非素食成人平均體重相較：輕了約4.5至9公斤。

- ✪ 美國過重或肥胖兒童：25％。
- ✪ 美國吃素兒童過重或肥胖：8％。
- ✪ 美國吃適量蔬菜、水果及穀物的兒童：1％。
- ✪ 美國全素食兒童吃適量蔬菜、水果及穀物：50％。

- ✪ 餐廳提供的鋁薄包奶油的脂肪量：6克。
- ✪ 漢堡王的大華堡脂肪量：40克。
- ✪ 雙層大華堡加起司的脂肪量：67克。
- ✪ 美國超市及生機飲食店的素食堡的脂肪量：3克。

危險年代的求生飲食

　　不過，這兩者之間還是有一些差異。美國癮君子的吸菸量是在逐漸減少，但肥胖人口的數字卻是逐年上升。顯然，因肥胖導致疾病而死亡的人數，超過因吸菸生病而死亡者，只是時間上的問題而已。

抽脂手術——也就是利用手術把脂肪抽出來——是現在美國最先進的外科手術。最近當我談起流行的抽脂手術的時候,突然想到素食主義者相對比較瘦的事實。

事實上,在美國每天有超過1,000人在進行抽脂手術。醫學博士史考特·瓊斯(Scott Jones)專精這項手術已有多年的經驗了,他告訴過我:「我每天替病人做抽脂手術已經有很多年了。在手術的過程當中,我一定會跟病人討論他們的飲食。這段時間,我從來沒有替任何一位吃素的人動過手術。」

要命的流行瘦身術

每天都有許多美國人在減肥,並興高采烈地為了瘦下來而嘗試控制自己吃的食物。作家詹寧·羅斯(Geneen Roth)很有心,也很慈悲地幫助過許多人對抗自己的體重問題。她是這麼描述自己的經驗:

「我大學減肥時,有朋友告訴我只要早餐、中餐、晚餐都只吃炸雞,就會瘦下來。這似乎是個很少見的減肥方法,但聽起來既合理又好吃——因為我聽過『單一食物』減肥理論。

根據這個理論,如果你只吃一種食物,不論是什麼——冰淇淋、軟糖、洋芋片、還是香蕉——就會瘦下來。我的男友李並不胖,而且非常愛我,他容忍我每天為了找有供應炸雞當早餐的餐廳四處奔波;午餐和晚餐還容易一點。我這麼吃了五天以後,不但重了1.3公斤,而且只要一看到雞肉就想吐。沒想到那位要我只吃雞肉的朋友帶來不幸的消息,是她弄錯了,她看到的那種減肥方法,是只有炸雞不能吃。『我很抱歉』,她說,『希望沒有增加你的困擾。』

每週都有十到二十五個女人打電話給我,說的都是同樣的故事。我的工作坊每次都擠滿試過各種方法想達到減肥效果,但始終還是不滿意自己

高蛋白、高脂肪、低澱粉的飲食減肥法會導致心臟病、腎臟病、骨質疏鬆、便祕、腸胃問題和某些癌症!

身材的人。她們的生活完全以食物為中心，不論她們的體重是多少，每個人都覺得自己太胖，都不喜歡自己的身材——她們都很不正常。」

不滿意自己身材的人，很容易成為流行減肥法的**犧牲**者。遺憾的是，許多自稱是專家，寫過暢銷數百萬本書的人的論調卻只有一點，或完全沒有任何科學基礎。

我不是在批評那些使用這些飲食減肥法的人，也不是想跟使用這些方法好讓自己更迷人的人，或是想讓自己感覺良好及更健康的人爭辯。事實上，我很欣賞有勇氣嘗試新事物或新飲食，瞭解自己身體及感覺會有什麼樣改變的人。

當然，我的不滿也不是針對那些撰寫流行減肥法的作者。我遇過很多這類的作者，也確信他們絕大多數是真心相信自己的觀點有用。問題是，就算他們是誠懇的、善意的，也不代表那些方法就對人有益。我們不妨再回顧一下，歷史上有多少誠懇、善意的狂熱分子造成了傷害？瞭解這點應該會很有用。

我想提出的重點是，這些飲食減肥法只有作者個人的信仰及觀點，而沒有任何科學基礎。我對這些減肥療法的批評，在於它們只有短期好處，但就長期而言卻會對健康造成負面後果；它們提出了許多保證，最後卻會造成難以想像的傷害。

流行飲食減肥法總是承諾人們可以「快速減重」、「只需二週，油脂就消失無蹤」。不過，他們都忽略了一個事實——維持健康必須透過漸進、長期、均衡調適的飲食調整，以及全面生活方式的改變。而流行飲食減肥法讓人無法把重點放在自律，創造真正健康的**喜悅**和健康又有活力的飲食習慣。

過去幾十年來，美國出現過許多高脂、高蛋白、低碳水化合物的飲食減肥法，然後又不見了。有些方法很受歡迎，但就長期來說，使用這些減肥法的人都付出了健康的代價，其中包括阿金博士的減肥大革命（Dr. Atkins' New Diet Revolution）、比佛利山飲食減肥法（Beverly Hills Diet）、蛋白質的力量（Protein Power）、碳水化合物上癮者的減肥法（Carbohydrate Addict's Diet）、史卡斯戴爾減肥法（Scarsdale Diet）、查理斯·杭特飲食減肥進化法（Charles Hunt's Diet Evolution）以及快速減重飲食減肥法（Quick Weight-Loss Diet）。

危險年代的求生飲食

以上這些飲食減肥法都有一個共同點，那就是它們從不宣稱是低熱量飲食法，然而實際上，他們所列出的每日卡路里攝取量，比平均所需的熱量都還要來得低。

這些方法就短期而言似乎都很有效，但並無法長期維持健康。多數這類減肥法會讓人體欠缺重要的營養素，像是膳食纖維及碳水化合物，而且，它們會把身體推向低熱量飲食的危險邊緣。當身體需要熱量時就會瘦下來，同時也會進入某種生存模式——**新陳代謝減緩**，燃燒較少熱量；等到身體再度攝取正常熱量時又會恢復原狀，體重也會快速回升。

許多團體都反對高蛋白、高脂肪、低碳水化合物的飲食減肥法，包括世界衛生組織、美國心臟協會、美國癌症協會、美國營養學會、美國衛生署長辦公室以及美國癌症研究所。美國營養學會指出，這些飲食減肥法會增加便祕及其他腸胃問題、心臟病、腎臟病、骨質疏鬆，以及某些癌症，並形容這些方法簡直就是「夢魘」。

花錢又傷身的阿金飲食減肥法

羅伯特‧阿金（Robert Atkins）的《阿金博士的減肥大革命》在封面上便告訴讀者，透過這種「神奇的減肥計畫」，可以「在餓的時候大啖起士漢堡。」還表示「讓你即使大吃油膩膩的食物，也可以減肥。」而且「十四天之內就可以看到驚人效果。」並且，這本書已經大賣600萬本。

這是流行飲食減肥法的典型伎倆。他們向讀者保證可以吃任何想吃的東西，還說這是種全新驚人的飲食革命，並承諾不用花什麼力氣，只要在瞬間就可達到減肥效果，甚至還保證其實每個人都在這麼做。誰能抗拒這麼**天花亂墜**的宣傳花招？但願它是真的啊！

然而事實是，阿金飲食減肥法的基本原理，就是控制身體的熱量及酮。當脂肪的新陳代謝不平衡時，身體就會產生酮，像糖尿病或飢餓時都會如此。當身體處於酮狀態時，會開始代謝肌肉組織，而不是脂肪。其他這類飲食減肥法也都宣稱是「利用」酮來減重。

阿金飲食減肥法使身體長期處於酮狀態，會造成肌肉衰竭、噁心、脫水、頭痛、頭昏、暴躁易怒、口氣差、腎臟病以及增加心臟病的風險。

阿金博士整套減肥計畫的基礎就是酮。

他表示：「在阿金研究中心，酮是測量一個人是否持續在減重之中的重要指標……阿金飲食減肥法是種終生的營養哲學……最重要的是，你的身體必須處於『酮的狀態』。」但是，阿金博士並沒有告訴我們，身體長期處於酮狀態會造成肌肉衰竭、噁心、脫水、頭痛、頭昏、暴躁易怒、口氣差、腎臟病，以及增加心臟病的風險等。他也沒提到，長期處於酮狀態的潛在後果，甚至包括會造成畸形胎兒或是死胎，更別提還會罹患糖尿病而死亡了。

享譽國際的「美國癌症研究所」在對阿金飲食減肥法進行評估後，毫不客氣地批評道：

「雖然阿金飲食減肥法能快速造成體重的變化，但是也會影響到心臟的功能。更嚴重的是，身體處於酮狀態而不斷分解脂肪酸的後果，很可能會增加罹患心臟病的危險。阿金飲食減肥法的理論之一，就是糖分會造成癌症——這種誤導民眾的說法是必要的恐嚇策略——目的是讓想要減肥的人轉而使用阿金飲食減肥法。這種減重法完全不鼓勵想減肥的人學習基本的體重管理法，例如控制蛋白質及食量，更不要說是發展終生所需的均衡營養技巧了。」

阿金說：「我的飲食減肥法修正了大部分會得到心臟病的因素。」可是發表於《美國營養學會期刊》的研究，卻提出完全相反的結論：「使用阿金飲食減肥法十二週的人，LDL（壞膽固醇）都明顯升高，而HDL（好膽固醇）則大量減少，反而會增加罹患心臟病的風險。」三十年來，阿金不斷宣稱他的方法可以徹底治療心臟病，但是在這段期間，沒有任何研究成果支持他的論點。

事實上，這麼多年來，阿金從來沒有在任何醫學期刊上發表過研究報告，但他還是建立了一項「成績」，那就是70％使用阿金飲食減肥法的人都有便祕的問題，而65％的人則會有口臭。

阿金飲食減肥法的食譜及建議食物中常出現兩種食物，就是去皮豬肉及香腸。狄恩‧歐寧胥醫學博士是加州大學舊金山分校醫學系的教授，也是「預防醫學研究中心」的創辦人及總裁。他研究出一套十分有效的心臟病預防治療計畫，並對阿金保證吃那些食物會對心臟有益大感驚訝。

危險年代的求生飲食

我們已知的事實

⭐ 阿金向其他鼓吹高蛋白質、高脂、低碳水化合物飲食減肥法的人宣稱：所有高升糖指數的碳水化合物（像麵包、馬鈴薯）會製造高血糖及胰島素，所以絕對不能吃。

科學事實：任何高升糖指數碳水化合物食物所造成的傷害，都可經由吃低升糖指數食物而降低。

⭐ 阿金向其他鼓吹高蛋白質、高脂、低碳水化合物飲食減肥法的人宣稱：胰島素過高是高血壓、心臟病以及任何人都會遇到的健康問題，例如體重過重或肥胖的元凶。

科學事實：肥胖才是造成胰島素過高的原因，而不是其他因素。

⭐ 阿金向其他鼓吹高蛋白質、高脂、低碳水化合物飲食減肥法的人宣稱：有胰島素阻抗的人吃碳水化合物會讓胰島素升高，造成體重過重或是導致心臟病。

科學事實：（發表於《美國心臟病學期刊》）有胰島素阻抗的人，吃了三星期高複合碳水化合物飲食並搭配運動，胰島素減少了30％。其他好處還包括4％的人體重減輕，而有超過20％的人膽固醇及三酸甘油脂也減少了，這也顯示如此將大幅減少罹患心臟病的風險。

⭐ 阿金向其他鼓吹高蛋白質、高脂、低碳水化合物飲食減肥法的人宣稱：高蛋白質飲食對身體有全面性的好處。

科學事實：（發表於《全球與肥胖相關新陳代謝異常期刊》）高蛋白質飲食會對精神功能產生負面影響。

「告訴大家吃去豬皮的豬肉以及香腸很有益處，只是為了賣書所耍的花招而已，」他說，「這相當不負責任，而且人們若真的這麼做，肯定會有危險。」

阿金飲食減肥法還推薦大家吃培根、豬排、海鮮、蛋、牛油、奶油，以及人工糖精。他表示：「在阿金飲食減肥法裡，蛋、肉、雞以及魚的比例極高。」典型阿金式的早餐——起士加花椰菜蛋捲，以及培根及（或）香腸。

不想改變飲食習慣的人總是一窩蜂地使用這類減肥法，等於是把自己的健康推向危險邊緣。然而數千份發表於醫學同仁期刊的文章均明白指出，阿金飲食減肥法的食物會導致一般常見的疾病、殘疾及死亡。

確實有人照阿金飲食減肥法而瘦下來，至少是瘦了一段時間。不過他們也花了不少錢，更對自己長期的健康造成傷害。詹姆斯·安德森（James Anderson）醫學博士是肯塔基醫學院醫藥暨臨床營養系教授。他在研究了阿金飲食減肥法後，直率地表示：

「人們是會瘦下來，至少短時間內會瘦，但長期而言，這絕對是你所能想像會導致肥胖、心臟病及各種癌症最糟的減肥法。若你想找一種殘害健康的飲食減肥法，阿金飲食減肥法是其中的佼佼者。全美有1,800萬人有糖尿病，5,000萬人有高血壓，他們可能有腎臟病，攝取高蛋白質食物，情況只會惡化得更快。阿金飲食減肥法會造成血栓，意思是吃過東西後，血液裡的脂肪會脂化形成微粒，將可能導致血液凝固，造成心臟病或中風。我們非常擔心這點，因為許多四十至五十歲的男人很喜歡這種吃肉減肥法，他們可能不出五年就會第一次心臟病發作。對他們來說，這實在是再糟糕也不過了。你知不知道有50％的男人死於心臟病，而最致命的一次就是第一次？他們永遠都不知道這種減肥法對自己造成了什麼樣的影響。」

西元2000年，紐約庫柏鎮的「巴賽研究學會」（Bassett Research Institute）發表了一篇阿金飲食減肥法的研究報告，指出人們使用這種方法之所以會變瘦，只是因為攝取的熱量比較少。事實上，人們在使用阿金飲食減肥法持續變瘦的階段，平均一天只吃1,500卡的食物，在限制更多的階段甚至吃得更少。

這份研究的主要作者，柏納·米勒（Bernard Miller）博士說，患者在

療程進行中會感到疲倦、想吐。該機構的主任艾倫·葛林（Allan Green）指出：「熱量攝取的多寡，才是體重增減的基礎……我們不建議任何人使用這種方法減肥。」

狄恩·歐寧胥對阿金飲食減肥法之所以可以減輕體重的觀點相當一針見血：「你可以用很多不健康的方法減輕體重。你可以因為做化療、得到癌症、愛滋病，或是變成酒鬼而減輕體重……高蛋白質飲食的問題在於即使體重減輕了，也會付上失去健康的代價。」

其實，阿金的故事諷刺到令人覺得不可思議！

2000年時他曾經表示，自己使用阿金飲食減肥法已經有三十六年了。可是，阿金博士自己體重卻是那樣的重，而且還超出美國聯邦政府所建議的體重上限。

▎挨餓的區間飲食法

巴律·席爾斯（Barry Sears）的《進入健康帶》是另一本鼓吹高蛋白及相對高脂飲食減肥法的暢銷書。他不像阿金飲食減肥法那麼極端，而且看起來好像也比較合理。

不過就跟阿金飲食減肥法一樣，裡面有許多嚴重的問題。

席爾斯聲稱，目前普遍性的肥胖現象主要源自於健康專家建議人們少吃脂肪。他這麼寫道：「許多頂尖的科學家、營養學家及政府的說法都很簡單。他們要美國人少吃點脂肪，多吃點碳水化合物。如今這種說法已實驗了十五年，就算我們不是太空科學家，也看得出來一點用都沒有……整個國家的人民普遍肥胖……即使脂肪吃得少，還是繼續變胖。」

然而事實卻非如此。沒錯，肥胖的趨勢驚人地攀升；沒錯，營養專家建議大家要少吃脂肪，然而，這件事的癥結其實在於，儘管過去十五年來健康專家不斷耳提面命，但美國人攝取的熱量幾乎沒有任何改變。

肥胖與過重大幅躍升的原因，在於今天我們每天（平均）多吃了幾百卡熱量的食物，但運動量卻少於80年代中期。

會導致肥胖、心臟病及各種癌症最糟的減肥法，阿金飲食減肥法絕對是其中的佼佼者。

席爾斯不斷表示，現在美國人的脂肪攝取量比以前少。可是根據美國農業部的研究，美國人從1989年起每日攝取的脂肪量，男人從89克變成101克，女人則是從62克增加為65克。

真的如此嗎？

「這不是一種減少熱量的計畫。」

——巴律・席爾斯

「既明顯、又殘酷，與席爾斯的說法完全相反的是，他的飲食減肥法的基礎，就是嚴格地限制熱量。在短期之內攝取如此低熱量的飲食，體重絕對會減輕，但多半只是減少了水分。就長期來說，會造成營養失調及新陳代謝減緩，反而更難維持健康的體重。」

——珍妮佛・雷蒙（Jenniffer Raymond），作家及營養專家

危險年代的求生飲食

席爾斯跟阿金一樣，也保證只要可以依照他的方法去做，就可以永遠**保持苗條**的身材、活力倍增，並且變得更加健康——而且，完全不用控制熱量。

這種減肥法在減重階段，同樣也是**限制**每天只能攝取1,200卡到1,600卡的熱量，遠遠少於一個體重約45公斤的女人每天所需要的熱量。

乍聽之下席爾斯的說法好像很科學，但他書裡沒有任何註解，因此並無從追溯那些說法的來源是否屬實。此外，他個人也從沒發表過任何證明自己說法的研究。

為了支持自己的理論，席爾斯曾經舉證表示，碳水化合物吃得愈多會升高血液中的**胰島素**，導致體重增加——而減輕體重的方法就是吃更多的蛋白質及脂肪，並少吃碳水化合物。

他還表示，這個理論是史丹佛大學的醫學教授傑若・瑞文（Gerald Reaven）說的，但是瑞文卻反對他的理論。瑞文說：

「我強烈反對血液中高胰島素會導致體重增加的主張。許多研究均已

我們已知的事實

⭐ 根據全美科學學會的建議，1個58公斤左右的女人每天應攝取的熱量：2,000卡。

⭐ 根據席爾斯的區間飲食法，女性每天攝取的熱量：1,100卡。

⭐ 根據全美科學學會的建議，1個體重約79公斤的男人每天應攝取的熱量：2,900卡。

⭐ 根據席爾斯的區間飲食法，某些男人每天攝取的熱量：1,400卡。

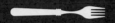

⭐ 席爾斯認為應該避免吃會讓你進入所謂「澱粉地獄」的食物：胡蘿蔔。

⭐ 區間飲食法中，席爾斯認為只要加一點低脂起士就可以吃的食物：哈根達斯冰淇淋、士力架巧克力、355毫升左右1瓶的啤酒、波士頓冰淇淋派。

⭐ 巴律‧席爾斯發表在任何醫學期刊上的文章：無。

顯示，減少熱量的攝取就會使體重減輕，無論你減少的是脂肪、蛋白質或是碳水化合物的攝取量。」

席爾斯的論點經常沒有科學根據，例如他說：「從遺傳的角度來看，人類無法消化……穀物。」我們實在很難想像，他竟然忽略了幾千年來人類均倚賴穀物為主食如此明顯的事實。

席爾斯其他許多主張也很奇怪，他一再表示：「對心血管疾病患者來說，高碳水化合物飲食可能會危害健康。」但他為何竟忽略了一個事實，那就是許多患者靠著狄恩‧歐寧胥、小克德威爾‧艾索斯丁及約翰‧麥克道格等醫師所提出的高碳水化合物、接近素食主義者的飲食計畫，使得他們的心臟病獲得改善？

這實在是令人百思不解。

美國杜夫特大學農業學系人類營養研究老化中心的艾麗絲・李登斯坦（Alice Lichtenstein），曾經被詢問到席爾斯飲食減肥法的科學基礎到底是什麼。

她的觀點十分簡潔有力：「雖然席爾斯隱而不提，但整本書就是在鼓吹低熱量飲食……席爾斯根據的都是些未公開出版的報告、同儕評論或未經嚴格管控的研究。這是本科幻小說……他是在引誘脆弱的人上勾。」

我們已知的事實

- ✪ 巴律・席爾斯的身高：195公分左右。
- ✪ 席爾斯每日的蛋白質攝取量（根據他自己的說法）：100克。
- ✪ 100克蛋白質的熱量：400卡。
- ✪ 某人一天攝取400卡熱量，而且全部都來自於蛋白質。根據席爾斯的建議，飲食之中應有30％的熱量是來自蛋白質，30％來自脂肪，另外40％則是來自碳水化合物，如此一整天所應攝取的總熱量是：1,330卡。
- ✪ 事實上，一天攝取1,330卡的熱量對一個195公分左右的人來說是：飢餓療法。

在某些例子之中，席爾斯的飲食建議真的是讓我嚇到想要去撞牆。「你必須把食物當成藥，」他是這麼說的，「你必須吃……就像你非常非常餓似的。」

他書的封底文確確實實，坦白而毫不羞恥地宣稱：「可以讓你在看電視時所燃燒的脂肪，比做運動時還要多。」

席爾斯似乎也對蛋白質的攝取特別情有獨鍾。

他表示：「我的每日蛋白質需求量經過計算是100克，如果我吃的蛋白質少於這個量，就會造成蛋白質不足。如果我吃超過100克的蛋白質，那就太多了。」

區間飲食法幫助許多慣於久坐、體重過重的人瘦下來。這種飲食法強調少量多餐及減少糖的攝取量，確實很有道理。對一般美國人來說，這或許會有改善的效果，但是就我個人判斷，它會在某些地方對身體造成特別嚴重的傷害。

「二星期內你將會發現自己的衣服變得更合身了……你穿的衣服愈合身，代表你愈成功。」

——巴律·席爾斯

「巴律·席爾斯的區間飲食法……是另一種飲食減肥法狂熱……席爾斯的建議或許能幫你減輕體重，但這只是因為你吃的熱量少，而不是因為他未經檢驗有關蛋白質、碳水化合物與胰島素的理論，真能讓你達到他所說的『區間』。對於專家來說，眼見各種神奇飲食減肥法就像女人裙子的長度、髮型及名人羅曼史一般變來變去，一點都不稀奇。……區間飲食法與其他『碳水化合物恐懼』減肥法，都是建立在微不足道的核心——根據過度膨脹的理論，而非證據。」

——美國公益科學中心

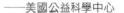

區間飲食法有超過70％的蛋白質來自動物性蛋白，席爾斯的書及他的蛋白質理論一再強化了某種普遍的**誤解**，就是：只有動物性蛋白能提供足夠的必需與非必需胺基酸，所以素食主義者必須格外小心蛋白質的攝取。他說：「大約有⅓的美國人……蛋白質攝取量不足。」

美國營養學會對於這種說法表達嚴正立場，他們表示，這種一般人都採信的說法完全沒有科學根據：「僅僅攝取植物性蛋白質，也可提供足夠的必需與非必需胺基酸。刻意在飲食中挑選某些食物來補充蛋白質，並沒有必要。」

雖然席爾斯在近作《大豆區間飲食法》（The Soy Zone）中，試圖讓素食者使用他的飲食減肥法，他高聲疾呼多攝取高蛋白質的主張，讓許多使用區間飲食法的人轉而攝取動物性蛋白質。十分遺憾的是，這些人的身體還是會受到同樣的戕害，別忘了，席爾斯認為30％的熱量必須來自蛋白質，而世界衛生組織反對這種說法，並告訴大家：「我們從沒聽說過大量增加蛋白質的攝取比例對健康有益。事實上，大量攝取的結果可能反而會影響健康。」

對席爾斯鼓吹的蛋白質減肥法的總批判，或許是極富聲譽的「全球守望組織」（Worldwatch Institute）所說的：「營養學家對攝取過多肉類對身體的負面影響，稱為『蛋白質迷思』——許多西方人都誤以為必須攝取大量蛋白質。這種迷思造成美國人及其他工業國家民眾攝取的蛋白質是所需的2倍，這種迷思在富裕社會更是危險，因為肉類和奶製品除了有蛋白質，還有飽和脂肪。這些脂肪不但與多數有錢人罹患的疾病相關，而且是工業國家人民死亡的主因：心臟病、中風、乳癌及結腸癌。」

巴律·席爾斯說，傳奇的三項全能選手大衛·史考特（Dave Scott）的成就，就是他飲食減肥法的有利證據。他吹噓說：「我的區間飲食法幫大衛·史考特——聞名的三項全能運動教父——在他四十歲那年，被解雇五年後的1994年，拿到第二次開特瑞（Gatorade）鐵人三項全能金牌。」

大衛·史考特剛好是我朋友，我問他有沒有這回事。他很明白地表示：「那是天大的謊話。我從來沒看過席爾斯的書，也從來沒試過他的方法。過去五年來，我必須一再否認這個謊言，實在是太可怕了。我打電話並留話給席爾斯，甚至還寫電子信給他，可是他從來都沒回過。」

席爾斯的信譽有很大問題，不只是因為他沒發表過支持自己理論的研究。他的暢銷書《進入健康帶》的封面告訴讀者，這是本「能永久減重的

我們已知的事實

- ★ 母奶裡的蛋白質含量（所有熱量中的百分比）：5%。
- ★ 根據世界衛生組織，人類至少需要多少蛋白質：總熱量的5%。
- ★ 美國每日飲食建議量的成人蛋白質攝取量：總熱量的10%。
- ★ 根據世界衛生組織建議的蛋白質攝取量：總熱量的10至15%。
- ★ 巴律·席爾斯建議的蛋白質攝取量：總熱量的30%。

- ★ 主要因蛋白質攝取不足所引起的疾病：惡性營養不良。
- ★ 全美國有多少惡性營養不良的例子：無。
- ★ 主要因蛋白質攝取過多所引起的疾病：骨關節病及腎臟病。
- ★ 全美國有多少骨關節病及腎臟病病例：數千萬。

飲食地圖」，而封底文字則保證讀者將會「達到永久減去脂肪的效果」。但諷刺的是，席爾斯卻在書中承認自己體重過重。

一開始就搞錯的血型飲食法

彼得‧達達莫（Peter J. D'Adamo）的《根據血型吃對食物》（Eat Right for Your Type）指出，有4種理想的飲食減肥法，每種分別適合A、B、O，以及AB不同血型的人。

他表示，只要根據這種「適合自己血型」的飲食減肥法來進食，就可以變瘦、治好耳朵發炎、對抗癌症、治療慢性疲勞，以及許多疾病。達達莫如此聲稱：「根據血型吃對食物」，就是像史前時代的老祖先一樣地吃東西。

這聽起來實在很有吸引力，在人們偏離了自然飲食一段時日之後，出現鼓勵吃得像史前遠祖的飲食指南，的確很有幫助。許多人也真的被達達莫的說法給吸引了。

然而，《杜夫特大學健康及營養學報》（Tufts University Health and Nutrition Letter）卻指出，達達莫的血型理論根本就搞錯了。「他連提到『原始O型』或『原始A型』都犯了基本的謬誤，因為最初血型的分類不是根據人類而來的，」杜夫特大學的營養人類學家——史帝芬‧貝理（Stephan Bailey）博士說：「早在人類出現之前，血型就已經出現在其他生物中了。而且，沒有任何人類學的證據顯示，具有同樣血型的史前人類會吃同樣的食物。」

達達莫提出16種不同的食物群，並根據個人的血型，進一步將食物分成「高度有益」、「中性」、「避免吃食」。

舉例來說，血型是A型的人最好吃素，但是最好避免吃甘藍菜、馬鈴薯、茄子、橄欖、胡椒，以及番茄；達達莫建議他們最好吃得跟蝸牛一樣。另一方面，血型O型的人基本上要以大量的紅肉為主，避免吃橘子、蘋果、大麥、花生醬、酪梨、甘藍菜、馬鈴薯等，但建議吃小牛肉、碎牛肉及牛心。

達達莫告訴血型B型的人要吃大量乳製品，包括冷凍優格。他說B型的人要避免吃葵瓜子、鷹嘴豆、黑白斑豆、全麥麵包、玉米、南瓜、豆腐、

天貝及番茄，但鼓勵他們多吃兔肉、小羊肉及羔羊肉，而血型AB型的人要避免吃玉米、胡椒、橄欖、葵花籽、芝麻籽及青豆，但最好要多吃果醬、果凍、兔肉及火雞。

許多試過達達莫飲食減肥法的人都瘦下來了。這是有原因的，但不是達達莫所聲稱的原因。事實上，這種飲食減肥法建議4種血型所吃的都是熱量極低的食物。某幾天的飲食計畫只有1,000卡的熱量，這是成年女性一天所需熱量的一半。

不過對達達莫來說，生命中的一切終究得回歸到血型A、B、O、AB。他說：「（ABO）血型可以決定很多事：你可以吃多少，以及多久該吃一次；每天理想的用餐時間；最好的睡覺／休息模式；壓力影響我們有多大，以及如何對抗壓力；如何讓自己更健康、如何抵抗疾病；如何對抗老化；甚至是情緒好壞的程度。」

達達莫相信，O型跟B型的人得每天吃肉才會健康。然而面對素食者的飲食能降低罹患癌症、心臟病、高血壓、糖尿病、膽結石、腎臟病、肥胖及冠狀動脈疾病，也能讓人活得更久更健康的事實，他則解釋說，吃素對A型的人的確很好。

可是吃素對健康的好處，當然不能只從A型人不吃肉也很好來解釋。這在數學上完全說不通。根據紅十字會血液銀行的說法，美國人大約有39％是A型，46％是O型，11％是B型，4％是AB型。全球各種醫學研究業已一再證實素食對健康全面的優點，不可能只對A型人有好處，畢竟A型人只佔了一小部分而已。

同樣的，達達莫解釋為何狄恩・歐寧胥的飲食建議可以改善心臟病，包括沒肉、幾近素食的飲食，而這種方法只對A型人有用。他說，這種方法對B型、O型跟AB型的人都沒用。李・李普森朵（Lee Lipsenthal）是狄恩・歐寧胥「預防醫學研究中心」的副總裁及醫學主任，我問過他達達莫的說法是否有可能是正確的。他的回答是：

「沒有任何科學文獻能證實血型與所需營養的關係。雖然心臟病患的情況通常會愈來愈糟，但只要病人遵照美國心臟協會的建議吃東西，情況

沒有任何科學文獻證明血型和所需營養的關係，依照血型飲食法之所以會瘦是因為某幾天的熱量攝取只有1,000卡。

幾乎都會改善，而且大多數人的病情都有明顯的進步——運動測試顯示身體功能有所進步，流至心臟的血液流量也會增加，情緒與活力也都有明顯的改善，膽固醇指數、血壓、睡眠模式以及社會功能都有所突破。有好幾百名病人都顯示出驚人的進步，而這都是經客觀評量所得到的結果。我實在是看不出來為什麼O型及B型（代表幾乎全美60％的人口）人無法經由歐寧脊飲食計畫得到好處。」

　　達達莫相信O型人罹患心臟病的風險可透過吃肉而減少，但這種說法卻沒有任何世界醫學文獻足以**佐證**。事實上，達達莫的理論根本就找不到任何有力的證據。就像巴律・席爾斯的書沒有任何**註腳**一樣，所以也無從追查他的理論根據。另外，他也跟席爾斯一樣，從來不曾在任何有信譽的醫學或科學期刊發表過研究。

　　血型飲食減肥法對於為何O型的人需要吃肉的解釋是，他們「擅於消化動物性食物及蛋白質——這類食物需要較多胃酸來消化」。達達莫說：「O型的人可以比較有效地消化肉類，因為他們分泌的胃酸多，容易消化食物。」不過，大家都知道，並非所有O型的人有比較多的鹽（胃）酸，有些人分泌的胃酸量很正常，有些則少於正常的量。而且，負責消化肉類蛋白質的是胃液素，而不是胃酸，會分泌大量胃酸的人胃會不正常地酸化，而特別酸的胃反而會讓胃液素消化蛋白質的功能減退。

　　關於達達莫對早期人類飲食的看法，同樣也沒有事實根據。他寫道：「西元四萬年前，我們的祖先克羅馬儂人的出現，將人類推往食物鏈的頂端，成為地球上最危險的肉食動物……對其他動物競爭者毫不畏懼……自然界沒有任何生物是他們的對手。蛋白質——肉——是他們能量的來源……西元二萬年前，克羅馬儂人已經……殺死成群的大型動物。」

　　達達莫血型理論的基礎，在於他相信活在西元前四萬至二萬年的克羅馬儂人的血型全都是O型，而且**只吃**肉類。他指出，因為A、B以及AB型是比較晚才出現的，所以在基因上具備足以消化穀類的食物的特徵——雖然科學文獻上都找不到這種說法，但達達莫卻主張克羅馬儂人主要，或大部分是O型；然而，其實早有許多科學文獻都顯示，克羅馬儂人時代的人類已有4種血型。

　　除此之外，克羅馬儂人真的如同達達莫所描述的那樣，是重度的**肉食**者嗎？

根據古生物學家理查‧李奇（Richard Leakey），這位全世界一流的人類飲食進化專家的說法是，「你無法用手撕肉，也無法用手把動物的皮撕下來。我們的前齒不適合撕肉或皮，我們沒有（克羅馬儂人也沒有）大型犬齒，所以不可能發展成主食是需要大型犬齒才能處理的食物。」李奇表示，即使克羅馬儂人有大型犬齒，但還是很少吃肉。他們的飲食應該跟黑猩猩，也就是與人類基因最接近的動物相似。

分子生物學家及基因學家比較蛋白質、DNA及所有生物系譜的特徵，確定人類與黑猩猩的關係比馬及驢子還要親近。這是一項非常了不起的發現，因為馬和驢子能交配生育出下一代——雖然牠們下一代的騾無法繼續繁衍。

但是人與**黑猩猩**有著顯著的不同——黑猩猩有大型犬齒，能撕裂獵物，力氣與速度也比人類大。不過，即使黑猩猩有這些利於吃肉的特徵，牠們仍與其他靈長類一樣，主食都是素的。珍‧古德（Jane Goodall）博士有關黑猩猩的研究，是科學史上對動物最長期且持續的代表，她指出，黑猩猩經常幾個月不吃肉：「黑猩猩吃肉的總量，只佔飲食總量的一小部分而已。」

達達莫的整個理論是建立在**史前人類**血型與飲食的假設，即使他的假設有誤，他的飲食減肥法依舊受到許多信奉自然療法群眾的歡迎，有些自然療法學校也開始安排他的理論課程。結果，現在某些自然療法會建議O型及B型的素食者及全素食者每天吃肉。

不過，也有些自然療法反對達達莫的主張，自然療法創始人班乃迪‧路斯特（Benedict Lust）博士認為，應該「去除某些習慣……像是……吃肉」。同樣地，其著作在各個自然療法學院廣為流傳的醫學博士亨利‧林哈爾（Henry Lindlahr）也表示，自然療法是贊成「絕對的素食」。在詳盡與徹底討論血型飲食減肥法的基礎之後，當代自然療法家戴德利‧威廉斯（Deirdre B. Williams）博士及約翰‧麥克馬宏（John J. McMahon）博士同樣地提出以下結論——

「血型飲食減肥法是完全站不住腳的。」

不幸的是，由於不少自然療法信徒對血型飲食減肥法仍然深信不移，強化了主流科學派誤認為自然療法很**無知**、很容易受騙。

真的如此嗎？

「《根據血型吃對食物》是種能保持健康、活得更久，並達到理想體重的減肥良方。」

——彼得‧達達莫

「《根據血型吃對食物》不只是市面上最荒謬的書，也是最令人髮指的書。其內容只是將一堆看似科學的胡言亂語，小心翼翼地編造成複雜的理論，好說服缺乏相關知識的人。達達莫根據自己及父親對病人的『研究』與觀察，拼湊出令人吃驚的假設，那就是血型決定了一個人該不該吃什麼……

乍看之下，他所列出來的參考資料似乎相當令人信服，但是，我們發現，其中沒有任何資料足以支持飲食與血型之間的關係……

將血型基因與決定食物、消化能力兩者混為一談，是非常武斷的說法，而且也非常不負責任。若是他輕易將食物的消化能力與眼珠的顏色連結起來——恐怕也會得到類似的結論……這個驚人的理論完全是在胡說八道。如果這個理論有任何屬實的地方，那麼我們也可以合理地假設，人類早在幾百年前就該滅亡了。」

——佛得列克‧史戴爾（Fredrick J. Stare），
哈佛大學公衛學院營養系創辦人暨前系主任

但事實上，所有具影響力的科學團體均一致譴責這種減肥法。政府部門的健康機構，以及多數大學和醫學期刊等，都提出嚴厲批評（指出達達莫減肥法為他賺進不少錢，甚至有評論者諷刺地稱之為「根據收入吃對食物」的減肥法）。

《杜夫特大學健康與營養學報》對血型飲食減肥法的評價非常低：

提倡血型飲食減肥法的達達莫不斷地強調自己的「研究」，但卻不曾在任何一科學期刊發表過報告。

「縱觀全書，作者不斷提及他的『工作』及『研究』，卻從來不曾提出任何一篇自己在科學期刊上所發表的研究。事實上，達達莫的『工作』似乎全來自於他照顧『病人』（他並非醫生）所收集來的小道消息，和發表在自己創辦、發行的非專業評論期刊裡的文章。我們極不推薦。──杜夫特最低評等。」

蘇珊‧哈瓦拉（Suzanne Havala）是領有證照的營養學家，也是1988及1993年美國營養學會素食聲明書的作者。我向她詢問過她對血型飲食減肥法的看法，她的回答是：「我們不能只因為某些想法看起來很傳統，就認為它是錯的。不過，我從來沒有聽說有任何可靠的證據足以支持血型飲食減肥法──它幾乎沒有任何科學數據可以證實。因此，我建議大家最好把它當成消遣就好。」

我確信許多人從血型飲食減肥法中獲益，雖然我很懷疑他們真的是因為達達莫聲稱的理由而瘦下來。

使用這個方法而瘦下來的人，並不是因為血型讓他們得吃蝸牛而不吃甘藍菜，而是因為他們決定要做些對身體有益的事，而且至少在一段時間以內會減少攝取的熱量。

與席爾斯、阿金相同的是，達達莫飲食減肥法非常受歡迎，而且書也大賣好幾百萬本。但也與席爾斯及阿金相同的是，達達莫讓許多人轉而吃肉反而是幫了倒忙。

這或許不是作者本意，不過很多人在讀了他的著作以後，開始對吃素有反感。

這真是令人遺憾！因為每天醫學界都不斷地發現，以植物為主食的飲食與以肉食為主的飲食相較，前者對身體更有益處，而且能減少讓現代人類飽受痛苦的許多疾病。

▍真相是……

雖然流行飲食減肥法前仆後繼地出現又消失，全世界吃素的冠軍運動員仍然在持續增加之中……

我們已知的事實

全世界吃素的冠軍運動員（只列出部分）：

⭐ 瑞基利·艾比利（Ridgely Abele），全國空手道八次冠軍。

⭐ 蘇亞·波那利（Surya Bonaly），奧運個人溜冰冠軍。

⭐ 彼得·伯瓦斯（Peter Burwash），大衛斯盃得主及職業網球球星。

⭐ 安德瑞司·科林（Andreas Cahling），瑞典健美冠軍，奧運跳台滑雪金牌得主。

⭐ 克理斯·坎貝爾（Chris Campbell），奧運摔角冠軍。

⭐ 尼基·科爾（Nicky Cole），第一位踏上北極的女性。

⭐ 露絲·海得瑞克（Ruth Heidrich），六次女鐵人得主，美國田徑名人賽冠軍。

⭐ 凱斯·荷姆斯（Keith Holmes），世界中量級拳擊冠軍。

⭐ 戴斯蒙·豪爾德（Desmond Howard），職業足球明星，海斯曼（Heisman）紀念賽冠軍得主。

⭐ 黛比·勞倫斯（Debbie Lawrence），女子5公里競走的世界記錄保持者。

⭐ 彼得·哈辛（Peter Hussing），歐洲超重量級拳擊冠軍。

⭐ 席此托·林納瑞（Sixto Linares），二十四小時三項運動全能賽全世界記錄保持者。

⭐ 雪柔·馬拉克，艾斯泰爾·葛雷（Cheryl Marek and Estelle Gray），跨國雙人自行車全世界記錄保持者。

⭐ 英加·馬納其（Ingra Manecki），世界鐵餅冠軍。

⭐ 比爾·馬內提（Bill Manetti），舉重冠軍。

⭐ 班·馬修（Ben Mathews），美國名人馬拉松賽冠軍。

⭐ 丹·米爾曼（Dan Millman），世界體操冠軍。

⭐ 馬提納·娜拉提絡娃（Martina Navratilova），網球冠軍選手。

⭐ 帕佛·諾米（Paavo Nurmi），長程賽跑家，奧運金牌及二十項世界記錄。

⭐ 比爾·派爾（Bill Pearl），四屆世界先生。

⭐ 比爾·皮克林（Bill Pickering），世界游泳記錄保持者。

⭐ 史丹·派爾斯（Stan Price），世界舉重記錄保持者。

✪ 莫瑞・羅斯（Murray Rose），游泳健將，多次奧運金牌及世界記錄得主。

✪ 大衛・史考特，六次鐵人三項全能運動冠軍

✪ 阿特・史提爾（Art Still），水牛比爾及堪薩斯市最佳守衛，登上堪薩斯市名人堂。

✪ 珍・魏索（Jane Welzel），美國全國馬拉松冠軍。

✪ 夏林・汪・威廉斯（Charlene Wong Williams），奧運個人溜冰冠軍。

根據機率，如果前述28位運動員的血型都是A型，也就是血型飲食減肥法中唯一提到適合吃素血型的機率（假設這些運動員的血型分佈曲線與一般人一樣）：三百五十億分之一

危險年代的求生飲食

Chapter **5** 植物救命
的祕密

經過時間的更迭，
我們的飲食習慣似乎變得瘋狂地年輕化。

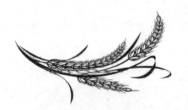

如果低碳水化合物的流行飲食減肥法無法達到健康及減重的效果，為什麼還是能吸引那麼多人呢？

原因其實很簡單，也非常重要。按照傳統美國人的飲食習慣吃東西，會讓許多人的體重過重，而且也不營養，因此，大家都想嘗試看看這些既簡單又掛保證的飲食減肥法──傳統的美式飲食習慣讓人失去健康；各種加工精緻食物飽含大量的糖分，而且又不健康，完全無法提供人體所需的營養。

事實上，這種吃法根本就是場災難！

主張減少單一碳水化合物攝取量的減肥飲食法有個重點，就是食物中如果多半是白麵粉及白糖的話，最好少吃。

可惜的是，大部分美國人所攝取的碳水化合物之類的食物偏偏就都是白麵粉以及白糖。

白麵粉及白糖只能提供少許營養，也只能讓人吃到少量健康的食物。人們吃的糖分與**精緻**穀物愈多，吃進肚子裡能提供必需維生素及其他微量營養素的全食物就愈少。許多研究均發現，食物中攝取的全穀類愈多，便

087

植物救命的祕密

可減少致癌的風險；攝取加工及精製穀類，像是白麵粉，則會增加罹患口腔癌、胃癌、結腸癌、喉頭癌及食道癌的機率。

根據一篇針對**愛荷華**女性健康所做的研究，發表於《美國公衛期刊》（American Journal of Public Health）的報告指出，每天至少一餐有吃全穀類的女性，與吃較少全穀類的女性相較，「大體上死亡率，包括癌症、心血管疾病及其他原因的死亡率都降低了。」

這還只是一天只吃一餐全穀類的效果而已！可惜多數美國人吃的穀類遠少於此，事實上，在美國有98％吃麥的人只吃白麵粉做的食物，只有2％的人會吃全穀類的食物。

我們已知的事實

✪ 全麥麵粉被精製為白麵粉所喪失的營養成分比例：

蛋白質：25％	鋅：76％	維生素B3：80％
纖維素：95％	銅：62％	維生素B5：56％
鈣：56％	錳：82％	維生素B6：87％
鐵：84％	硒：52％	葉酸：59％
磷：69％	維生素B1：73％	維生素E：95％
鉀：74％	維生素B2：81％	

✪ 全麥麵粉被精製為白麵粉時會流失25種營養素，在這些營養素之中，有幾種會被人工合成地補充回去：5種。

✪ 放眼歷史，全世界多數傳統從飲食中攝取的能量，有多少比例是全穀類：75至80％。

✪ 傳統美國人從飲食中攝取的能量，有多少比例是全穀類：1％。

經過時間的更迭，我們的飲食習慣似乎變得瘋狂地**年輕化**。相信你一定也注意到，今日兒童被大量含糖麥片、糖果、汽水及其他垃圾食物廣告所淹沒。美國兒童平均每星期會看到1,000支這類廣告，而且每支廣告都砸

大錢，透過經驗老道的廣告宣傳，只為吸引孩子們的注意，讓他們一輩子都吃這種不健康的食物。

　　此外，今天美國有超過5,000所學校與速食業者及垃圾食物製造商合作，在學校餐廳及／或販賣機供應這類食物。可口可樂及其他飲料公司送給學校所在社區幾百萬美元，只為了取得在那裡販賣商品的權利。以某間學校為例，科羅拉多某學區根據與廠商簽定的契約，規定老師上課時要學生多喝可口可樂——即使攝取大量糖分會造成肥胖、腎結石、骨質疏鬆、心臟病及蛀牙。

　　時至今日，北美民眾平均每天攝取53茶匙的糖，這個數字實在是令人咋舌——同時這也表示，每個男人、女人及小孩平均每十天就會吃下約2公斤的糖。

　　彷彿這種飲食習慣還不夠糟似的，如今，美國企業及其事業範圍快速遍及全球。舉例來說，31冰淇淋，現在在東京的分店比在洛杉磯的還多；如今在墨西哥，平均每人消費可口可樂的數量比美國還多。可口可樂公司總裁唐諾・考夫（Donald R. Keough）尤其垂涎第三世界，並把它們視為拓展市場的大好機會：

　　「當我想到印尼——一個位於赤道、擁有1億8,000萬人民的國家，平均中間年齡十八歲，而且回教信仰禁止他們喝酒。我可以想像，所謂的天堂應該就是那個樣子吧！」

　　是啊，真正的天堂！

　　但是我所想到的天堂應該是：讓每一個人都有安全的飲用水可喝、好的食物可吃、像樣的房子可住、乾淨的空氣可呼吸、人人都有受教育的機會，以及過著有意義的人生。

　　雖然現實是如此，但仍有一線希望。如今，加州柏克萊公立學校的孩子正在學習什麼是健康飲食法，而且學校餐廳裡所供應的食物，愈來愈多是來自於花園裡。柏克萊於1999年開始支持這項計畫，並讓學校餐廳成為全國第一家提供**有機食物**的餐廳，各地開始有了各種回應……

> 攝取加工及精製穀類，像是白麵粉，會增加罹患口腔癌、胃癌、結腸癌、喉頭癌及食道癌的機率。

「加州柏克萊，長久以來嬉皮的大本營與全球政治正確的首都……他們的政治信仰向來都像『香脆的格蘭諾拉燕麥片』（crunchy granola，譯註：暗喻柏克萊人是脆弱的波希米亞人），如今他們的晚餐也將是如此。」

——《肉品業觀點》（Meat Industry Insight）

「目前加州柏克萊正在教孩子什麼是健康食物，並幫助他們在學校的花園裡栽種餐廳需要的有機蔬菜，作為增加營養、教育孩子及家庭何謂營養食物的一環。」

——凱倫・沙羅（Karen Sarlo），柏克萊校區發言人

扭曲真相創造業績的肉品業

你可能會這樣問：

為什麼肉品業反對**學童**為自己的午餐種有機蔬菜呢？

難道他們以為孩子只吃肉捲嗎？

難道他們是在反對自己可以從美國人口袋掏錢的可能性？

為什麼他們會攻擊其他改善孩子健康的計畫，反而不斷強化那套已屢屢被證實有問題的營養神話？

舉例來說，美國肉品業花了很多的力氣在建議——有時甚至是公開宣稱——素食者及全素兒童的發育不良。然而事實上，素食者及全素兒童因為飲食的多樣性，能夠攝取足夠的熱量及維生素B12，在發育上完全沒有問題。

不過肉品業花了更多力氣暗示大家說，吃素的孩子普遍容易貧血。同樣地，事實與他們透過廣告希望你相信的情況完全相反。

其實素食孩子比其他孩子更少出現**貧血**的現象。

肉品業最堅持的理論之一,就是兒童必須吃肉才能讓腦部正常發育。「美國國家家畜與肉類協會」指出,「一天中有兩餐都吃肉,對於發展腦部的認知功能很重要。」

不過,在經過科學資料比對之後,顯然這個說法很值得商榷,因為根據《美國營養學會期刊》與其他研究指出,美國兒童平均智商是99,但是素食兒童的平均智商卻高達116。

真的如此嗎?

「如果不是人類的老祖先是肉食者的話,今天素食者就不會有智慧來抱怨他們反對的飲食方式了……捨棄全然素食,才能增長人類的智力。」

——全國牧牛人牛肉協會

「唯有發展素食飲食法,才能促進人類健康,增加人類在地球上存活的機會。」

——亞柏特‧愛因斯坦(Albert Einstein)

植物救命的祕密

肉品業發表過許多令人詫異的文章。

丹‧墨非(Dan Murphy)是《肉品市場及技術》(Meat Marketing and Technology)這本雜誌的編輯,這是一份由美國及加拿大肉品製造業發行的刊物。

他在2000年的雜誌中指導業者可以如何更有說服力:

「在談到吃肉對營養的影響……我在這裡告訴你們……只要轉移焦點,就能將公開爭議的論點變成我們的觀點……把重點放在肉品的生產與製造,在人類史上早已是各文化的一部分。以美洲原住民為例,像善待動

根據《美國營養學會期刊》與其他研究指出,美國兒童平均智商是99,但素食兒童的平均智商卻是116。

物組織那類崇拜性靈與大自然合而為一的團體……他們無法攻擊美洲原住民，因為原住民是那群號稱要拯救環境的素食者的典範……當然，你幾乎能嗅出這裡有諷刺的意味。但那又怎樣？重點是轉移爭論的焦點……」

老實說，我不認為這種爭論與塔拉胡馬拉印地安人（Tarahumara Indians）有任何關係。

塔拉胡馬拉印地安人住在**墨西哥**中北部銅峽谷，很可能是全世界身體最強健的人。依據我們的標準來看，他們的耐力十分驚人。他們最喜歡的娛樂是一種類似踢球的遊戲，而且一玩就是好幾天，平均每個男人每天可以跑約320公里，女人則是160公里左右。

有多少塔拉胡馬拉人罹患心臟病及癌症？

實際上是——0！他們的平均膽固醇指數只有125。那麼，你認為這些令人驚訝的印地安人究竟都吃些什麼了？幾乎都是玉米、豆類、蔬菜，以及水果。

我瞭解得愈多，就愈不理解肉品業者在已知醫界發現肉類會對身體造成傷害之後，怎麼還能不斷積極促銷大家吃肉？至少，這些企業領導者及醫學研究者有著截然不同的觀點……

真的如此嗎？

「每次我一想到麥當勞，就覺得它好像是種一宗教。我並沒有冒犯三位一體的神、《可蘭經》或是猶太戒律的意思，但是這真的是我想到麥當勞時的感覺。我常說我信仰上帝、家庭以及麥當勞——而且在辦公室裡面，這個信仰的順序甚至是倒過來的。」

——雷·克拉克（Ray Kroc），麥當勞創辦人

「當你看到金色拱門的時候，大概就已經在前往天國的路上了。」

——威廉·凱斯特利，
佛明漢健康研究計畫主持人

麥當勞是值得信賴的朋友？

如果肉類與乳製品業者不想辦法讓你吃他們的產品，那他們簡直是白混了。因此，在達成這個目標的過程之中，他們說了、也做了許多令人難以置信的事。

「銷售量減退中。」這是日前麥當勞內部文件所提到的警示字眼。根據該公司頂尖的市場經理——雷‧柏哥德（Ray Bergold）的說法，解決這個問題的具體答案是：「舉辦活動，讓消費者相信麥當勞是『值得信賴的朋友』。」

但是要如何達到這個目標呢？

「我的麥當勞」這個活動的目的，就是要讓消費者感覺麥當勞「關心我」，而且「瞭解我」。他們與NBA、奧林匹克以及迪士尼合作，就是為了「創造麥當勞積極正面的形象」；而廣告的主要目的，是要傳遞給那些「開著小房車的父母」，只要帶孩子到麥當勞，就能「輕輕鬆鬆讓你覺得自己是好父母」。

我始終相信身為好的父母，要能提供孩子健康的環境與愛的支持——當然也要有健康的食物。

不過，麥當勞對美國兒童飲食很有一套辦法。2000年，公衛組織發佈了一份很重要的報告，發現有1/3青少年面臨「慢性及衰弱的健康問題」，包括糖尿病、心臟病，以及三十初頭即罹患癌症。與此同時，麥當勞早已透過高飽和性脂肪食物建立起一個十分吸引青少年的王國，盡其所能地說服孩子，他是值得孩子信賴的朋友。

在我看來，在麥當勞精算、自私的宣傳手段底下，他們最不可能提供的，就是友情。

我想起一位很親近的朋友——生命中的友人——她的名字叫茱利亞‧巴特芙萊‧希爾（Julia Butterfly Hill）。

她在這幾年之間變得很有名，因為她憑著勇氣活下去——你或許也聽過她的大名。

1999年12月18日，是茱利亞兩年來雙腳首次踏上土地。她有很長一段時間都住在約55公尺高的「月亮」上，那是一株位於加州杭伯特郡的巨大

千年紅杉，她的目的是為了阻止毀滅性的**砍伐森林行動**，特別是為了如今業已為數不多的古代紅杉。

日夜棲居在「月亮」的七百三十八天裡，她持續忍受聖嬰現象帶來的暴風雨、直升機無理的騷擾與伐木公司基於「安全防衛」的圍剿——而她只能棲息在距離地面十八層樓高、一小塊沒有任何保護的平台上。

在茱利亞開始進行著名的住樹行動的時候，年紀才只有二十三歲。她從來沒有想過自己會被稱為環境運動的「羅莎・帕克斯」（Rosa Parks，譯註：美國「【黑人】民權運動之母」）；也沒有預期過會被《好管家》（Good Housekeeping）雜誌選為「最值得仰慕的女性」，被《喬治》（George）雜誌評選為「政治界最有趣的20個女人」，或是被《時人》（People）雜誌列為「年度最有魅力的25位名人」，而且每週會收到幾百封來自世界各地**年輕人**的信。

她也不知道自己會遭到伐木及肉品業者的惡意攻擊。當她第一次爬上「月亮」時，她只知道一件事——她必須有所行動，做點什麼，才能遏止我們的綠色家園遭到全面性破壞。十年前，她做了另一項決定——成為素食者，最近她寫信給我描述自己這段心路歷程：

「我學得愈多，飲食習慣就改變得愈多；我飲食習慣改變愈多，就學到愈多。

我從素食者變成全素者！

我們的社會有個迷思，總認為生活中沒有肉類與乳製品就會營養失調，而且無法滿足。但我發現自己飲食愈健康，反而愈能發現食物的滋味與烹調的喜悅。現在我的身體比以前健康，也有更多能量與熱情。在我成為全素者的過程之中，身心靈得到完全的療癒，並且更為強壯。當我瞭解自己對這個美麗星球的負面影響愈來愈少，就讓我感到非常地滿足；這是我在吃肉及乳製品時，從來沒有，也不可能有的滿足感。」

麥當勞與茱利亞這兩個例子，是截然不同的對比。

以麥當勞來說，他們非常技巧地運用圓熟的市場行銷活動，耗費龐大的金額說服你這個企業巨人是值得信賴的朋友，卻又同時販賣幾乎每口都會損害健康的食物給你。至於茱利亞，她棲息在危險的**古代紅杉**上超過二年，一次次忍受外界攻擊她保護珍貴地球所做的努力，任憑別人惡意侮

辱，她卻始終保持正面積極的態度，只是衷心為伐木者及世上每個人祈禱。她所關切的遠超過個人福祉，而是希望能盡一己之力，保護瀕臨危機的紅杉及各種生物。

最近有位肉品業高層主管稱茱利亞為「生態恐怖主義分子」，雖然她一再重申自己的行動非暴力，絕不可能傷害任何生物。我不相信那些為了一己之私利，而掠奪樹林的肉品業者敢像她一樣這麼說。

那麼你認為：

誰才是值得你信賴的朋友？

一個是表面上看起來很夠朋友，但是實際上只是靠著販賣不健康食品賺錢的人？

還是一個是冒著生命危險，只為了保護瀕臨滅絕環境的人？

在我繼續討論這個問題之前，有個問題想問你。

你是否注意到整套讓你以為麥當勞是「值得信賴的朋友」的宣傳活動裡，那些速食業者什麼都說了，就是不敢說自己賣的食物很健康？這是否意謂著速食業者及整個美國肉品業者也知道，如今宣稱吃肉有益健康已經愈來愈難了？

醫學研究不斷發現，吃少許肉或完全不吃肉，對身體愈有益處。而且，這樣的益處是跨越文化、社經地位與地理疆界，也不受吸菸或運動等因素影響。

如果你知道多數素食者及全素食者吃了多少白麵粉、白糖以及垃圾食物，可能會對醫學研究發現素食者、全素者及其他以植物為主食的好處而感到驚訝。通常他們的飲食裡仍有大量高脂、高鹽乳酪、乳瑪琳、冰淇淋、蛋、牛油，更別提像人工色素、香料及防腐劑等化學物質了。畢竟我們的社會充斥著巧克力捲、吐司、起司醬、美乃滋。

很簡單，不吃肉並不代表就很健康。

如今，我們只能驚歎於吃全食物、高纖、以植物為主的飲食對健康有益的事實。但這仍只是臆測，因為人類還沒有進行過大規模的類似實驗。

2000年，公衛組織發佈了一份很重要的報告——有1/3青少年面臨「慢性及衰弱的健康問題」，包括糖尿病、心臟病以及三十初頭即罹患癌症。

不過有一點很確定的是，你可以吃任何店裡買得到的乳製品、蛋、魚肉、雞肉及紅肉，卻吃不到一點點**纖維**或複合性碳水化合物。

以植物為主的健康飲食

以植物為主的健康飲食是什麼呢？

- 必須包括大量新鮮蔬菜及水果。
- 必須是較少精緻及加工過程，以及少糖的食物。
- 必須不包含氫化脂肪及反式脂肪（存在於許多乳瑪琳及白麵粉做的糕點）。
- 必須是低飽和動物性脂肪及低植物油，像紅花油、玉米油、葵花油及棉花籽油。
- 必須喝多一點水，少喝一點氣泡飲料；多一點烤洋芋，少一點薯條；多一點全穀類，少一點精緻麵粉做的食物（美國癌症研究所研究40名案例後指出，正常攝取全穀類的人可降低10至60％罹患某些癌症的風險）。
- 盡可能選擇當地且有機的食物。
- 必須不包含味精、人工防腐劑、人工色素或其他化學添加劑。
- 對於嬰兒來說，請務必切記，沒有任何食物比母奶更好。
- 對全素者來說，食物中務必增加維他命B12的攝取，或補充綜合維他命；吃全素女性在懷孕期或哺乳期必須補充維他命B12。

　　人們有時會說，如果全素者吃得真的那麼健康，可以維持我們與地球自然的關係的話，那麼為什麼攸關人類健康的維他命B12只存在於動物性食物裡？

　　這是個好問題，而且答案很簡單。

　　動物性食物裡含有維他命B12，是因為動物在攝取植物及／或喝水之時，會順便攜入製造維他命的微生物，細菌在環境裡常會製造維他命B12。假如你像你的祖先一樣生活在**野外**，喝水時就會攝取大量維他命

B12。雖然時至今日，直接飲用河裡、溪裡或池塘裡的水並不安全，因為它們多半已遭到汙染，而且我們喝的水也多半已經過消毒。如果你的生活方式跟老祖先一樣，只要吃到留在胡蘿蔔、馬鈴薯皮上的泥巴，或其他沒有洗得很乾淨的食物，就可以攝取維他命B12。不過現在土壤裡噴灑太多化學肥料及殺蟲劑，已經不像過去那樣富含大量維他命B12；而且現在的食物多半都經過消毒，即使種蔬菜的土裡有維他命B12，我們也已經吃不到了。

因此，全素者必須留意補充攝取維他命B12。每日建議飲食的維他命B12攝取量非常少，一天2微克，只要1克的百萬分之二就夠了。

雖然人們常認為素食者的蛋白質攝取不足，然而事實絕非如此。一般來說，素食者通常會攝取大量蛋白質，但也可能會造成某種營養的攝取不足——Omega3脂肪酸。想要有理想的健康，攝取足夠這類必需性脂肪酸非常重要，這也是現代人都很缺乏的營養素。

在過去，動物性食物能提供大量Omega3脂肪酸，可是現代人所吃的肉類、乳製品，以及蛋裡，卻只有少量Omega3脂肪酸。如今，我們必需要吃20顆超市賣的雞蛋，才能攝取到跟放山雞1顆蛋裡含有的Omega3脂肪酸一樣的量。

亞麻籽及亞麻籽油裡含有大量Omega3脂肪酸，富含油脂的魚類有鮭魚、鯡魚、鯖魚、沙丁魚等；胡桃、大麻籽、綠色菜葉及芥菜油裡，也可以找到少量Omega3脂肪酸。歐洲人普遍使用亞麻籽油，不過它一直到最近才受到美國人喜愛。吃亞麻籽油比吃魚油有更多好處，因為它含有特別多的Omega3脂肪酸及ALA，都是身體所需的營養；它不像魚油，可以用來拌沙拉，讓你輕鬆就能攝取大量Omega3脂肪酸；而且未經提煉的亞麻籽油含有木酚素，這種植物性纖維能降低罹患乳癌、結腸癌及前列腺癌的機率。

人體能將Omega3脂肪酸轉換為DHA——這是種人人都需要的營養，尤其對胎兒及嬰兒的腦部發育更是重要。有許多跡象顯示，人體將Omega3脂肪酸有效轉換為DHA的方式有很多種，因此我強烈建議懷孕及哺乳女性不要吃魚，改為每天在飲食中攝取大量亞麻籽油（一天2茶匙），同時補充DHA。含有油脂的魚有大量DHA，這當然很好，不過這些魚常遭到重金屬及環境汙染，因此對嬰兒來說尤其危險。

隨著人們考慮採取較健康的、以植物為主的飲食習慣之後，各種問題與憂慮亦將隨之而來。

基於最簡單也最實際的理由，我強力推薦你一定要看看傑出的飲食專家蘇珊‧哈瓦拉寫的書，像《傻瓜如何成為素食者》（Being Vegetarian for Dummies）。同時，我也大力推薦由知名飲食專家維山托‧馬尼拉（Vesanto Melina）及布蘭達‧大衛斯（Brenda Davis）寫的書——《成為素食者》（Becoming Vegetarian）及《成為全素食者》（Becoming Vegen）。

當然，理想的飲食不只是提供人體所需的營養，也要能提供感官的愉悅。對我而言，最好的飲食既能讓人健康，又能讓人開心；當然，它必須能滋養我們的細胞，但也必須透過各種美味的**烹調樂趣**，配合時令，連結起地球與每個人之間的關係，滋潤我們的心靈。

我們不分地點、年齡聚在一起分享用餐時光，不論是森林或山上，是貧寒的住屋或氣派的豪宅，在佈滿星光的夜空下，還是圍坐在**爐火旁邊**，都應該為自己所吃的食物獻上感恩。對我來說，最棒的飲食就是能連結人類，幫助彼此感受生命之禮的愉悅。

█ 靠哪邊站最健康？

我有一位朋友是非常厲害的研究員，他寫過一篇有關90,000名女護士的報告，1998年首次發表於《英國醫學期刊》，這些護士從1980年開始參與這項研究。在1994年以前，有861人罹患心臟病，而有394人死於冠狀動脈心臟病。

這些護士分別在1980、1984、1986及1990年填寫過她們吃的食物的問卷，問卷結果顯示，每週至少吃140克堅果的人，有35％的人比一個月只吃28克的人，得到冠狀動脈心臟病及心臟病發作的比例低。她們罹病的危險性降低，主要是因持續攝取水果、蔬菜、纖維或膳食脂肪。報告中也指出，這個研究結果不受吸菸、喝酒、運動、身體質量指數（BMI）、使用維他命E及其他補充品等因素的影響。這位朋友向來十分謹慎，他的結論絕對是根據研究數據所得到的事實，他寫道：

「這份研究之所以成立，來自於一個假設，那就是食用堅果可能與降低罹患心臟病的風險有關。」

正如你所看到的，這位朋友是個傳統嚴謹的科學家。我非常喜歡他，但我認為有時說話不必這麼嚴謹。

關於攝取全食物、以植物為主的食物對健康的好處，我們已經知道得夠多了，我相信以目前所知的證據，足以讓公共政策及個人飲食方式往這個方向改變。

「流行病學家不斷發現，食用肉類愈多，對身體健康有愈不好的影響。」（安德魯‧威爾Andrew Weil醫學博士）

我在知識上要求精確嚴密，我也知道任何單一醫學或科學報告無法做出斬釘截鐵的結論，也應避免陷入學界過度嚴謹的泥淖。但若我們過於謹慎，永遠只能原地踏步；而保持現狀的飲食習慣──不論是在美國或全世界──都很不健康。

根據美國衛生署有關營養與健康的報告指出，美國人有2/3的死因與飲食有關；在美國，每小時有超過100人死於心臟病。總有那麼一天，我們必須決定手上的證據是否已經足夠完整且具有說服力，好開始採取行動。對我來說，已有充分的證據證明吃全食物及以植物為主的食物對身體大有好處。

現在是推廣這個主張的時候了。「美國癌症研究所」的資深顧問柯林‧坎貝爾也同意這種說法，坎貝爾博士是全球醫療史上最具公信力的「中國健康調查報告」的主事者。《紐約時報》形容他的研究是「無價之寶……有史以來研究飲食與疾病關係最具公信力的大規模計畫」。在這份研究的結論中，他這樣寫道：「我們發現即使是攝許少量以肉類為主的食物，都可能會造成心臟病、癌症及類似疾病。」

在我看來，此刻是採取立場的時候了。我們永遠有很多需要學習之處，也永遠有許多看似衝突的報告。我們當然可以等到百分之百有把握了再行動，但就在我們小心翼翼地分析、研究之際，卻有幾百萬人不斷地受苦與死亡。我們可以在確認每個細節、解決每個矛盾再說，但這麼做無疑是放棄了對這個時代攸關倫理及社會議題的回應能力。

醫學研究發現，吃少許肉或完全不吃肉對身體有益。這樣的益處是跨越文化、社經地位與地理疆界，也不受吸菸或運動等因素影響。

我知道,有許多科學家寧可置身事外,他們認為這樣是「保持客觀」。為了高超的學術標準,他們總是在細節上爭論不休,卻不願意把力氣花在解決具體、急迫的問題上——或許他們覺得這麼做會把自己的手與想法給弄髒吧!

但儘管如此,大眾依舊感到困惑——他們的困惑來自於——為什麼企業為了繼續販賣商品而造成那麼大的傷害(說實話,這些花了幾億美元做廣告的企業,從來沒告訴你全部的真相)。

我們已知的事實

- ★ 大部分美國人是從哪裡得到有關食物的訊息:廣告。
- ★ 家樂事每年花在宣傳玉米片的廣告經費:4,000萬美元。
- ★ 乳品業每年花在「牛奶鬍子」(milk mustache)的廣告費用:1億9,000萬美元。
- ★ 麥當勞每年花在宣傳產品的廣告費用:8億美元。
- ★ 「美國國家癌症研究院」每年花在宣導水果及蔬菜好處的費用:100萬美元。

曾經有人說,每個博士提出的看法,都會有另一個博士提出反論。不過證據會說話,朝向以植物為主、全食物改變的飲食文化,的確能帶來莫大的好處。對多數人來說,這意謂著可以擁有更健康的人生,而且不只是不易罹患心臟病、癌症或是肥胖症,同時代表著活得能夠更有朝氣與活力、更有精神,也更有創意;這也表示不再那麼害怕變老,也不必因摯愛過早死亡而飽受家庭破碎之苦。這意謂著他們不用經歷那麼多痛苦,而能獲得更多的喜悅。

令人不齒及悲哀的是,美國及世界上其他工業國家從來沒有提供過民眾基本的健康照護。許多將飲食習慣轉為素食的文化,能省下巨額的醫療費用——這些省下來的錢足以支付全美國人最基本的健康照護。

對許多人來說,有那麼多文化改採以植物為主或全食物飲食,真是個天大的好消息,也代表在這方面我們有很大的進展。但還是有很多個人及團體排斥這種主張,特別是製造、購買並消費有害食物的企業。

我們已知的事實

⭐ 美國每年用於治療因吸菸造成的疾病之醫療費用：650億美元。

⭐ 美國每年用於治療因食肉造成的疾病之醫療費用：600億至1,200億美元。

你不斷聽到反對素食者發表言論，因為他們花了大筆廣告預算，早已鋪天蓋地地控制了整個國家的食品與農業政策。他們告訴你一些有的沒的爭論細節，而健康專家又不斷改變想法，告訴你其實吃肉沒那麼糟。此外，這些人還大量寫書，告訴大眾即使盡情大吃豬皮跟香腸還是可以瘦下來。他們說，你完全不需要減少攝取動物性食物的量。

所幸，即使他們言之鑿鑿，在我們四周仍有些安靜而清楚的聲音，明確指出一個截然不同的方向，能引領我們走向更少疾病、更有活力、更健康且充滿喜悅的生命。

「中、美共同進行的中國健康計畫，研究1978年經濟改革以來中國人的飲食習慣，發現近年來中國人罹患乳癌、直腸癌、心血管疾病及肥胖的人數增加，與他們開始大量攝取肉類密切相關……主導計畫的康乃爾大學柯林‧坎貝爾保守估計，美國每年光是因過度攝取肉類而花費在醫療方面的經費約有600億至1,200億美元，1997年肉品業的國內產值總計則約1,000億美元。若坎貝爾的估計無誤，就經濟上來說，這些企業很可能造成的是淨損失。」（布萊恩‧哈威爾Brian Halweil，全球守望組織）

101

植物救命的祕密

Chapter 6 戳破牛奶的謊言

牛奶廣告不像處方用藥廣告，
從來不提牛奶可能會產生很多「副作用」！

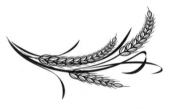

人們常問我乳製品的問題：難道我們不必從乳製品裡攝取鈣質嗎？喝牛奶不是很重要，也很必要嗎？如果你相信近年來幾乎任何地方都可以看到的「牛奶鬍子」廣告，當然會這麼想。但是，這些廣告其實大有問題。

很多美國非裔名人都曾替牛奶廣告代言促銷，表示喝牛奶可以降低骨質疏鬆的危險。比方說：女演員琥碧・戈伯（Whoopi Goldberg）、電影導演史派克・李（Spike Lee）、模特兒泰拉・班克斯（Tyra Banks）、籃球選手派崔克・艾文（Patrick Ewing）以及丹尼斯・羅德曼（Dennis Rodman）、網球選手維納斯（Venus）與瑟琳娜・威廉斯（Serena Williams）等。

這些名人有著無遠弗屆的影響力，而且無庸置疑的，透過廣告的現身說法，他們是在做公眾服務。但他們不知道的是，根據美國食品藥物管理局的說法，對非裔美人來說，喝牛奶可以增加鈣質並且減少骨質疏鬆的說法根本就毫無根據。

同樣的，許多男性名人如前美國總統柯林頓、前足球明星史帝夫・楊

（Steve Young）以及全壘打王馬克‧馬奎爾（Mark McGwire）──也都現身廣告替牛奶能降低骨質疏鬆**背書**。這也同樣有問題！美國食品藥物管理局發現，沒有證據顯示男性從牛奶中攝取較多的鈣質，就能減少**骨質疏鬆**的危險。

或許你看過脫口秀主持人賴瑞‧金（Larry King）在廣告裡說，喝牛奶可以降低高血壓。但廣告沒告訴你的是，美國食品藥物管理局發現，沒有任何證據顯示增加牛奶的攝取量可以降低高血壓。

那麼女人呢？

一大堆牛奶廣告說牛奶裡的鈣質可以讓女人骨骼強健，避免骨質疏鬆。「護士健康報告」（Nurses' Health Study）十二年來研究78,000名女性發現，沒有任何證據證實，攝取更多牛奶可減少骨質疏鬆或產生骨折的危險。該研究還發現，每天喝2杯以上牛奶的女性大腿骨折的機會，是每週只喝1杯以下牛奶女性的1.45倍。

至於女孩呢？2000年有份經過六年大量追蹤十二至十八歲女孩，發表於「美國小兒科學會」的醫學期刊《小兒科》（Pediatrics）的報告指出，青少年是骨骼發育最重要的階段，平均有40到60％的女性是在這段時期發育骨骼的。研究者指出：「每天攝取500到1,500毫克的鈣質……跟十八歲時的大腿骨質密度或全身骨質密度沒什麼關係。」

換句話說，這項結論與前面提到的研究一致認為，攝取少量或大量鈣質的**女孩**，在骨骼發育上沒有什麼不同。而且與乳品業的說法相反的是，攝取額外鈣質對骨質並沒有幫助。

研究者發現，他們的結論與一般公認的說法大相徑庭──攝取愈多的鈣質骨骼會愈強健。這份研究的作者之一，美國賓州大學的湯姆‧洛伊（Tom Lloyd）坦率地表示：「我們一直假設增加鈣質的攝取，可以讓青少年骨質發育更好。所以，也難怪當這個假設遭到反駁的時候，大家會有多驚訝了。」

2000年，美國責任醫療醫師委員會再也忍不下去了，他們向聯邦交易委員會提出申請，要求即刻對牛奶廣告聲稱「對健康的影響」進行調查。該委員會要求聯邦交易委員會調查「全美液態乳品製造委員會」及「乳品基金會」是否散播未經科學證實，有意欺騙並造成傷害的廣告。

醫師團體曾有段時間抗議牛奶廣告。

迫使他們決定抗議的是，一支由拉丁情人馬克‧安東尼（Marc

Anthony）擔綱的新廣告。那支廣告的內容暗示牛奶可以幫助預防西班牙裔美國人預防骨質疏鬆。

馬克的粉絲必須瞭解到這個事實——醫師的說法是：「喝牛奶對西裔美人的好處，只有一點或完全沒證據。絕大多數西裔美人，就跟亞裔美人、非裔美人及美洲印地安人一樣，都可能有乳糖不耐症，並因喝牛奶而導致腸胃不適。」

我們已知的事實

⭐ 乳糖不耐症發生在亞洲成人身上的比例是：90至100%。
⭐ 發生在美洲印地安人的比例：95%。
⭐ 發生在非裔美人的比例：65至70%。
⭐ 發生在義裔美人的比例：65至70%。
⭐ 發生在西裔美人的比例：50至60%。
⭐ 發生在高加索裔美人的比例：10%。

危險年代的求生飲食

美國責任醫療醫師委員會的主席尼爾・柏納德痛批「乳品業者不斷掩飾真相，企圖欺瞞牛奶可能造成的危險，」他說：「隨處可見的『牛奶鬍子』廣告誤導大眾以為牛奶能預防骨質疏鬆、降低血壓、增強運動表現。但是近年來的研究——包括哈佛大學的護士健康報告在內，均顯示牛奶無法預防骨折。除此之外，牛奶廣告不像處方用藥廣告，從不提牛奶可能會產生很多『副作用』，像是增加前列腺及卵巢癌、糖尿病、肥胖，以及心臟病的風險。」

附帶一提，「牛奶鬍子」這個廣告是波茲爾全球公司（Bozell Worldwide）為「全美液態乳品製造委員會」想出來的創意。看看這廣告多有效！連「淨化心靈委員會」（Distilled Spirits Council）都請波茲爾全球公司做廣告，以阻擋烈酒的銷路。

我認為，審視乳製品廣告的說法很重要，因為這類廣告對大眾心理有著潛移默化的作用，影響了大家的思考與行動，事實上他們已對人們產生極大影響。

這也正是為什麼乳品業每年願意花這麼多錢，不斷推出廣告呈現在世人眼前。

鈣質陰謀

多年來乳品業不斷利用廣告進行疲勞轟炸，告訴我們牛奶是最好的天然食品。當然，廣告裡沒有提到牛奶這種最好的天然食物，可以在一年內讓1隻41公斤的小牛變成204公斤。

如今乳品局（Dairy Bureau）聲稱：「某些醫師建議不要喝牛奶，是非常不負責任的說法。」

事實上，許多醫師——包括知名作家法蘭克·歐斯基（Frank Oski，前約翰·霍普金斯大學醫學院小兒科系主任，約翰·霍普金斯大學兒童中心小兒科總醫師）、班傑明·史巴克（Benjamin Spock）、尼爾·柏納德、約翰·麥克道格、麥可·克萊波（Michael Klaper）、羅柏·克勞德真（Robert Kradjian）、查理斯·愛特伍（Charles Attwood）等——都已公開反對攝取乳製品。

當然，乳品廣告的重點在於必須喝足量的牛奶，才能夠從中得到足夠的鈣質。

乳品局說：「想從食物中攝取足夠的鈣質卻不吃乳製品，恐怕很困難。其中一個原因是生物可利用性（bio-availability，譯註：指物質進入人體後被吸收利用的比率）的問題。許多食物裡的鈣質，像是大部分的水果、蔬菜以及豆類等，對於人體的消化系統來說都很不容易吸收。也就是說，它們並不具生物可利用性。」

聽起來好像有道理，但牛奶裡的鈣質真的比蔬菜裡的鈣質好吸收嗎？

另一支乳品廣告告訴我們：「當然，除了牛奶外，其他食物裡也有鈣

我們已知的事實

✪ 鈣質吸收率（摘錄自根據《美國臨床營養期刊》American Journal of Clinical Nutrition）：

球芽甘藍	63.8%	花椰菜	52.6%	羽衣甘藍	50%
芥菜	57.8%	蕪菁	51.6%	牛奶	32%

質。但我們光吃它們能攝取到足夠的鈣質嗎？恐怕很難……想攝取具生物可利用性的鈣質300毫克（1杯牛奶的鈣質含量），得吃上11杯菜豆、8杯煮菠菜、2.5杯芝麻籽、2大盤鈣質經過加工的豆腐以及2.5杯的花椰菜。」

這種說法乍聽之下好像很有**說服力**。

不過，根據被廣泛使用的食物營養價值參考書籍《常用包氏及柴契爾食物營養成分》（Bowes and Church's Food Values of Portions Commonly Used），這種說法絕非事實。1杯牛奶含有300毫克的鈣，但是只有32％（96毫克）是有生物可利用性的，而且與乳品業者的說法背道而馳的是，只要從½杯豆腐、1½杯煮熟的花椰菜或⅓杯芝麻籽裡，就可以攝取到相同的鈣質。

乳品局這樣告訴我們：「若是不吃乳製品的話，每天很難攝取到300毫克的鈣質。」

這真是**不可思議**！因為沒有任何證據足以支持這種說法。

事實上，許多研究均對全素食者的鈣質攝取量進行評估，卻不曾發現他們每天的鈣質攝取量低於300毫克；反之，全素食者每天可攝取從最低437毫克到最高1,100毫克的鈣質，平均一天是627毫克。

儘管全素食者攝取的鈣質量比乳品業者希望你相信的要高出許多，但

危險年代的求生飲食

真的如此嗎？

「飲食全素的兒童，其鈣質攝取量偏低，這是一個非常嚴重的問題。」

——加拿大乳品局

「過了斷奶期之後，不同國家、不同飲食文化的兒童與成人從食物中得到的鈣質來源，有著莫大的差異。這種差異顯示……與健康營養狀況並沒有任何關係。」

——健康加拿大的營養建議（Health Canada's Nutrition Recommendations）

「護士健康報告」發現，每天喝2杯以上牛奶的女性大腿骨折的機會，是每週只喝1杯以下牛奶女性的1.45倍。

他們卻不常攝取到美國政府設定的每日鈣質需求量。不過這個設定值也有點出奇得高，原因是來自乳品業的政治壓力。不只是全素食者，全美國90％的人也無法達到這個標準。

每個人需要的鈣質一樣多是個被誤導的假設。

動物性蛋白質及鹽吃得少的人所需要的鈣質，是吃典型北美食物的人的一半。如果你習慣久坐，常喝可樂，吃得太鹹，而且／或是吃大量的動物性蛋白質，那麼你的骨頭肯定會出狀況，這時你的鈣質攝取量最好要能達到政府——由於乳品業者的強力影響——提出的建議值，因為這或許會有所幫助。

不過，千萬別以為增加鈣質的攝取就能彌補壞習慣造成的後果。如果你真的在乎健康，想要強化骨骼，更好的方法是規律的運動、避免喝可樂、吃適量的鹽，若是要繼續吃肉或是其他動物性蛋白質的話，也請盡量減少吃的量。如此一來，你會感覺更好，骨頭更強健，整體健康狀況也會有所進步。

事實上，這些其他的因素，特別是規律的運動，對於強化骨骼可以說是非常重要。

許多權威人士也以科學為後盾，嚴厲譴責這種鈣質瘋狂症有如自殘行為。我同意他們的說法：這種主張反而讓大家忽略了更重要的問題；而讓我感到非常驚訝的是，乳製品廣告一直把焦點搞錯了！他們在廣告上說，吃乳製品能幫助老年人骨骼強健。

《美國流行病學期刊》（American Journal of Epidemiology）在1994年的時候發表了一份有關老年人的研究，沒想到卻得到完全相反的結論——每天攝取大量乳製品的老人的大腿骨折率，竟然是攝取少量乳製品的老人的2倍。

乳品局曾經發表過一份更年期後多喝3杯235毫升左右脫脂牛奶（可以提供每天1,500毫克的鈣質）的女性，與另一群沒有這麼做的女性進行對照研究。

當這份發表於《美國臨床營養期刊》的報告出爐的時候，他們並沒有感到太興奮，因為結果顯示：多喝牛奶的女性所流失的鈣質，反而比沒喝牛奶的人更多。負責這個研究計畫的科學家，對喝牛奶會讓鈣質流失的原因心知肚明——許多研究都已經顯示，吃愈多動物性蛋白質，會流失愈多的鈣質。

戳破牛奶的謊言

人體因攝取動物性蛋白質而導致流失鈣質的效應，在科學界並未引起太大爭議。

近來有部分研究者在全世界三十三個國家進行飲食與大腿骨折之間關係的調查，結果發現**骨折**與食用「植物性食物與動物性食物」的比例「完全相關」。植物性食物吃得愈多（特別是水果及蔬菜）的人，就骨質愈強健，也較少發生骨折；相反的，動物性食物吃得愈多的人骨質愈脆弱，愈容易發生骨折。

2001年1月，同樣也是刊載在《美國臨床營養期刊》的報告顯示，老年女性食用動物性蛋白與植物性蛋白的多寡，與骨質流失的比例「有著驚人的關聯」。

這個由「全美健康組織」所負責的七年計畫研究1,000名以上的女性，年齡從六十五至八十歲不等，並將她們分為3組：動物性蛋白攝取量高於植物性蛋白者；兩者比例接近者；動物性蛋白攝取量低於植物性蛋白者。其中第一組吃較多動物性蛋白的女性的骨質流失程度是第三組的3倍，大腿骨折的比例則將近4倍。

是否有比這點更具影響力的因素？

根據這份研究的首席作者——戴博拉・賽爾梅爾（Deborah Sellmeyer），加州大學舊金山分校醫學中心骨質密度實驗室主任說，即使改變研究對象的年齡、體重、使用**荷爾蒙**、抽菸、運動、鈣質攝取量及整體蛋白質攝取量等因素，其關係依舊存在：

「我們改變了所有可能影響高蛋白攝取量與骨質流失、大腿骨折之間關係的因素後，發現這兩者之間的關係仍然存在。」

附帶一提的是，我不相信乳製品會造成大腿骨折。

不過，許多研究都指向一個真相：攝取高量的動物性蛋白質會造成骨質的流失，這同時也指向一個事實，增加乳製品的攝取量會造成鈣質不平衡——顯然的，廣告大力推銷攝取乳製品是強健骨骼的唯一方法——是毫無根據的。

1994年《美國流行病學期刊》發表了一份有關老年人的研究：每天吃大量乳製品的老人的大腿骨折率，是吃少量乳製品老人的2倍。

我們已知的事實

✪ 攝取大量乳製品的國家：芬蘭、瑞典、美國、英國。
✪ 高比例骨關節病變的國家：芬蘭、瑞典、美國、英國。

🍴

✪ 非裔美人每日鈣質攝取量：超過1,000毫克。
✪ 南非黑人每日鈣質攝取量：196毫克。
✪ 非裔美人大腿骨折的比例較之南非黑人：9倍。

🍴

✪ 中國農民的鈣質攝取量：美國人的½。
✪ 中國農民大腿骨折的比例：美國人的⅕。

🍴

✪ 吃什麼會讓體內的鈣質從尿液流失：動物性蛋白質、鹽及咖啡。
✪ 一個女人吃了1個漢堡後，會從尿液中流失多少鈣質：28毫克。
✪ 一個女人喝了1杯咖啡之後，會從尿液中流失多少鈣質：2毫克。

牛奶vs.豆奶

最近乳品業對豆奶（即豆漿，英文作「Soymilk」）開戰，控告豆類飲料製造商使用「奶」這個字，並聲稱這個字只有乳製品才可以使用。這實在是很諷刺，因為在我看來，除非乳製品業者能明確表示他們的產品是「牛的奶」，否則也不能用這個字。若是要求正確標示的話，難道每個牛奶盒上都得印上「牛的奶」？難道牛奶裡不全是牛奶？

蘇珊‧哈瓦拉是1988及1993年「美國營養學會」有關研究素食聲明書的主要作者，同時也是該學會將近70,000名會員之中，少於1%的創始會員之一。她提醒我們說：「奶因物種而異，每種動物的奶都不同。所以，到底人類是從什麼時候開始喝牛奶的？」即使是成年的牛也不喝牛奶。而且如果我們開始喝牛奶，為什麼就不再喝其他動物的奶？為什麼我們不喝狗奶或熊奶呢？

讓我們暫且撇開熊奶不談。

2000年，「全美牛奶製造業者聯盟」企圖聯手抵制豆奶與牛奶同時在店裡販售，該聯盟發言人明白指出他們為何如此憤怒：「對方擺明了是想跟乳製品競爭。」

老天保祐我們！

與此同時，乳品業者花了超過數億美元做廣告及宣傳，告訴大家牛奶與豆奶有多不一樣——讓我這麼說吧，他們一點也不在乎自己說的是不是實話。

舉例來說，乳品局說在比較過牛奶與豆奶的營養之後：「跟牛奶比較起來，沒有添加物的豆類飲料只含有它一半的磷，40％的核黃素，10％的維他命A，以及3％的鈣……」讓我們花點時間仔細討論一下這點：

只有牛奶一半的磷？

布蘭達‧大衛斯是合格的飲食專家，也是「美國營養學會」素食者實踐團的主席。她對乳品業的說法一點也不驚訝：「我們的食物中已有大量的磷，」她說，「而且可能還太多了點。所以只攝取牛奶裡一半的磷，對我們而言反而是好處，不是害處。」

只有40％的核黃素？

沒錯，沒有添加物的豆類飲料裡只有牛奶一半的核黃素，可是酵母及綠色葉菜類裡含有大量的核黃素，堅果、種籽、全穀類及豆類裡也有，所以對於吃各種健康食物的人來說，攝取足夠的核黃素絕對不成問題。事實上，全素食者所攝取的核黃素，與奶素食者及非素食者幾乎差不多。只要1匙紅星營養酵母粉（Red Star Nutritional Yeast powder），裡面就有1夸脫牛奶含有的核黃素（1.6毫克）。

只有10％的維他命A？

吃太多維他命A可是會中毒的，所以只有10％或許是好事。在北美及歐洲以植物為主要食物的人中，很少有人缺乏維他命A。而且，牛奶裡有

大量維他命A是因為那是添加進去的，若是這麼做有好處的話，牛奶裡當然也可能添加了一些不是乳製品的成分。

豆奶裡的鈣只有牛奶的3%？

乳品業是從哪裡得來的結論？在美國最受歡迎的幾個牌子豆奶的鈣質含量，都比乳品局聲稱的3%要來得多。舉例來說，豆咪（Soymoo）牌豆奶跟牛奶比起來是116%；西豆加（Westsoy Plus）牌豆奶有100%，跟牛奶一樣；維他豆（Vitasoy Enriched）跟牛奶相同，是100%；太平洋豆（Pacific Soy Enriched）也有100%；伊甸豆（Edensoy Extra）則是67%──這些豆奶的鈣甚至比乳品局聲稱的要多上2至9倍。

此外，乳品業者並沒有告訴我們有關牛奶與豆奶的營養比較結果。

- 牛奶裡的飽和脂肪是豆奶的9倍，很可能會導致心臟病。
- 豆奶裡所含的必需脂肪酸是牛奶的10倍，能提供更健康的脂肪。
- 豆奶不含膽固醇，而每1杯牛奶則含有34毫克的膽固醇，這也再度證明牛奶對心臟及心血管疾病會造成不良影響。
- 豆奶可以同時降低總膽固醇及LDL（壞膽固醇），而牛奶則會同時增加總膽固醇與LDL，因此，我們有更多理由可以說明豆奶對人體更健康。
- 豆奶不像牛奶，它可以提供大量有用的物質，例如「植物雌激素」（金雀異黃酮素、大豆黃素等），可以同時降低罹患心臟病及癌症的機率。
- 每天喝一至二次豆奶的男性，得到前列腺癌的機率比完全不喝者少70%。

長久以來，乳品業者不斷在《美國飲食指南》（Dietary Guidelines for Americans）牛奶篇裡攻訐豆奶。不過2000年的時候，儘管「美國飲食推薦委員會」許多成員都接獲「全美乳品推廣及研究會」的補助，並成為全國乳品業協會的「訪問學者」，但是他們仍然在牛奶篇裡將豆奶列為推薦飲品之一。

豆漿裡只含10%維生素A其實是一件好事，因為吃太多維生素A有可能會中毒。

該拿約翰‧羅彬斯怎麼辦？

假使你認為乳品業令我不爽的話，那你還真說對了。但如果你以為我之所以對他們感冒是因為他們無法接受我細密的想法，那麼你就跟過去的我一樣錯了。

幾年前，當《新世紀飲食》出版後。媒體就稱我是「乳品業公開的頭號敵人」。這當然不是什麼誇讚之詞，不過一開始我的確還蠻喜歡的──至少這讓我覺得，還是有人把我的話聽進去了。

然後我開始接到匿名文件，內容是來自全美最大乳品組織某執行單位的內部會議備忘錄。先不論那些文件是誰寄給我的，顯然他很希望我能去看看，卻不希望我知道他是誰。那些文件的信封總是空白，既沒有寄件人的地址，也沒有附任何其他信件或解釋。

一開始我沒啥反應，即使文件裡很多資訊很容易誤導我，或是令我困惑。不過這些文件主要都是在處理──這是內部會議的慣例，我稱之

為「執行瑣事」——組織經營的細節，而且只是偶爾在討論到某些議題時才會提到我。因此我得到這樣的結論：他們寄給我的資料是**真的**會議備忘錄，不是故意寄來騙我的。

事實上，他們寄給我的文件都挺無聊的，除了其中一份。在這份冗長的備忘錄裡有個小地方對我來說極有價值，也就是乳品業已經在討論：

「我們該拿約翰‧羅彬斯怎麼辦？」

老實說，我不知道他們是否特別針對我想做些什麼，也沒聽到有人說些我高中時副校長跟我說的那種話。而且說真的，就算他說了什麼，也不值得我記得。

不過，那些令人尊敬的乳品業界成員開始不斷地討論我及我所做的事。如此看來，顯然他們不只很把我當一回事，也對美國大眾是否接受我的說法擔心得要命。

在這份備忘錄裡，記錄了好幾個該如何對付我的意見。我在這裡把他們實際上所使用的字眼說出來，以免你跟過去的我一樣，總是**低估**了這些男士有多麼敏銳。他們是這麼說的：

「我們非得對約翰‧羅彬斯做點什麼。大眾開始聽他的話。他很英俊，很有說服力，很有領袖魅力，也很值得信任。我們該怎麼辦？我們可不希望大眾跟著他做。」

當我跟我太太通電話時，實在是很難打開信封，並告訴她這些人是怎麼說我的，尤其是那些人覺得我「很英俊」。不過暫且把我的外貌擱在一旁，請你們注意，他們沒說我的話不是事實，只是提到不希望社會大眾跟著我做罷了。

知道他們對我如此**感冒**是有點兒有趣，而且有時讓我覺得很諷刺的是，乳品業竟然將我視為一個威脅——不只是因為我爸跟我叔叔是全世界最大冰淇淋公司負責人，也因為我爸的爸爸在成立31冰淇淋之前，曾在華盛頓塔可瑪（Tacoman）經營一家乳品公司。

就跟很多小孩一樣，過去我每天至少要喝3瓶牛奶，而且也很努力盡自己身為家族企業一員的職責，每天都吃一大堆冰淇淋。以前我真的是每天

戳破牛奶的謊言

把冰淇淋當三餐吃，不過容我提醒你，大部分的時間我沒那麼縱容自己，大概只有兩餐吃冰淇淋，不過還外加上數不清的零嘴就是了。

這段經歷顯示出我曾經多麼愛吃冰淇淋，我甚至還當上31冰淇淋的海報童星。那張照片是我父親拍的（照片裡除了我之外，還有我幾個姊姊跟兩個表兄妹），張貼在所有分店。照片裡的我正在開心吃著2球蛋捲冰淇淋，笑得十分燦爛。

那時身為家族中年輕的一分子，我不覺得這有什麼奇怪。難道不是所有人家的後院游泳池都是蛋捲形狀嗎？難道不是每戶人家裡的時鐘的刻度都到31，不只1到12嗎？難道大家不是都用冰淇淋口味來為寵物命名嗎？其實我爸媽是有可能把我命名為「摩卡杏仁富滋」，而不是「約翰」的。只可惜那種冰淇淋在我出生時還沒出現。

31冰淇淋總裁的叛逃

生命當然能引領我們走進無限的驚喜。在收到「乳品委員會」表示對我極感興趣的備忘錄幾年之後，另外一件事讓我瞭解到，你永遠不知道會發生什麼事。

有回我在洛杉磯演講，那時我已與31冰淇淋無關超過二十五年了，而且，那時我爸也已經退休很久，我完全不認識公司任何一個人。

那次演講來了很多人，我根本不可能注意到每個人。可是不知怎麼搞的，後方有對夫妻吸引了我的注意力。

在我說話的時候，那位女士似乎是全神貫注地聆聽，而那位男士——或許是她的丈夫吧，一開始他雙手交叉在胸前，一副很有戒心的樣子。不過隨著時間流逝，他的肢體語言看起來放鬆了許多，我覺得他蠻喜歡我的演講內容。

有聽眾問我為什麼離開31冰淇淋，放棄過著名利雙收人生的大好機會？我只是簡單回答道：「如果我沒離開的話，今天鏡子裡的我肯定會

使用瀉藥也無法解決頑固型慢性便秘的喝牛奶兒童，但若是改喝豆奶的話，則有44%的人可以改善便祕問題。

很胖，很有錢，但很不快樂。」我想我那麼說大概有點草率吧，但後來我談到每個人都該對自己誠實，隨著心靈的召喚或其他你所聽到的聲音往前走，否則將會孤寂以終。

演講結束後，聽眾紛紛跑來問我問題，並拿著我的書來找我簽名，那對夫婦當然也在其中。事實上，那位男士是抄近路直接往我這兒走，而且讓我印象非常深刻的是，他說話的口氣像個大人物。他站在排隊人潮最前面，用他渾厚有力的聲音說：「你說如果你今天是31冰淇淋總裁的話，你會很胖，很有錢，但很不快樂。嗯，我希望你知道，我就是31冰淇淋總裁，可是我不胖，不是很有錢，而且也沒有很不快樂。」

我聽了簡直快要昏倒了，但還是努力撐下去。

我很快跟葛蘭還有愛咪‧貝克勒聊了起來；他真的是31公司總裁，而他與他太太都是素食者及《新世紀飲食》的書迷。愛咪告訴我，她原來是吃全素，但是因為葛蘭工作的因素還是會吃冰淇淋；不過他在家不會吃就是了。她說自己分辨得出來葛蘭是否在辦公室吃了**冰淇淋**，如果有吃，他當天晚上一定會打呼。葛蘭在一旁點頭，證實太太所說無誤，並表示完全同意我演講的內容。

因為那次的機緣，我與葛蘭和愛咪成為很好的朋友。愛咪是「拯救地球」組織的負責人，而且擔任這個職務已經很多年了，他們對組織有實質的引導與支持作用。在我們見面沒多久之後，葛蘭離開了31公司，完全不再吃任何乳製品，後來成了「強巴果汁」（Jamba Juice）公司的總裁，那是一家快速成長的公司，專門販售客製化的水果奶昔。他很高興換了新工作。儘管31公司的同事都很棒，可是在一家與自己價值觀完全相左的地方工作，他開始感到**倦怠**。

我從來都沒想過事情竟會以無法預期的方式而改變。不只是葛蘭離開了31公司，成了我最親近的朋友之一，就連我親愛的父親——容我提醒你，他可不是那種容易趕流行的人，而是個堅決的保守派，做起事來一板一眼，而且也非常以此為傲。後來他也不再吃任何的糖，成了我口中「非正式的素食者」——不過他已比我想像中更接近吃素了。

這些事只證明了：你永遠不知道會發生什麼事。葛蘭和我父親的健康狀況有了長足的進步，而葛蘭更將自己的健康歸功於飲食中完全沒有乳製品，就像其他數千名寫信告訴我戒吃乳製品之後健康有了驚人轉變的人一樣。真的，今天許多人都已經瞭解，乳製品的效果並沒有那麼好。

最後，這說明了為什麼我會批評乳品業。我不是在批評那些吃冰淇淋、優格或乳酪的人，而是批評那些刊登不實騙人廣告、有意玩弄群眾，好讓人相信乳製品是健康必要飲食的業者。我很討厭看到廣告暗示說不吃乳製品，骨頭當然會斷裂。這絕不是真的。大部分亞洲國家的人可證實這點。他們直到近年才吃一點，或完全不吃乳製品，但發生骨質疏鬆的機會比美國人低。他們的骨骼比美國人強健有幾個原因，包括吃更多蔬菜，做更多運動，不像我們一樣喝大量可口可樂。但最主要的原因是，他們不像美國人吃那麼多動物性蛋白質，很少吃乳製品，所以骨骼也比我們健康。

光吃乳製品無法預防骨質疏鬆，而且是一點**幫助**都沒有。已有許多研究者瞭解這點。華特・威列特（Walter Willett）是哈佛大學公衛學院營養學系的主任，也是研究超過75,000名美國護士的重要報告共同作者，他發現從乳製品中攝取大量鈣質的女性，比較少喝牛奶的女性容易骨折。他跟我一樣，對於乳品業不斷透過廣告讓人們購買產品而感到憤怒。

你是否注意到**乳品業**廣告不斷進行**疲勞轟炸**，告訴我們乳製品能預防骨質疏鬆，可是牛奶盒上卻從來不寫？他們為什麼不寫？是因為美國食品藥物管理局不准！這些廣告只受相對放任的聯邦交易委員會管轄，但市上販售的牛奶卻屬食品藥物管理局管制，而食品藥物管理局需要他們有正式說明來支持這項事實。

危險年代的求生飲食

Chapter **7** 食物中毒
不上身

人類從來就沒有戰勝過細菌！
因為我們太擔心自己，用太多殺菌產品。

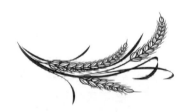

1991年在媒體一片驚訝聲中，8位科學家
將自己關在亞利桑那州沙漠一個巨型氣
泡裡。他們企圖把自己關在那個以玻璃密封、
面積約1.3公頃的泡泡裡。大家都認為那個氣泡自成一個世界，所以才能讓
8位勇敢的先驅賴以維生。那裡有沙漠、草地、熱帶雨林，還有縮小版的
海洋。他們煞費苦心選擇了4,000種不同動、植物，小心翼翼地將它們帶進
去，製造它們得以生存的生態系統。

這些科學家天天與那些維繫生態功能的昆蟲、傳粉昆蟲、魚、爬蟲類
及哺乳類生活在一起。

那個氣泡叫做「生物圈II」——其實地球本身就是個生物圈I號。一般
來講，我們相信生物圈II的生態系統非常複雜，而且是經過精心設計的，所
以人類才能住在裡面那麼久。那裡可以製造乾淨的水、生產氧氣、吸收碳
毒素、回收垃圾、生產食物，而且只能使用太陽能。它被視為「我們可能
到其他星球生存的預演」。

不過，事情並沒有朝預期的結果發展。儘管科學家用盡一切方法，氣
泡裡的氧氣卻開始掉到海拔5,181.6公尺，讓裡面的人產生氧氣攝取量不足

的問題；至於氣泡裡的氮氣卻是直線上升，很可能讓曝露其中的科學家腦部受損。除此之外，絕大多數小心翼翼的授粉昆蟲都死了，原因是牠們所需的植物得靠純淨的食物、空氣和水才能存活。與此同時，蟑螂數量卻開始瘋狂成長。

後來，幾名科學家通通出來了。

這次的失敗並非他們沒有盡力，該計畫總共耗資2億美元，而科學家即使處於如此艱困的條件下，也一直都沒放棄。

不過，生物圈II終究還是失敗了。原因是氣泡底下的水泥基座在乾掉後讓氧氣跑出來，也讓土壤裡的各種有機物、細菌及其他微生物製造出成分錯誤的氣體。

這對人類來說是一大教訓，它提醒了我們，這個星球的各種生物對生命來說是何等重要，即使它們是如此微小，微小到只存在於1小匙土壤裡，卻都比今天活在地球上的人類還重要。

鈴木大衛（David Suzuki）是位遺傳學家，也是CBC電視台「事物本色」的前任主持人，他對生物圈II失敗的感想是：「我們已經被訓練成將大型生物視為最尊貴、最重要、最關鍵、最有價值的存在，因為我們自己就是最大型的生物。但是我們卻忽略了，在所有大型生物間，是靠許多小生物，像螞蟻、細菌及真菌才能連結起來——它們才是真正提供人類生存基礎的東西。」

地球上最原始的居住者是細菌以及微生物，打從地球有生命以來，有一半以上的時間，它們一直是地球上僅有的生命形態。即使到了今天，就算它們小到連肉眼也看不見，卻依然主宰著地球上一切有機體。事實上，它們所收集的生物量，比所有古老的森林、一群哺乳動物和數不盡的各種昆蟲都還要來得多。

有機微生物在環境中無所不在，存在於一切能提供生命物質的表面或裡面，包括我們的身體：

人體每1平方公分的皮膚就有十萬個微生物。每個人腸道裡的細菌數比地球總人數還多。人體有10%是由細菌組成的——事實上，每個人都是由 $1,000^5$ 個細菌組成的。

絕大多數的微生物並無害，而且對人類生命功能扮演著舉足輕重的角色。若是沒有某些特定有機微生物，人類便無法消化食物並吸收營養；其他微生物則能幫助我們戰勝病菌的入侵。

但仍然有少數有機微生物會讓人生病，而且在某些例子中，還會致人於死。有些有機微生物——包括大腸桿菌、胎兒彎曲桿菌、腸道沙門氏桿菌、李斯特菌等，會透過食物進入人體。

食物中毒

　　對我來說，要我談論微生物及食物中毒引起的疾病並不容易。因為在我們的生活中，值得恐懼的事已經夠多了。

　　沒錯，我認為人類太擔心自己，以至於總是緊張過度，花了一堆力氣，想用**殺菌噴劑**、消毒水及肥皂殺死家裡以及身上的細菌，更遑論還會使用抗菌棉了。

　　當然，這些產品有一定的用處，只要能正確使用，確實也可以救人一命，可是如今人類無時無刻都在使用這些消毒品，讓皮膚及腸道的細菌不平衡，反而製造出更多更強、更不容易抵抗的病原。

　　人類從來沒有戰勝過細菌！它們可以存活於極高溫與極低溫——那是任何有機物無法生存的環境——但我們卻可以在南極冰洋、埃佛勒斯峰的頂端，以及火山爆發的熔岩中，發現細菌活躍的身影。一直到生物圈II的失敗，才讓平時忽略它們存在的人類，發現它們在人類生命中所扮演的關鍵角色。

　　長久以來，我們總以為食物中毒引起的典型症狀是胃痙攣、嘔吐以及拉肚子——症狀通常是在吃了受汙染食物二至六小時之後才會產生，而且很容易尋線找出是什麼食物出了問題。

　　不過，近年來人類活動已經大大改變了這個世界，許多造成食物中毒的病原不會立刻產生症狀。以大腸桿菌來說，它通常不會馬上致病，直到吃了受感染食物三至七天才會發作，所以人們也愈來愈不容易找出致病的罪魁禍首。

　　另一個延遲發作的例子是李斯特菌，它是一種對孕婦特別危險的微生物。感染到李斯特菌的孕婦會讓曝露其中的胎兒受到傷害，甚至死亡，但是這類意外很難讓人聯想到是食物中毒，因為傷害往往是在七十天後才會顯露出來。

另外還有許多疾病，包括女性尿道方面的問題，可能也是肇因於細菌感染，卻找不到感染源。直到最近，我們才知道許多克隆氏症（Crohn's disease）是因經巴斯德氏殺菌法加熱的牛奶裡存在著沒被殺死的MAP（分支桿菌）所引起的。

根據美國官方估計，每年這類病例有2,000萬至8,000萬人之多，不過這個數字遠低於實際上的情形，因為官方列入統計的數字是經過通報、證明無誤的案例才會被算進去。但是我們知道，絕大部分案例並無法證實是細菌感染。疾病管制局的莫利斯‧波特（Morris Potter）認為，美國人每年至少會得到一次細菌感染的疾病。

許多食物中毒案例總是被草率地稱為「腸胃型流感」──事實上腸胃型流感並不存在！

流感是病毒所造成的呼吸道疾病，把吃東西或喝水而感染細菌所得到的腸胃問題貼上腸胃型流感的標籤，根本就不對。令人驚訝的是，許多兒童會**胃痙攣**、嘔吐及拉肚子，卻不知道這些被稱為腸胃型流感的病症其實是食物受到感染所致。我們只能推測他們始終忍受痛苦，是因為他們誤以為食物很乾淨，但實際上卻不然：

- 1998年12月，有21名死亡人口被認為是因莎拉李（Sara Lee）公司的食物有沙門氏桿菌。莎拉李回收並銷毀了6,750公噸的棒球場法蘭克熱狗、火雞先生冷肉切片、海格萊德香腸及其他品名的熱狗及罐頭豬肉。
- 一年前，哈德森食品（Hudson Foods）公司被迫回收並銷毀了11,250公噸的碎牛肉，因為該公司的漢堡有大腸桿菌。
- 三年前，有225,000人因吃了史旺（Schwan's）冰淇淋而中毒。
- 2000年爆發一起大腸桿菌中毒事件，經過追查之後才發現，是密爾瓦基市的**時時樂**牛排館出了問題。

在得知這些意外事件之後，許多消費者很快得到一個結論，那就是問題是出在莎拉李、哈德森或史旺公司，只要以後不再去時時樂用餐，就沒事了。可是把問題歸咎於一、兩家公司，反而是忽略了問題的嚴重性。

以大腸桿菌來說，它通常不會馬上致病，直到吃了受感染的食物三至七天才會發作，所以人們愈來愈不容易找出致病的罪魁禍首。

只是把這幾家公司貼上標籤，特別不吃它們的東西，等於是在暗示其他肉品、乳製品及蛋商的產品有正字標記。

要找家公司當代罪羔羊，把所有過錯都推給它們很容易，但如此反而會讓大眾對普遍存在的危險視而不見。正如疾病管制局的流行病學家指出的，今天人們飼養及屠宰家畜的方式，才是造成全美肉品、乳製品及雞蛋充滿危機的原因。

這些食物製成品的源頭會如此頻繁地造成食物中毒，實在是令人訝異。雖然在未經加工的蘋果汁、球芽甘藍菜及受到被牛糞汙染的水，或被汙染的人類糞便裡，偶爾也會發現大腸桿菌，但它最常出沒的地方是碎牛肉。碎牛肉常有問題，而它所引發的疾病被稱為「漢堡病」。

按照同樣的模式，沙門氏桿菌之所以會讓人生病，往往是因為吃了受到汙染的番茄、白芥菜與水芹沙拉、豆芽、羅馬甜瓜及西瓜，但有更多案例是來自於蛋及其他動物製品。胎兒彎曲桿菌偶爾也會出現在蔬菜裡，但更常在美國雞肉裡發現它的蹤影。同樣地，李斯特菌也常出現在涼拌捲心菜裡（因為甘藍菜在田裡時，使用受到李斯特菌感染的動物糞便作肥料），但更常在軟乳酪及經過加工的肉品裡發現它。

在所有蔬菜類中，沙拉吧最容易出問題，因為病原常在比冰箱溫度高，又曝露在燈光及空氣下的沙拉裡繁衍。球芽甘藍也有同樣問題。可是，與其說球芽甘藍或沙拉吧會造成食物中毒，不如說是肉類、乳製品及蛋才是元凶似乎更為貼切。

肉類、乳製品及蛋製造業對旗下產品常造成食物中毒頗有自知之明。但他們說，問題出在病原，又不是他們的錯——消費者有責任要把食物煮熟，或適當處理動物性食物。

這些企業當然是想把責任往別人身上推。消費者知道如何在自家廚房清洗雙手、及時冷藏剩菜、把肉類煮熟，避免交叉感染，當然也很重要。但是以更人道的方式對待動物，在更健康的環境飼養動物的國家，並沒有那麼多食物中毒的問題。

例如美國的雞常感染胎兒彎曲桿菌及沙門氏桿菌，但在瑞典及挪威的雞卻不會。在這些國家，家畜受到更人性的對待，而且有更多活動空間，因此牠們活得更健康，更不容易攜帶病原。但美國發展出來的工廠型農場為了追求人類集體最大利益，而不是為了動物的生存或食物的安全。1998年，《全球守望》期刊發表了一封信描述這種趨勢：

「一開始只有大腸桿菌及沙門氏桿菌造成中毒，然後是狂牛症，以及現在香港的禽流感……為什麼有愈來愈多流行病變得如此普遍？它們是透過養在工廠化農場的雞或其他動物傳染給人類，這是無庸置疑的。在這些骯髒、擁擠的養殖場裡，無害的有機微生物突變成了致命的病原，但例行使用抗生素，導致日後即使出現有效的救命仙丹，也無法產生效果。這讓人不禁懷念起昔日吃肉只會引起心臟病、中風、癌症、糖尿病及動脈硬化的美好時光。」

大家都知道沙門氏桿菌、胎兒彎曲桿菌、大腸桿菌以及其他細菌，讓美國工廠化農場的家畜和消費者生病、癱瘓、死亡，但卻想不到政府竟然從不檢查農場是否有這些危險的病原體。因此，每天都有有問題的肉類與雞蛋被送到加工廠，感染給其他的乾淨製品，再經由這些製品感染到人類的食物。

不過，美國肉品業者卻強力反擊要求工廠化農場檢驗細菌造成食物中毒的法令，並不斷對抗保障產品安全的各種規定。

1998年6月，紐約州的共和黨議員妮塔‧洛伊（Nita Lowey）提出農業撥款案修正案，賦予美國農業部對衛生條件不佳的肉品包裝工廠執行罰鍰的權力。然而眾議院預算委員會卻以25票對19票駁回了這項修正案。後來有調查發現，那25位投下反對票的委員接受肉品及家畜業者的選舉贊助款，是另外投贊成票的19位委員的6倍。

我投入相關議題這些年來，一再看到企業對其產品造成大眾痛苦卻麻木不仁，感到非常難過。

比方說，在1993年，發生了「盒子裡的傑克」（Jack in the Box）漢堡的**大腸桿菌**造成華盛頓州數百名兒童中毒的事件，在數名兒童因此而死亡的悲劇發生之後，要求肉品製造過程有所改善的輿論壓力達到了顛峰。然而同年11月1日，更諷刺、更難以置信的事情發生了，那就是美國肉品協會提出永久禁制令訴訟，要求農業部不得強制要求檢驗漢堡裡是否有大腸桿菌。

他們對於自己這樣的手段要如何自圓其說？他們說，檢驗會讓消費者假設他們的產品很安全，反而忽略了烹調及處理的標示。最諷刺的是，不久之前，肉品業者才強力反對肉品上必須有這類標示，以免消費者看了會心生恐懼而有所警戒。

危險年代的求生飲食

全是賣肉的責任？

我把造成食物中毒的責任歸諸於肉品業者，是否有欠公允？

「公共市民」（Public Citizen）是個非營利組織，他們形容自己是「代表華盛頓消費者的眼睛與耳朵；擁有超過15萬人的支持，為了更安全的藥物醫療設施、更安全且更乾淨的能源、更清潔的環境、更公平的交易，以及更開放民主的政府而努力」。

「公共市民」既不提倡素食，也不是動物權團體，可是他們在2000年公開指出，肉品業者的工廠化農場：「對食物中毒造成的疾病有絕對責任」。他們是這麼說的：

> 「牛隻都被養在大如城市一般、骯髒的飼養場裡，被排泄物及其他穢物弄得汙穢不堪。在這樣的條件下，動物被運送到屠宰場進行快速宰殺。宰殺者在壓力下必須盡可能的快，每小時得殺死330頭動物，並取出牠們的內臟。在如此緊湊的步驟下，牛隻被割裂的體腔是敞開的，若是在切割時有任何閃失，可能會戳破臟器，讓排泄物漏出來。然後他們很快將動物屍體浸入冷水，把排泄物悶在裡頭。當肉被切開做成漢堡後，消費者可能會在一個漢堡裡吃到好幾隻牛的肉──所以若是其中有隻牛的屍體被感染了，便可能會讓幾千克牛肉也都遭殃。」

「公共市民」指出，肉品檢查員之所以沒有能力有效地將遭到排泄物汙染的肉品趕出市場，其主要原因在於編制遭到縮減，其次則是管理當局完全妥協。

家禽與家畜業者亦然，他們只想追求最大利潤，這無異是提供了感染疾病的最好機會。

當你把50,000隻家禽通通塞進一棟建築物，讓牠們曝露在有老鼠的環境下吃喝而受到感染；為牠們注射抗生素使各種細菌有抗藥性，從此對疾

疾病管制局的流行病學家指出，今天人們飼養及屠宰家畜的方式，才是造成全美肉品、乳製品及雞蛋充滿危機的原因。

食物中毒不上身

病的抵抗力降低；然後在宰殺前幾天就讓牠們不吃不喝——無疑是為病原體的擴散製造了完美的環境。

家畜和家禽被運送到屠宰場的過程既不乾淨，也不整潔。「公共市民」指出雞隻「用大卡車運到屠宰場，牠們擠成一堆，身上沾滿糞便及尿液。他們在屠宰場把雞隻吊起來打昏，然後放血，用沸水燙過，最後用有著塑膠指頭的大型機器拔毛，讓整隻雞光禿禿的裂開，讓病原體散播到其他雞隻身上」。

這一幕真是令人慘不忍睹，但是還沒完呢！

「公共市民」繼續表示：「每隻雞都被金屬掛勾吊著，把腸子及受到感染的體腔都弄破了。照理說，雞在這時就應該被移開了，但是事實上卻非如此。死去的雞隻在清洗後會留在冷水池裡一個鐘頭，所以會變得很重。研究者指出，這個池子就是造成排泄物汙染及病原體擴散的主因。同時，雞隻也是在這個步驟增加了水的重量……這些多出來的重量，讓泰森食品（Tyson Foods），全美最大的家禽公司之一，每年總收入增加了4,000萬美元。」

美國肉品業者對「公共市民」的說法有何回應？當然是不怎麼高興。《肉品市場及技術雜誌》的編輯丹・墨非顯然沒有仔細看過這份觀點強烈的報告，因此情緒並未受到太大影響，他這樣寫道：「『公共市民』的這份報告……是我見過很爛的報告中最誇張、最有偏見的偽科學報告。我看到第六頁就看不下去了……就我個人而言，我很願意安排數百家肉品業者訂購幾千份報告……在華盛頓選個地方用火把它們燒了，然後拿來烤熱狗請記者吃。」

在《新世紀飲食》問世以後，另一家著名的肉品業主管表示：「可惜現在美國已經禁止焚書了，因為《新世紀飲食》是我最想燒的書。」有時人們面對批評的反應，恰好顯示了他們是怎麼樣的人。

本末倒置的輻照殺菌法

美國肉品業十分瞭解大腸桿菌及其他動物製品中病原體會造成疾病及死亡。他們很注意食品感染的問題，因為這關係著他們的商譽以及可能的

法律訴訟。所以他們針對問題想出了另一套解決方法：不是改善在第一時間提高感染機會的工廠化農場或屠宰場，而是改用輻照殺死病原——小心翼翼地將食物曝露在核子放射線之下。

真的如此嗎？

「全國牧牛人牛肉協會支持使用放射線，而且會繼續教育消費者有關輻照的優點。」

——全國牧牛人牛肉協會

「消費者想吃的是——安全的食物，而不是被放射線汙染的食物。」

——美國公益科學中心

牧牛人很熱衷使用輻照殺菌，但眾多公衛團體卻持相反意見。他們認為輻照可以快速控制食物感染的疾病，但這麼做很危險，主要原因是，雖然這樣可以殺死細菌，卻無法阻止環境中細菌及其他有機微生物的繁衍，更無法讓沾滿糞便、尿液、膿汁的牛隻變成更乾淨的漢堡。這兩種觀點的差異，簡直有若天壤之別。

儘管畜牧業者喜歡用輻照消毒，但是他們也知道這很難讓大眾接受。為了避免產品被視為照過輻射線，他們積極說服大眾把這種方法重新稱為「冷殺菌」或「電子光殺菌」。這真的很厲害，聽起來也很健康，不過我很懷疑這麼做是不是真的有那麼健康——因為把食物放在輻射線下曝曬，等於是照了二百五十萬次胸腔X光。

你並不想吃被「核子放射線」照過的漢堡，但感謝畜牧業者的努力，你大概已經吃過了。2000年2月22日，美國農業部認可經輻照殺菌的牛肉及其他肉品。三個月之後，連鎖商店開始販售這類肉品給消費者。它們在店內販售時，明確標示出是經由合法輻照；但若是提供給餐廳或學校午餐的肉品，則不需要這類標示。麥當勞、漢堡王的消費者及吃學校自助午餐的學童不知道自己成了這種技術的白老鼠，而且會對身體造成危險，然而肉品業者卻說，輻照殺菌很安全！

「我不懂這有什麼好大驚小怪的。肉品使用輻照殺菌是為了讓它更安全，好殺死大腸桿菌以及其他有害細菌——我們這麼做，消費者應該很高興才對。這證明了就算肉品業做了正確的事，還是會飽受責難。我看，我們乾脆在商標上註明『經過處理可以增進健康』算了。

大家應該放輕鬆點，信任我們知道自己在做什麼。相信我，請安心食用經輻照殺菌的食物。」

——多明尼克・傑諾金（Dominique Jenokins），美國重要肉品公司執行長

「在食物上使用輻照殺菌，會形成不自然或無法辨識的化學物質。由於人們對這些陌生複合物的輕忽，讓業者很容易欺騙大眾說：『我們知道經過輻照殺菌的食物很安全。』用這種欺瞞的手段騙人購買食物，真是可恥。」

——約翰・高夫曼（John W. Gofman），加州大學舊金山分校醫學院教授，加州大學柏克萊分校分子及細胞生物學系榮譽教授，羅倫斯李瓦末全國實驗室生醫研究部門創辦人

當今肉類感染微生物的問題，在於它們散播得太廣、太厲害，而且增加速度太快，所以肉品業者寧可讓所有肉品都用輻照殺菌。

目前有關輻照殺菌的安全問題，還沒有經過任何長期研究。不過就我們所知的短期研究發現，經輻照殺菌的食物會破壞其原有的維生素A、B1、C、K、E，並形成全新有致癌性的化學複合物。另外，它有可能會製造出突變的細菌及病毒。

大腸桿菌——害死人的漢堡病

雖然輻射線很危險，但它還是被允許用來消毒肉品，原因無它，就是

為了消滅惡名昭彰的大腸桿菌（Escherichia coli 0157:H7）。Escherichia coli（E. coli）是一支很大的桿菌家族，多數寄生在腸道裡，有助於人類及動物消化。直到1990年代科學家都還認為大部分桿菌對人體無害，直到大腸桿菌出現之後，情況大為逆轉。

大腸桿菌不像其他桿菌，只是象徵性地寄生在人體腸道；它會攻擊結腸內層，讓血管曝露在外而導致出血。通常第一個症狀是腹部痙攣以及出血性下痢。

大腸桿菌有多容易造成中毒？

根據疾病管制局的說法，美國每天大約有200人因感染大腸桿菌而生病，其中有多人死亡。不過疾病管制局的官方統計可能低估了實際發生的中毒人數。**奧勒崗**流行病學家威廉・肯恩（William Keene）深信大腸桿菌中毒的案例中只有2%經過通報。

為了殺死具有致命潛力的大腸桿菌，肉品業者使用輻照來處理肉品，消費者也會將碎牛肉及其他肉品煮到全熟才吃。這麼做很有道理，但也造成非常諷刺的結果，那就是：雖然沒煮熟的肉容易造成大腸桿菌中毒，但過熟的肉卻很容易導致癌症。

我們已知的事實

⊛ 造成我們大腸桿菌中毒的主要來源：漢堡以及其他會有碎牛肉的食物。

⊛ 人類因吃了致命大腸桿菌所可能產生的後果：造成多重器官衰竭及高死亡率的致命疾病。

⊛ 感染大腸桿菌的倖存者長期有什麼症狀：癲癇、盲眼、肺病、腎衰竭。

瑪麗・賀爾斯恩克（Mary Heersink）那十二歲大的兒子——德密安（Damion）因為吃了沒煮熟的漢堡而死亡。

她描述那段令人心碎的過程說：

輻照可以殺死細菌，卻無法阻止環境中細菌及其他有機微生物的繁衍，更無法讓沾滿糞便、尿液、膿汁的牛隻變成更乾淨的漢堡。

「我兒子才咬了一小口（漢堡），就發現裡面還黏糊糊的，有點生。可是他告訴我說，那時他不好意思在一群朋友面前把漢堡吐出來。過了整整六天，所有問題都跑出來了。

他開始出現出血性下痢，血小板也開始往下掉，接著是出現幻覺——而且再也認不得我們了。然後他的腎臟失去功能，需要洗腎、動手術；他的肺也出現問題：他必須戴上人工呼吸機，因為肺部浸潤，管線必須穿進胸腔，好將液體吸出來。

最後，連他的心臟也有狀況，變得異常肥大，X光顯示有一般心臟的2倍半那麼大。醫師光是抽心臟旁邊的液體就抽了三次。他們都不敢相信，竟然每次都可以抽出1公升的液體……就是這時，醫師決定在心臟附近的膜上切個洞。

他們動手術時發現裡面整個囊都碎掉了，而且還浸滿了膿汁，於是立刻動手清理……（然後）我們讓他喝了點東西。他啜了幾口，整個人就垮了。他非常痛苦地看著我們就走了，而我們只看到他的腸子被弄得千瘡百孔……現在他的腹部已經沒有腸子了……這種病既恐怖又醜陋，而且你終於知道是什麼造成的——鄉下汙穢的屠宰場。我非常憤怒，非得做點什麼不可。」

瑪麗‧賀爾斯恩克絕對有理由憤怒，於是她加入了其他受害兒童家長組成的食物安全團體「食品安全第一」（Safe Tables Our Priority, STOP），這個團體有支緊急電話專線提供給新的受害者，在那裡有各種訊息交流的服務，也促使更多大腸桿菌病例能通報給官方知道。

美國死去的牛裡有多常出現大腸桿菌？

業者堅稱這種情況並不常見。不過，美國農業部食物安全及檢查部的官員湯姆‧比利（Tom Billy）表示，大腸桿菌在美國死去的牛隻裡發現的比率是50%。那麼，牛肉製品的情況又是如何呢？這點當然也很重要。把牛肉做成碎牛肉有多容易產生大腸桿菌？肉品業者的觀點與一般看法迥然不同。

由於肉品業者對肉品大腸桿菌的普及率始終輕描淡寫，讓美國人不瞭解問題的嚴重性。妮可‧福克斯（Nicols Fox）是位研究員兼記者，也是1997年廣為流傳，有關食物感染疾病書籍的作者。

她在書中寫道：

真的如此嗎？

「大腸桿菌的感染情況並不普遍。」

——全國牧牛人牛肉協會

「美國農業部的報告強調，在美國有89％的牛肉在製成肉餅之後有大腸桿菌。」

——路透社

「大部分美國人都知道『盒子裡的傑克』中毒事件。或許大多數人都以為，在這個政府管制、技術創新、製造產品的科學方法及檢驗方式，以及業者的責任與信譽都在為食品安全把關之際，這只是一起反常、突發的意外事件。

他們假設問題都在掌控之中，然而如今問題卻發生在自己眼前。事實勝於一切……

除非這些案例多到讓人無法忽略它們的存在，否則社會大眾是不可能知道的。」

知道食物中毒有多麼普遍，而且有多麼嚴重，可能會讓你感覺到有一點困惑。

正如我前面所揭露的事實，為了這些事情我已經憤怒過太多次了，而且已經把焦點轉到更可靠、更令人感到舒服的事情上。但是我知道，面對正在發生的事有多重要。如果我們能夠面對事實，便能瞭解得更多，並進一步採取行動。

我們必須討論這些問題。
因為我們與家人的安全很重要！

在這個例子中，不論事實是令人喜悅或令人不悅，隧道的盡頭總是有著光亮。我們有很多選擇能保護自己及所關切的人，若是我們知道得愈多，就愈能判斷自己該做什麼。

可能導致癱瘓的胎兒彎曲桿菌

雖然大腸桿菌是漢堡及其他碎牛肉製品最常出現的細菌，但若是舉辦美國最易遭到感染的食物比賽，雞可能會贏得冠軍寶座。

家禽業者不否認絕大部分在美國超市販賣的雞肉及其他部位有胎兒彎曲桿菌。

根據疾病管制局的估計，每年被胎兒彎曲桿菌害死的美國人比大腸桿菌還多，而且數字正在快速攀升之中。

胎兒彎曲桿菌隱藏在人體腸道的黏膜，有時會導致出血性下痢，而且會出現發燒、全身酸痛及腹部疼痛。

它不像過去食物中毒的症狀，通常不會馬上有反應，往往要到一星期之後才會出現症狀，讓人很難追溯致病源頭。這些症狀大概會持續一星期左右，不過有20％的病例會再次復發，而且情況會變得更嚴重，病情會拖更久，甚至有生命危險。

除此之外，有40％的病患會產生急性脫鞘性神經炎（Guillain-Barré syndrome），這是一種致命的漸進式全身癱瘓，而且是因感染胎兒彎曲桿菌病例才得知的病症。由於許多食物中毒案例都無法斷定病原，因此，現在許多令人束手無策、難以診斷的**免疫系統**問題，極有可能是來自受到這種病菌感染的食品。

對於家禽食品這麼不衛生，而消費者卻還是照買不誤，我實在是感到很訝異。

前任美國農業部微生物專家傑洛‧克斯特（Gerald Kuester）談到今日加工處理過的雞肉時說：「最後的製成品跟你把它塞到馬桶裡過後再吃掉它沒什麼兩樣。」

當我第一次聽到這種說法時，覺得他也太**誇張**了。我想他只是使用了太激動的比喻。

可是我錯了！其實這種說法可能還算是保守的，根據亞利桑那大學的

經輻照殺菌的食物會破壞其原有的維生素A、B1、C、K、E，並形成全新有致癌性的化學複合物。而且可能會製造出突變的細菌及病毒。

研究發現，美國雞肉的大腸桿菌比馬桶邊上的還多。食物中毒權威妮可·福克斯說，這種感染似乎是「把食物帶進廚房的贈品。就連浴室都比這些雞肉乾淨——因為我們絕不會在馬桶裡洗雞肉。」

真的很難想像，消費者買回家的雞肉受到那麼嚴重的感染。《時代》雜誌有篇文章已經證實了那些雞肉「真的」有那麼髒：「如果往好的地方想，我們應該感謝現代處理科技，讓雞肉受到感染的機率只有二百年前的 $\frac{1}{3}$。但是若往壞的地方想的話，沒有煮熟的雞肉變成美國家庭最危險的東西之一。」

碗盤、切菜板、人的手都可能因碰觸到肉類而感染到病原體散播細菌。在廚房準備肉類時，細菌常會傳播到生菜沙拉上；由於這些食物不用煮，所以吃沙拉可能會生病。此外，即使是放在碗裡或盤子上的熟食，由於用餐時會用手拿刀子切，也有可能會碰到感染的肉。因此除非非常小心，否則食物中毒的病原體便會在任何一個**廚房**擴散開來；一旦它進入廚房，就等於是進入了家庭、餐廳，甚至是公部門的建築物。

若是你瞭解人類對這些病原體的抵抗力有多麼弱的話，可能會非常驚訝；若是你瞭解這些業者明明可以做點什麼來減少感染卻偏偏沒有的話，可能會非常憤怒。

舉例來說，雞肉感染到胎兒彎曲桿菌的途徑之一，就是透過被感染的墊褥（放在雞舍地板上讓雞隻睡覺的墊被）。這些墊褥可能是米糠或木屑，或是些類似材質的東西，但無論是什麼，一經使用便會混合雞肥。在歐洲，這些墊褥每隔幾星期就會重新換過，然後再放進雞群裡。但是在美國，這些墊褥卻一用就是一、二年。

　　我曾問過一位養雞人，既然胎兒彎曲桿菌可能會造成疾病，他為何還是不肯更換雞舍的墊褥呢？

　　他的答案實在是很令人難過：

　　「我們非常關心雞會感染到胎兒彎曲桿菌，」他回答道，「對於病人以及他們的家屬，我們深感抱歉。相信我，我們已經盡全力在製造乾淨的食物了。」

　　「沒錯，」我說，「可是你們為什麼不願意經常更換墊褥呢？」

　　「喔，那是要花錢的。」

　　同樣的，養在飼養場裡，餵牠們吃穀類飼料（不是牠們的自然食物）而感染大腸桿菌的牛，是放牧牛感染大腸桿菌的好幾百倍。

　　然而，這並沒有讓牧牛者放棄餵牛吃飼料！

　　有家業者的主管告訴我：「我們很擔心大腸桿菌，而且正在盡一切努力來解決這個問題。」

　　「你們有沒有想過放牛自己去外面吃草？」

　　「絕對不可能，」他說，「因為這樣利潤會降低。」

　　聽業者這麼說，讓我想起李奧・妥斯托（Leo Tolstoy）說的話：

　　「我坐在一個人的背上……讓他揹著我，我為我自己和其他人表示對他深感抱歉，並且希望盡一切可能來減少他的負擔——除了從他的背上跳下來以外。」

美國雞肉的大腸桿菌比馬桶邊上的還要多，「就連浴室都比這些雞肉乾淨，因為我們不會在馬桶上洗雞肉」。

感染率超高的沙門氏桿菌

現在美國雞不只會感染胎兒彎曲桿菌，還常感染沙門氏桿菌，根據估計，美國雞大概有20至80％會感染沙門氏桿菌。

沙門氏桿菌的中毒症狀包括腸胃痙攣、發燒、頭痛、惡心、嘔吐及拉肚子。胎兒、孕婦、老人及快要生病或免疫系統不好的人，最容易受到沙門氏桿菌的侵襲。

我們已知的事實

⭐ 美國每年因為吃到感染了沙門氏桿菌的蛋而生病的人數：約超過65萬人。

⭐ 美國每年因為吃到感染了沙門氏桿菌的蛋而死亡的人數：大約600人。

⭐ 1976至1986年因生吃或吃了未熟的蛋而感染沙門比桿菌的增加程度：600％。

沙門氏桿菌被認為是造成美國雞肉感染的最主要病原，至少是從1987年開始的，那時「60分鐘」節目大幅揭露美國超市買的家禽肉品，有超過一半以上感染到病原體，其中較罕為人知的就是沙門氏桿菌。如今，它已經是美國動物性食物的主要病原。疾病管制局的米契爾・科恩（Mitchell Cohen）指出：

「我們知道沙門氏桿菌（在美國）與絕大部分肉類食品有關：家禽、牛肉、豬肉、蛋、奶及乳製品。」

如今，細菌成了蛋類最主要的問題來源……

電影《洛基》第一集裡，拳擊手為了準備參加晉級賽，把生雞蛋打破倒進玻璃杯裡，然後一口喝掉。如果那個角色是真的，而且是發生在今天的話，我想他恐怕會拖著病體上場。

現在，疾病管制局強烈建議民眾避免用生蛋做料理；過去我們常吃

的許多蛋料理，現今都被疾病管制局視為不衛生，主要是因為沙門氏桿菌會感染蛋，其中包括：半熟蛋、水煮蛋、一面熟的荷包蛋、所有**慕斯類**食物、凱薩沙拉、自己做的蛋酒、檸檬蛋白派、荷蘭酸味沾醬、生布丁，以及傳統糖霜等。

因為感染頻率實在太高，因此業者及公衛團體有不同的意見……

真的如此嗎？

「我們不希望只因某地有人生病，國會就反應過度。人們誇大了雞蛋與沙門氏桿菌的問題。」
——法蘭克林·沙利斯（Franklin Sharris），美國某大型雞蛋公司發言人

「蛋業每年都到國會遊說，試圖阻止他們改善公眾健康。如今雞蛋依舊穩坐造成食物中毒原因的冠軍寶座。」
——美國公益科學中心

孕婦特別要小心的李斯特菌

李斯特菌是另一種造成食物中毒的病原體，而且它的出現不過是這幾十年的事，不過它造成的結果卻很嚴重。有92％感染到李斯特菌的人必須住院治療，有20％則會死亡。

李斯特菌常在冰箱內壁繁殖，幾星期內可以從幾個細胞繁衍成數百萬個細胞。

這種細菌對**孕婦**及成長中的幼兒特別危險，當它進入孕婦血液後再進入子宮，病原體會讓孕婦得到腦膜炎、菌血症，進而導致流產，受到感染得以倖存的胎兒則會產生腦部受損或腦性麻痺。

基於李斯特菌的危險性，美國公益科學中心建議孕婦要盡可能避免吃可能帶有病原體的食物，其中包括：軟乳酪、半熟的肉、包含生蛋的食

物、生貝類、現成熱狗、罐頭豬肉（除非是已經蒸熟的），以及沒有經過消毒的果汁。

由於這類食品經常感染李斯特菌，而這種細菌又那麼危險，2000年許多公益團體——包括美國公益科學中心、食品安全第一、美國公共健康協會、美國消費者聯盟、全國消費者聯盟，以及政府責任計畫等團體皆要求規定，現成的熱狗及熟食店賣的肉品必須貼上警告標誌，告訴公眾這些食物可能會感染李斯特菌。

現在你或許已對美國肉品協會的反應不會感到太驚訝了，他們表現出一副極關心美國人健康的模樣，堅決反對在產品上貼上警告。消費者團體也要求檢驗這些食品是否感染了李斯特菌，然而可以想見的是，美國肉品協會反對這種檢驗，該組織發言人宣稱：

「我們不認為檢驗結果是判斷食物安全與否的方法之一。」

真的是全世界最安全的肉嗎？

美國的肉品業與蛋業者一再地對大眾表示：「我們提供的是全世界最安全的肉品。」

《肉與家禽》的編輯史蒂夫・畢杰克里（Steve Bjerklie）說：

「就像祈禱一樣……一個又一個會議，重複地開會再開會……一個又一個發言人……在每個業者的會議裡聽到的都是同樣說詞。」

不過，同時也是《肉品處理》雜誌編輯的畢杰克里知道，這種說法並不是事實。

他說美國肉品絕不如業者所聲稱的那樣安全，至於其他國家做得要好多了。他寫道：

「荷蘭的大腸桿菌檢驗計畫，讓美國農業部的做法像是在品管『拉文與雪莉』啤酒廠（Laverne and Shirley' brewery）。據暸解，農業部領導進行與

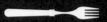
危險年代的求生飲食

全球大腸桿菌相關的研究，但整個部門卻忽略了流行病學通報，就好像在尋找古文明卻漏掉了金字塔……

歐盟飽受批評的『荷爾蒙禁令』就美國的角度而言，好像是有政治動機的貿易阻礙，以保護歐洲干預牛肉計畫……（可是）大眾擔心（指出）荷爾蒙及抗生素（美國家畜時常使用，但在歐洲則不然）可能會讓家畜容易感染細菌。」

儘管美國肉品與家禽組織一再表示，他們提供的是全世界最安全的肉品及家禽，但事實卻不然。

就算事實已經擺在眼前，但是大眾卻還是得聽美國肉品業者一再強調，他們提供的是全世界最安全的肉品，真讓人受不了！

更別說還得聽他們說，最好的解決方法就是輻照食物，他們甚至還怪大家沒把肉品煮熟、暗示都是消費者沒在飯前用消毒劑洗手和洗碗盤，才會造成食物中毒。

這真是讓人聽不下去！

當然囉！清潔工作做得好，烹調過程更仔細，都可以避免食物中毒，但是我不認為大家想吃感染沙門氏桿菌、大腸桿菌、胎兒彎曲桿菌、李斯特菌，或是其他造成食物中毒的病原，而且，我也不認為大家想吃被**輻射線**照過的食物。

　　我認為，大家想吃的是──合乎衛生條件、沒有接觸到任何感染的安全食物。

Chapter 8 不要狂牛，拒絕藥殘留

州政府雖然有權回收玩具、輪胎等可能有害的物品，
但是他們就是不回收肉類！

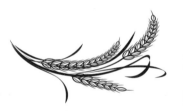

從1989到1996年這八年，美國總共回收了14,400公噸受感染的肉品——平均每年回收1,800公噸，尤其是最後幾年，大量美國肉品因受感染程度突然迅速攀升，而遭到回收的命運。

如今，單一公司回收4,500公噸肉品已是家常便飯。

- 1997年，哈德森食品公司一次便回收了11,250公噸碎牛肉；
- 1999年，密西根蘋果谷公司（Apple Valley）打破記錄，回收了13,500公噸熱狗；
- 2000年的時候也發生了同樣的案例，卡基爾火雞食品（Cargill Turkey Products）回收了7,650公噸被認為遭到致命李斯特菌感染的火雞製品。

你可能聽過這些大規模回收行動，並認為管制體系確實發揮了作用，所以被感染的食物在被消費者購買前就被揪出來了。不幸的是，事實不盡然如此。

根據美國農業部的記錄，許多遭到感染的肉品從沒被發現過。舉例來

說，1999年明尼蘇達州某家公司打算回收76.9公噸碎牛肉，但是最後只發現了1.27公噸；內布拉斯加州某家公司欲回收37.3公噸牛肉，不過，最後卻只發現4.77公噸。

明明有幾百公噸的肉品受到感染，也應該都被廠商回收了，為什麼卻消失了這麼多呢？這是因為──它們已經被毫不懷疑的消費者給吃進肚子裡了。

許多消費者團體要求農業部長同意當局應回收所有肉品。但是，就算州政府相關單位有權回收玩具、輪胎，以及其他可能有害的物品，就是不回收肉類。

為什麼呢？因為那些代表肉品業的頑固反對派……

真的如此嗎？

「我們已經回收太多了，讓業者損失了一大筆錢。有人希望讓美國人害怕吃自己國家的食物。我們沒道理向那些恐懼製造者及危言聳聽者讓步。」

——山姆·艾柏森，春田肉品總裁

「如果消費者只是因為沒把漢堡肉煮熟，而害得他三歲大的孩子死亡，這有什麼道理？」

——派翠西亞·葛瑞芬（Patricia Griffin），疾病管制局

「牛肉業者持續不斷地努力，以確保消費者能買到安全健康的產品。」

——全國牧牛人牛肉協會

「消費者在超市購買或是在餐廳點的每樣食物幾乎都相當安全──除了肉類及蛋類。」

——史蒂夫·畢杰克里

不要狂牛，拒絕藥殘留

令人灰心的安全檢驗

　　由於回收工作進行得不太順利，美國農業部必須得做點什麼來對付層出不窮的中毒事件。於是在1996年，美國農業部引進一種新的肉品檢驗系統，叫做HACCP（重要控制點之危險分析），但是，它的效果卻引起兩極化的反應……

真的如此嗎？

　　「HACCP這套系統非常嚴格，以最高的標準來檢驗肉品，它是解決食物中毒的最好方法。我們再次向美國消費者保證，我們已做了萬全的防範措施，只要適時使用這套系統，便可以提供全世界最安全的肉品，而不必禁止任何肉品。」

　　　　　　　　　　　　　　——山姆・艾柏森，春田肉品總裁

　　「（肉品業者說）HACCP是自從蘋果派及雪鐵龍汽車以來最偉大的發明……可是檢驗員卻回報說，HACCP根本就是個笑話……他們根本不檢查店面……他們限制檢驗員……今天在HACCP工作的檢驗員已不再做任何檢驗。肉品業者會自行檢驗產品；基本上檢驗員只做做文書工作……這就好像你是駕駛，但每次超速時還得替自己開罰單。有些工廠會作弊，其他原來不作弊的工廠在面對外在環境競爭時，也不得不如此……那些標籤根本就是在誤導大眾。他們應該寫上本產品已經遭到糞便感染……我開始從事肉品檢驗工作時，每分鐘只要檢查13隻動物。現在檢驗員每分鐘必須檢查140至160隻動物。要肉品檢驗員做到這點來保護消費者，實在是很沒人性。」

　　　　　　——迪爾麥・瓊斯（Delmer Jones），美國肉品檢驗員公會會長

　　「公共全人中心」是個非營利、無黨派的研究機構，它們會發表調查

報告給記者、學者及政策制定者作為參考。1998年，該中心發表有關食物感染的威脅性日益升高的研究。自從實施新的肉品檢驗制度之後，他們在採訪了許多檢驗員表示：「許多檢驗員認為HACCP就像『邊喝咖啡邊禱告』，因為它主要是讓業者自行檢驗。」

那已是1998年的事了，我真希望能告訴你從此情況有了轉變，但實情並非如此。

由於肉品業者在2000年大幅控制國家政策，有關當局的食品管理檢驗制度開始實施新制，也就是將人類食用帶有癌症、腫瘤及開放性膿瘡的肉品重新分類，變成人類可吃的食物。

這真是個令人沮喪的改變！

你可以想像消費者立刻表達了強烈不滿，並堅決反對開放有腫瘤及開放性膿瘡的肉品，好像只把它們當做是外觀不好看的商品，而允許它們保留政府核准衛生食品的紫色標誌。

2000年末，政府責任計畫（GAP）對6％的美國食品檢驗員進行調查。GAP的食物安全主任菲麗希亞‧耐瑟特（Felicia Nastor）提出調查結果：「國家檢驗員只檢查書面資料，而不檢查那些食品在印上美國農業部紫色標誌前是否違反規定，沒把排泄物及其他感染源清掉。」有些檢驗員說，他們根本無能為力改變動物殘留的排泄物、嘔吐物及金屬碎片。

即使是在今天，已經沒有太大約束力的規定了，但真要執行起來依舊是困難重重！

2000年，有3名州政府及聯邦肉品檢驗員要求某家舊金山香腸工廠在處理香腸時應該要提高溫度，卻遭到工廠負責人，一位前任州長候選人的頑強抗拒，甚至還開槍殺死了3名檢驗員。

抗生素只會愈用愈多

很諷刺，也很遺憾的是，美國肉品、乳品及蛋業者不斷生產帶有病原細菌及造成食物中毒的產品，等於是在破壞人類對付這些疾病的藥品。

抗生素拯救了上百萬條人命，它的發明可以說是人類醫學史上的一大成就。可是，第一位發現盤尼西林的亞力山大‧佛萊明（Alexander

Fleming）爵士卻警告說，過度使用這些藥物會造成細菌的抗藥性。只可惜他的說法未讓人更加警覺。當他說這些話時，葡萄球菌還沒對盤尼西林產生抗藥性。如今，全世界95％的葡萄球菌已經有抗藥性了！

醫學博士傑佛瑞・費雪（Jeffrey Fisher）是世界衛生組織的病理學家及顧問，他說：

「這簡直就像倒退回30年代！醫院再次面臨無法治癒細菌性感染的空前危機，包括肺炎、肺結核、腦膜炎、傷寒及痢疾。」

人類陷入了惡性循環。由於抗生素的抗性不斷增強，醫院只好加重使用抗生素的劑量，或使用沒用過的抗生素，尤其是廣效性抗生素。今天美國醫院使用抗生素的劑量，是三十五年前的100倍。

不只是醫院大量使用抗生素，「科學家關懷聯盟」於2001年表示，工廠化農場在鄉下亦大量使用各種主要抗生素。

多年以來，科學界對抗生素抗性的意見始終一致。現在大家都知道，因為工廠化農場經常使用抗生素，破壞了藥品治癒人類疾病的效力。長久以來，美國家畜業者常將抗生素混在食物裡餵給健康的家畜吃，好增加牠們的體重。這種跟人類過度使用藥品的做法，已經讓細菌產生抗藥性，造成多重藥物抗性的細菌嚴重危及人類健康，並造成各種危險或無法治癒的疾病一樣。

1989年，「全美科學學會」旗下的「藥學學會」指出，工廠化農場必須為使用抗生素造成的抗性，以及破壞抗生素原可保護人類健康的後果負最大責任。三年後「藥學學會」指出，現在多重抗藥性細菌已成為醫藥界最頭疼的問題，並造成許多危險及無法治癒的疾病。「藥學學會」一針見血地指出動物工廠的問題所在。

1997年，世界衛生組織禁止業者餵家畜吃抗生素。一年以後，《科學》期刊稱肉品業是：「造成特殊細菌的抗生素抗性，導致人類疾病的幕後黑手。」到了1998年，疾病管制局指出沙門氏桿菌已開始對至少5種不同的抗生素產生抗性，原因在於業者在家畜身上使用太多抗生素。

政府雖然有權回收玩具、輪胎，以及其他有害物品，不過就是不肯回收有問題的肉品。

在此之前，包括英國、荷蘭、瑞典、芬蘭、丹麥、加拿大、德國以及其他歐洲國家都已禁止家畜使用抗生素。美國國會曾根據訴訟提出這類法案，卻在肉品業者的強力遊說下成功地被阻擋下來。

1999年《新英格蘭醫學期刊》（New England Journal of Medicine）報導，從1992到1997年之間，人類因抗生素抗性而遭到感染的速度增加了8倍，其中部分原因是因為出國旅遊，另外一部分原因則是陰為雞隻使用抗生素。

不過，感染速度的增加，也可能是因為到墨西哥這種餵雞吃抗生素的國家旅行。近年來該國在家禽身上使用抗生素的劑量是過去的4倍，疾病管制局認為感染速度的急速竄升，家畜使用抗生素絕對是主要元凶。

即使病原體已開始對特定抗生素產生抗性，但是某些肉品公司領導人卻說，反正還有其他更強的抗生素可用。然而，事實並不若業者說的那麼樂觀：

「近來研究顯示，雞隻身上的細菌已經對氟化奎林酮類抗生素產生了抗藥性，這是一種最近才被認可的抗生素，也是科學家希望能長期有效的抗生素。」（《紐約時報》，1999）

氟化奎林酮類抗生素是從1995年開始才用在美國家禽身上，在此之前，除了人們到某些允許氟化奎林酮類抗生素使用於畜牧農業，或先前用來治療疾病的國家會產生抗性以外，美國並沒有氟化奎林酮類抗生素的抗性問題。但從此以後，氟化奎林酮類抗生素的抗性，對美國家禽與人類都開始出現驚人的成長。

1999年，丹麥出現一起因氟化奎林酮類抗生素抗性的致命感染事件，經過追蹤後發現，感染源來自於受到感染的豬。台夫特大學遺傳適應與藥物抗性中心主任史都華·列維（Stuart Levy）博士提出評論：「氟化奎林酮類抗生素是這類感染疾病的最後一道防線……如果連這類藥物都開始失效，以後我們該怎麼辦？」

「或許可以用萬古黴素。」某位肉品業主管這麼說。

萬古黴素是一種特別強效的抗生素，被認為是對付多重抗性細菌感染的祕密武器。

可是，近來在英國發現的「超級細菌」不只對萬古黴素產生了抗藥

我們已知的事實

- ✪ 美國每年人類使用抗生素治療疾病的劑量：1,350公噸。
- ✪ 除了治療疾病，美國每年家畜使用抗生素的劑量：11,070公噸。

- ✪ 除了治療疾病，丹麥每年家畜使用抗生素的劑量：無。
- ✪ 丹麥減少在家畜身上使用抗生素對其健康造成的負面影響：無。
- ✪ 丹麥減少在家畜身上使用抗生素對業者收入造成的負面影響：無。

- ✪ 丹麥在禁止經常性餵雞隻吃抗生素之前，有多少雞隻對抗生素產生抗藥性：82%。
- ✪ 雞隻對抗生素的抗藥性：12%。

性，甚至還把萬古黴素當成食物——它真的是靠抗生素為生！然而，儘管公衛單位有不同看法，但是美國肉品業者仍舊繼續捍衛自己使用抗生素的權利……

　　未來會出現什麼新的微生物讓人疲於應付呢？我們不知道。但根據過去經驗，有4件事情是絕對可以預見的。

　　一、造成食物中毒的新型病原，可以透過動物性食物找到侵入人體的方法。

　　二、人類治療細菌感染的能力，將會因對抗生素的抗性而不斷減低。

　　三、由於這類問題不斷發生，肉品、乳品及蛋業者將盡可能轉移大眾注意力，把自己應負的責任往外推。

　　四、最能保障自己及所愛之人的方法，就是不吃動物性食物。

今天美國醫院使用抗生素的劑量是三十五年前的100倍，不只是醫院大量使用抗生素，工廠化農場在鄉下亦大量使用各種主要抗生素。

致病的荷爾蒙

雖然世界其他地方早已禁止使用抗生素，但是它不是美國牛肉製品唯一會使用的藥品。最近，業者開始替美國肉牛注射性荷爾蒙，包括赤黴醇、乙酸去甲雄三烯醇酮、黃體素、睪固酮及（或）雌二醇。

使用這些類固醇可以增加牛的體重，就像有時健身的人或舉重選手使用類固醇會變得更壯——即使這麼做可能會危害自己的健康。

美國牛肉製品使用荷爾蒙有多普遍？

今天有超過90％的美國牛接受荷爾蒙注射，在某些大型養殖場甚至高達100％。美國畜牧者一直說使用荷爾蒙很安全。然而，自從1995年以後，歐盟已完全禁止農場使用性荷爾蒙促進動物發育，因為我們已知性荷爾蒙會造成癌症及各類型生殖障礙。

歐盟堅拒有荷爾蒙的美國牛肉進口，美國肉品業者的反應是什麼？

當然是非常不滿意——他們企圖利用關稅問題，硬把美國牛肉塞進歐洲市場。

自從歐盟禁止會員國販賣有荷爾蒙的牛肉之後，美國對世界貿易組織（WTO）抱怨連連。

世界貿易組織「三人律師小組」裁定歐盟每年必須付給美國1億5,000萬美元以賠償損失。儘管獨立科學家提出冗長報告，顯示有些美國肉品的

　　「使用荷爾蒙讓牛有效率地發育很安全……肉身上的荷爾蒙對牠們身體沒有任何影響」

──全國牧牛人牛肉協會

　　「17β－雌三醇（美國牛肉製品廣泛使用）必須被視為絕對會致癌的物質。它一開始會造成腫瘤，然後腫瘤會引起各種後遺症。簡言之，這表示即使肉裡只有微量促進牛隻發育的荷爾蒙，也會導致癌症。」

──歐盟獸醫基準科學委員會

荷爾蒙是「絕對致癌物」──而且其本身就會造成癌症，可是「三人律師小組」照樣做出這個決定。

　　對歐盟來說，美國牛肉的荷爾蒙威脅實在是太大了，他們寧願每年付1億5,000萬美元給美國，也不讓美國牛肉進入歐盟領土。

　　你以為吃「沒有荷爾蒙」的美國牛肉，就不會受到注射荷爾蒙牛肉的威脅了嗎？

　　但我可不確定！

　　1999年，歐盟抽樣檢驗美國牛肉業者及美國農業部聯手合辦的「無荷爾蒙牛隻」（Hormone Free Cattle）計畫的樣本時，發現有12%的美國「無荷爾蒙」牛肉裡有性荷爾蒙。

　　同樣的，1999年，瑞士政府檢驗理應沒有荷爾蒙的美國牛肉時，卻發現有7%「無荷爾蒙」美國牛肉裡有性荷爾蒙。美國畜牧業者不斷辯解說，使用合成荷爾蒙絕對安全。2000年，春田肉品執行長山姆·艾柏森說明為什麼歐洲對此有不同的看法：

　　「他們只是對狂牛症有偏執狂罷了。」

　　顯然對某些人而言，偏執與精明之間沒什麼太大分別。不過艾柏森倒是說對了一件事──在歐洲，特別是在英國，有非常嚴重的狂牛症。

紅色牧人的預言——狂牛症

可怕的狂牛症屬於傳染性海綿狀腦病（transmissible spongiform encephalopathies, TSEs）的一種，在人類、羊、牛、鼬鼠、鹿及貓等動物身上都很常見。

TSEs在不同動物身上有不同名稱——例如發生在人身上叫庫賈氏症（Creutzfeld-Jacob Disease, CJD），發生在羊身上叫癢病（scrapie），發生在鹿及麋鹿身上則叫慢性破壞症，發生在牛隻身上叫牛海綿狀腦病（Bovine Spongiform Encephalopathy, BSE）。

然而，無論是哪種動物罹病，症狀都很類似：它會侵襲中央神經系統，讓大腦喪失功能；從第一次感染到症狀出現，有非常長的潛伏期（不是幾年，而是以幾個十年為單位來計算）；這是種會致人於死的疾病；而且可經由吃食動物或牠們的某些部位，尤其是腦部及脊椎而得病。

人類得到這種病的最新案例，被稱為新型庫賈氏症（nvCJD）。人類一旦感染新型庫賈氏症，會造成非常嚴重的後果——大腦細胞逐漸被破壞，導致癡呆及死亡——這種疾病的死亡率是100%！

「根據相關描述，新型庫賈氏症會讓患者以極恐怖的方式死亡。首先是情緒搖擺不定及麻木，然後是產生妄想，身體不自主地晃動，最後則因記憶力損壞而導致癡呆，就跟阿茲海默症一樣——除了任何年齡都可能得到這點以外。

難怪歐洲人會如此恐懼……狂牛症了。

新型庫賈氏症侵襲英國牛始於1980年代中期，然後開始侵襲不同生物。自從1995年以來，這種疾病已造成80名以上英國人死亡。後來它跨越愛爾蘭海及英國隧道，侵襲歐洲十二個國家。上週義大利證實出現第一起案例。去年底，西班牙及德國也出現相同案例。這月稍早，德國衛生部長及農業部長才因保證德國牛肉很安全，卻被證實與事實不符而辭職。截

美國牛肉製品使用荷爾蒙非常普遍，今天有超過90%的美國牛接受荷爾蒙注射，在某些大型養殖場甚至高達100%。

至目前為止，法國及愛爾蘭也相繼傳出有多起人類因這種疾病而死亡的例子。」（《時代》雜誌，2001）

從1985到1995年，英國有超過167,000頭牛因得到新型庫賈氏症而死亡，也就是大家熟知的狂牛症。

在這段期間，英國衛生官員堅決主張英國牛肉很安全——即使證據顯示的結果與他們的說法完全相反，政府依舊堅稱如此。1996年，某個隸屬政府的科學小組告訴英國國會有關新型庫賈氏症的新病例，也就是人類狂牛症「可能的解釋」，那就是BSE已經從牛轉移到人類身上。然而在此之前，英國人已經吃掉100萬隻受到感染的牛。接下來幾年，有超過250萬隻英國乳牛感染狂牛症而死，牠們的屍體以極高溫焚化，以避免傳染病菌。

當然，美國肉品業者緊跟著英國的腳步。

《肉品處理》雜誌的編輯史蒂夫‧畢杰克里哀悼說：「肉品是細菌的溫床，它讓寄生蟲、有毒化學物質及金屬汙染物有了庇護所，現在它又會造成腦部的損害而導致死亡。」

有多少人吃了英國牛肉而得病，簡直是多到數不清，因為通常人們感染新型庫賈氏症，要等到十到三十年後才會出現症狀。2000年《新科學家》刊登「牛津衛康感染流行病學中心」的報告指出，因新型庫賈氏症而死亡的人數高達50萬人。

1999年，美國食品藥物管理局及加拿大衛生單位要求捐血中心拒絕接受過去十七年內曾在英國待過六個月或六個月以上的人捐血，因為那段時間在英國待那麼久的人，很可能會感染人類狂牛症，而這種疾病會透過血液傳染給其他人。儘管紅十字會非常需要血，還是實施了這項政策。

2000及2001年，歐洲人對狂牛症的憂慮達到新的高峰，原因是倫敦帝國醫學院流行傳染學系研究發現，有4,700到9,800頭法國牛感染狂牛症，其中有高達100隻已進入人類食物鏈，而且日後狂牛症亦開始蔓延至西班牙及德國——歐盟要求銷毀另外200萬頭牛。

狂牛症最早出現在英國，沒想到後來英國竟開始禁止法國牛肉進口，這真是出乎意料的轉折。

早在2001年德國便加入英國及愛爾蘭的行列，撲殺成千上萬隻可能有狂牛病的牛，而歐盟更花了超過10億美元購買並銷毀這些動物。歐洲某些國家的牛肉消費者驟減一半，其中包括了德國。德國、法國及比利時人對

政客竟膽敢聲稱本地家畜沒有狂牛症，感到非常憤怒，並決定把他們揪出來。法國政府起訴了1名販售染病牛隻給連鎖超市的農人，至少有1家保險公司願意提供素食者折扣優待。

其實狂牛症的死亡人數相對而言並不算太多，那麼為什麼這些事件還是引起了眾人的怒火？因為我們無從得知有多少動物感染到這種病，或是有多少人已成為人類狂牛症的繁衍溫床，然後又透過血液、器官捐贈或感染病菌的手術用具（感染媒介即使經過標準程序消毒還是存在），再將疾病傳給其他人。

狂牛症不只神祕，而且勢不可擋。它讓受害者瘋狂而死，讓他們的腦袋看起來像瑞士乳酪一個洞一個洞。《倫敦時報》在2001年有篇報導指出，英國最大型為人類食物處理動物屍體，位於唐開斯特的昌盛慕勒公司（Prosper de Mulder）錯把不適合人類食用，提供給反芻類家畜飼料用的蛋白質出口到近七十個國家，包括以色列、日本、肯亞、黎巴嫩、馬爾他、沙烏地阿拉伯、新加坡、南非、斯里蘭卡、台灣及泰國。地球上沒一個國家是安全的！

許多美國人是在因為1996年歐普拉在節目中提到狂牛症，才頭一次聽說有這回事。那次她邀請的特別來賓是我的好友，也是目前「拯救地球」的總裁，昔日的牧場老闆，後來成為全素食者的霍華‧李曼（Howard Lyman）。歐普拉及李曼在節目上強烈譴責美國牛肉，使得牛肉業者先是拿60萬美元在歐普拉節目時段做廣告，然後又控告他們兩人，並求償2,000萬美元。

到底歐普拉在現場說了什麼，引起牛肉業者如此大的反彈？歐普拉在瞭解美國牛肉業者與英國牛肉業者多年來的做法如出一轍，竟把殘餘牛肉回收當成牛飼料，等於是把牛——天生的草食動物——變成肉食動物之後說：「我以後再也不想吃漢堡了。」

霍華‧李曼說，狂牛症有可能在美國出現，而且是「完全步上英國的老路（把牛肉加入牛飼料裡）」。這麼說當然惹惱了飼養場老闆、億萬富翁保羅‧英格勒（Paul Engler）及他的公司仙人掌飼養者（Cactus Feeders）。

人們感染新型庫賈氏症，要十至三十年後才會出現症狀，而因新型庫賈氏症而死亡的人數高達50萬人。

他們雇用極有權勢的律師團控告歐普拉及李曼，向他們求償2,000萬美元，「把他們打得滿地找牙」。

節目播出一個月之後，他們在德州阿瑪利提起訴訟，聲稱歐普拉允許「反肉品狂熱分子發表偏頗、沒有根據、不負責任的言論反對牛肉，不只造成牛肉業者的損失，也造成大眾不必要的恐慌。」

歐普拉及李曼則表示：「這是文明社會裡極端沒風度，也完全無法容忍的做法。」

在評估過牧牛者的案子之後，美國第五巡迴審判法庭有了截然不同的見解。法官表示：「畜牧者抱怨（歐普拉）節目沒有從對美國牛肉有利的角度討論狂牛症。」

至於李曼的話沒有根據嗎？當然不是。

法院表示：「李曼的觀點是根據真實、已確定的事實。」事實上，法院對歐普拉與李曼被告的觀點，與九個月後美國食品藥物管理局的結論完全一致。

儘管時間證明歐普拉與李曼在節目中所言完全站得住腳，全國牧牛人牛肉協會產品安全主任詹姆斯・雷根（James Reagan）對這起官司的說詞仍然沒有改變。

他說，沒有證據顯示吃英國牛肉會得到人類狂牛症。

不過在科學檢查制度如此強而有力的今天，即使是全國牧牛人牛肉協會也不得不承認：

「新型庫賈氏症可能是因為人類吃了感染牛海綿狀腦病的牛肉，才會讓中樞神經系統受到傷害。」

在最後一次審判結束後，歐普拉站在法院台階上提出二點聲明，被各大主要媒體大幅報導。

她說：「美國憲法第一修正案不只存在，而且還堅若磐石。」可是，她同時也提出了第二點沒有被媒體大幅報導的聲明：「至今我再也沒吃過漢堡。」

在歐普拉節目播出十六個月後，美國食品藥物管理局正式禁止業者將牛肉及牛骨當成飼料餵給牛吃。

不過事實上，將雞或豬的骨頭、腦部、肉屑、皮毛，以及排泄物當成

我們已知的事實

⭐ 蓋瑞・韋伯（Gary Weber，譯註：全國牧牛人牛肉協會美國華盛頓行政部門主管）的聲明在歐普拉的節目裡被剪掉了，可是畜牧業者覺得這段話很重要，應該被保留下來：「牧牛業接受自發性禁止『把回收牛肉當成飼料』。」

事實是：「自發性」禁止在節目播出前早已開始實施，但對於業者餵牛吃什麼並沒有任何影響；農業拓展仲介人及飼料業者證實，餵牛吃回收牛肉飼料的情況依然存在，甚至在業者宣稱已實施自發性禁止以後，還有增加的趨勢。

⭐ 蓋瑞・韋伯還有一段聲明也被節目剪掉了，畜牧業者認為也很重要，應該要保留：「餵牛吃的飼料⋯⋯均已經過高溫烹煮、消毒過了。」

事實是：狂牛症的感染媒介，即使經過一個小時、攝氏360度的高溫——足以熔化鉛——處理之後，仍然可以保留它的感染力；它能低檔抗生素、滾水、漂白水、甲醛以及各種溶劑、消毒水及酵素等目前知道可以殺死絕大多數細菌及病毒的東西。

飼料的情形，在本書出版（編註：2001年）之際仍舊是合法的，而且還十分普遍。

美國肉品業依然堅決表示，美國根本沒有狂牛症，要民眾不必擔心美國牛肉是否有問題。他們或許是對的，不過有些擺在我們面前的事實，實在是讓人感到非常不安：

2001年食品藥物管理局指出，美國有數百家家畜飼料製造業者有計畫地違反規定，未將帶有狂牛症的肉品趕出國內。食品藥物管理局在調查過飼料廠及飼養場之後發現，禁止家畜吃與致命腦病變有關的被屠宰肉品規定，業者根本就沒有放在眼裡。

食品藥物管理局說，他們只檢查了⅔有牌照的飼料廠，這類飼料場至少有超過20%沒遵守規定，讓狂牛症進入國內。

英國最大型處理動物屍體的昌盛慕勒公司錯把不適合人類食用，提供給反芻類家畜飼料用的蛋白質出口到近七十個國家，包括台灣。

「更糟糕的是，」一家主要肉品業期刊指出：「大約有8,000家飼料廠連牌照都沒有，這些工廠只有不到一半接受過食品藥物管理局的檢查……美國農業部老喜歡暗中將『數千隻』可疑牛隻死後的腦細胞拿去檢驗，以確定沒有狂牛症的症狀，他們也確實沒發現到任何病例。這聽起來好像還不賴，除非你想到每星期都有幾百萬頭牛遭到屠殺。」

事實上，美國過去十年來至少屠殺了9億隻牛，而農業部只檢驗到12,000隻牛有狂牛症——

大約每75,000隻牛裡就有1隻有病。

這個賭注非常高！

受感染的動物屍體一旦「回饋」給其他動物，被磨成粉末並且混入飼料裡，便可能造成數千隻動物遭受感染，而數千名人類又會吃下這些動物的肉。

此外，美國多數肉類包裝工廠利用空氣槍把活塞打進牛腦裡的屠宰方法，可能會把牛腦中樞神經組織弄進血管裡。

美國牛肉業不斷表示，他們對國內狂牛症的防護措施很有信心，他們說，消費者不需要冒多少風險。可是2001年3月12日《新聞周刊》的封面故事就是狂牛症——

「事實上，美國對狂牛症的防衛與監督，比絕大多數民眾所理解的還要來得差。」

新型庫賈氏症（人類的狂牛症）的發生機率是一百萬分之一。在狂牛症發生之後，新型庫賈氏症真的成為發生率「一百萬分之一」的疾病了。

根據美國研究，阿茲海默症（它的症狀跟新型庫賈氏症非常接近，因此很難分辨）患者在死亡後接受檢查，結果發現有5.5%的患者被推測有新型庫賈氏症。

除此之外，耶魯大學的研究也發現，死去的阿茲海默症病患有13%有新型庫賈氏症。

現在，美國有400萬名阿茲海默症病患。

餐桌上的生與死
Our Food, Our Fellow Creatures

Part 2

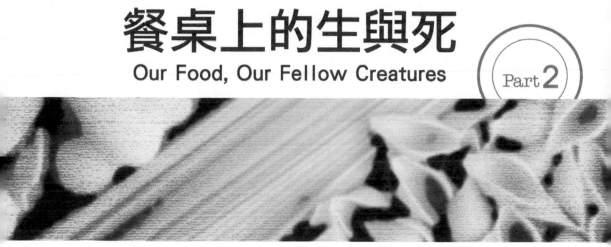

Chapter **9** 傷心
養豬場

他對我說，如果你不宰了牠，
我就不認你這個兒子！

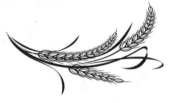 **我** 曾在愛荷華州遇見一位很特別的紳士。沒錯，我用了「紳士」這個字眼，因為我想讓自己顯得很有禮貌。不過當我見到他時，對方可一點都不紳士。他自稱擁有並經營一間「豬肉製造場」，但對我來說，那根本就是豬隻集中營。

豬隻集中營

那裡的環境簡直糟透了！

豬隻全都被關在只比自己身體大一點的籠子裡面，那些籠子像**階梯**一樣一個個往上疊，共有3層高。籠子的邊緣以及底部都是鋼條，上面及中間一層的排泄物會經由鋼條再落到最底層的動物上。

我想這位恐怖的養豬人至少有109公斤，不過，他令我印象最深的地方是，他整個人好像是水泥做的。他的一舉手一投足，幾乎跟磚牆沒什麼

兩樣。這位仁兄更討人厭的地方是，他說起話來總是含含糊糊的，很不清楚，每句話聽起來都一樣，而且沒一句話悅耳。

看著這個死板的人，而且察覺他整個人的特性後，我自作聰明地下了一個結論，那就是他並不是很難纏，只是還沒有時間做完每天例行的瑜伽運動，特別是在那天早上。

我並沒洩露出自己對此人或他工作的想法，因為我是在暗中造訪屠宰場及飼養場，以瞭解肉品製造業的現況。

我的汽車保險桿沒有任何貼紙，穿著打扮也刻意未露出與當地人不同的立場或傾向。我告訴對方自己正在進行畜牧農業的研究，不知他是否願意撥個幾分鐘跟我聊聊，讓我增廣見聞。他嘴裡咕噥了幾個字，我分辨不出那是什麼意思，但是我知道他同意可以問他幾個問題，並願意帶我四處看看。

我很討厭身處那種情境，尤其當我們走進他的養豬場時，我感覺並沒有更好。

事實上，感覺更糟了！因為我立刻被一種只能說是難以忍受的氣味給嚇到。那裡散發著由動物排泄物所散發出、惡臭到令人無法置信的阿摩尼亞、氫硫化物以及其他毒氣的味道，而且顯然它們堆在那裡已有很長一段時間了。對我來說，那些臭氣真是噁心極了，我想對動物來說，肯定也會覺得如此。

據瞭解，掌管嗅覺的細胞叫篩狀細胞。豬跟狗一樣，他們集中在鼻子上的篩狀細胞數量是人類的200倍。牠們在自然狀態下會用鼻子在土裡翻找，偵測出可吃東西的氣味。

只要有可能的話，豬絕不會弄髒自己的窩，因為牠們很愛乾淨，儘管我們常認為牠們很髒。可是牠們在這裡——完全碰不到土地，鼻子又會被自己尿液的臭味、養豬場裡其他被關起來的豬累積的糞便及廢物氣味所包圍。雖然我只在那裡待了幾分鐘，但是只要我待得愈久，就愈想離開，而那些豬卻得被囚禁在那兒，動也不能動，還得被迫忍受惡臭，簡直是動彈不得。一天二十四小時，一星期七天，牠們都是這麼過的，而且我敢說，牠們絕對沒有休假！

經營這個地方的人——我是這麼稱呼他的——絕對可以說出自己是如何用藥物來對付非洲豬瘟、霍亂、旋毛蟲病及其他今日養豬場常見疾病。不過，我對他及農場的想法並沒有因此而改觀。當農場有隻豬發出特別尖

銳的叫聲時，他突然往**豬籠子**的鐵條用力一踢，「鏘」的一聲巨響迴盪在整個倉庫，讓其他豬隻也跟著尖聲叫起來。

我很難掩飾自己的不滿，很想說出對他這種養豬法的想法，但想了又想，還是算了。

顯然跟這種人討論沒什麼用。

▌食不下嚥的晚餐

大約十五分鐘之後，我已經受不了，準備要離開了，也確定他很高興終於可以擺脫我了。可是後來竟發生了一件事，一件永遠改變我人生，也改變他人生的事——

他太太從農舍走出來，**誠摯**地邀請我留下來一起吃晚餐。

當她太太來邀請我時，那位養豬場主人露出一副痛苦的表情，但最後還是很盡責地轉向我說：「那位女士希望你能留下來吃晚餐。」附帶一提，他總是稱自己的太太為「那位女士」，這讓我推測，他絕對不是今天美國最先進的女性主義擁護者。

你是否有過完全不知道自己為何會如此做的經驗？直到今天，我仍然無法告訴你，是什麼原因促使我留下來。

我對他說，好，我很樂意。

所以我留下來吃晚餐，雖然我沒吃豬肉，至於藉口是醫生要我控制膽固醇。我沒說自己是素食者，當然也沒說我的膽固醇只有125。

我努力讓自己做個有禮而稱職的客人，也不想說些會引起衝突的話題。我看得出來，那對夫妻（他們兩個兒子也跟我們一起吃飯）盡可能地對我很客氣，而且稱得上是親切有加。我問自己，如果他們到我家附近旅行而有機會遇到的話，我會邀請他們一起吃飯嗎？

恐怕不會，我知道，絕對不會。

可是，現在他們竭盡所能地款待我。是的，我必須承認如此。雖然

所有的豬都被關在只比自己身體大一點的籠子裡，動也不能動，還要被迫忍受惡臭……一天二十四小時，一星期七天，而且「全年無休」！

危險年代的求生飲食

我非常痛恨那些豬被殘忍地對待，但是這位養豬場主人畢竟不是希特勒轉世。至少此刻不是！

當然，我仍然知道，若是我們卸下表面的**偽裝**，肯定只會讓彼此陷入劇烈的衝突，我不並想讓情況變成如此。所以，整頓飯吃下來，我盡量只說些四平八穩的話。

或許他們也感覺到了，所以我們的對話始終都很表面。

我們談天氣，談論他兩個兒子在哪裡參加小聯盟，然後，當然了，也談到天氣會影響小聯盟的比賽結果。我們努力把對話維持在很淺的話題，讓談話內容盡可能不要產生衝突，至少我是這麼想的。不過，他不知怎麼地，突然用手指著我，用一種嚇人的聲音咆哮：「你們這種保護動物人士都去死吧！」

我始終不明白他是怎麼知道我主張保護動物──我一直很痛苦地盡量避開這類話題──可是我的胃已經開始痙攣了。更糟的是，他兩個兒子突然離開餐桌跑進房間，把房門用力一甩，然後把電視開得震天價響，像是想把接下來的吵架聲給淹沒。那時他太太也在場，只見她神情緊張地收拾碗盤，便匆匆躲進廚房。我眼看著廚房門關上，然後聽到水龍頭的流水聲，有種整個人往下沉的感覺。

沒錯，他們留下我**孤零零**一個人。

老實說，我嚇壞了。在這種情況下，任何一個錯誤的舉動，都可能會造成災難。

我努力讓自己集中精神，試著透過關注呼吸冷靜下來。可是我做不到！很簡單，因為我根本就沒法呼吸。

「他們到底說了什麼，讓你這麼生氣？」最後，我小心翼翼地說出這句話，試圖不要露出內心的恐懼。

我真的很想撇清自己跟動物權運動的關係。而且，顯然他非常痛恨保護動物運動。

「他們指控我虐待動物。」他大吼道。

「他們為什麼會這麼說？」我當然完全知道為什麼，但是是為了保住小命，我還是這麼問。

令我覺得有些意外的是，雖然他正在氣頭上，但是這回他的聲音清楚極了。

他很詳細地告訴我，保護動物團體說他對待動物的方式，正是他們極

力反對的做法。接著，他開始滔滔不絕地發表長篇大論，說他有多恨人家覺得他很殘忍，而那些人根本就不懂這一行，幹嘛多管閒事。

當他提到這點時，我的胃突然不痛了，因為一切變得很清楚，他不想傷害我，只是想發洩罷了。

想到這兒，我心裡不免高興起來。看來他有部分的挫折是來自於自己也不想虐待動物——把牠們關在那麼小的**籠子**裡，使用那麼多藥物，在母豬生下小豬後很快把小豬帶開——他不認為自己有其他選擇，因為若是不這麼做，就無法與其他業者競爭，而且會造成損失。他告訴我，現在大家都這麼做，所以他就這麼做。他不喜歡這樣，但他寧可被人指責，也不得不這麼做來養家活口。

養豬場主人的眼淚

一個星期之前，我在某大型豬肉買賣市場進行調查時，發現那裡的交易原則是：

盡量跟大型生產線的豬肉商交易，把像他這種小型豬肉販摒除在外。如此一來，他們就沒有能力與其他大型肉商競爭了——我所瞭解的情況證實了他所言無誤。

我開始瞭解這個人的處境有多麼艱困了！我現在之所以會在他家，是因為他跟他太太邀請我。我環顧四周，顯然他們日子過得很拮据，什麼東西都是破破爛爛的。

這個家可說是岌岌可危。

顯然，養豬是他唯一懂得的生財之道。

談著談著，他告訴我說，雖然他一點兒都不喜歡養豬場的飼養方式，但他不得不這麼做。他好幾次提到自己有多麼痛恨這種做法，也提醒了我不過幾分鐘以前，他還希望那些保護動物人士都去死。

隨著我們的對話持續進行，我對這位原先有著嚴厲批評的人開始有了敬意。其實他是個很正直的人，心地也很善良。可是當我意識到他內心也有很仁慈的一面的同時，卻忍不住開始懷疑，他為何會如此對待自己養的豬？我完全不知道待會兒會發現什麼……

我們談著談著，他突然臉色一變，然後整個人像是垮掉似的，雙手抱住頭。他看起來很糟，好像發生了什麼很可怕的事。

難道是他心臟病突發？**中風**？我發現他呼吸困難，腦子一團亂。

「怎麼回事？」我問他。

他花了點時間，最後終於能回答我了。看到他能開口說話，我感到如釋重負，雖然他到底說了些什麼，對於釐清現況並沒有太大用處。

「不要緊，」他說，「只是我什麼都不想說。」他說話時手動了一下，像是要把什麼東西往外推。

接下來幾分鐘，我們還是繼續聊天，可是我覺得很不自在。這一切似乎還沒有結束且令人困惑，像是有個陰暗的東西進到房裡，而我不知道是什麼，也不知該怎麼辦。

我們繼續聊著，但同樣的情況又再度發生了，他臉上再次被沮喪占滿了。我坐在那兒，感到一股刺骨而沉重的寒意。我很想表現出對這種情況的反應，但我做不到。天！我又覺得自己沒法呼吸了。

然後，他看著我，眼裡充滿了淚水。

「你說的沒錯！」他說。

當然啦！我是很希望別人說我沒錯。但是，這回我完全不知道他指的是什麼。

他繼續說道：「沒有任何動物該受到那種對待，特別是豬！你知不知道牠們很聰明？而且如果你對牠們很好的話，牠們非常友善，可是我對牠們很不好。」

他的眼淚汩汩地從眼裡流出來，然後他告訴我說，他想起小時候的回憶，一件他已多年不曾再想起的事，如今那段記憶又再次浮上了心頭。

他說，自己是在密蘇里州鄉下一個小農場長大的。

那是個傳統農場，動物可以自由自在地在穀倉及牧場走動，而且每隻動物都有名字。

他是家裡的獨子，爸爸是那種很有權威，有著**鐵腕**作風的人。他因為沒有兄弟姊妹，總是很孤單，所以農場裡的動物成了他最好的同伴，特別是其中有幾隻狗成了他的好友。

養豬場主人的父親竟然要他在「殺了睡覺、玩耍都在一起的玩伴豬」與「斷絕父子關係」之間做決定！

159

傷心養豬場

而且我有點驚訝的是，他說那時他有隻寵物豬。

當他告訴我有關那隻豬的事時，彷彿變成另外一個人。本來他說話時的聲音很單調，在終於說出長久以來的痛苦的當下，他的聲音卻充滿活力，而肢體語言也變得活潑起來，整個人顯得精力充沛。

他說自己每到夏天都會睡在穀倉裡，因為那兒比屋裡涼快，而那隻豬會走過來睡在他旁邊，溫柔地要他搔搔牠肚子，他當然很樂意這麼做。他繼續表示，說農場有個池塘，天氣很熱的時候，他喜歡在池裡游泳。每次只要他跳下去，有隻狗就會特別興奮，然後開始搗蛋──牠會跳到池裡游到他身邊，然後爬到他頭上用爪子拼命抓，把他弄得很狼狽，讓他幾乎沒法子再游。這時，就像是命運注定似的，那隻豬跳進池塘裡，讓他那天不至於太悲慘。

顯然那隻豬會游泳。牠撲通一聲跳到水裡，游到那隻狗正在鬧他的地方，然後把自己擠在他們中間就停下來，想盡辦法把那隻狗留在岸邊。就我的理解，那隻豬在那種情況下就像個保鑣，或者就這個例子而言，更像隻救生豬。

聽著這位養豬場主人說著有關寵物豬的故事，我們都很樂在其中。所以當他臉色又開始不對時，實在是令人意外。

他臉上再度爬滿了絕望，而且讓我感覺得到那將是一個很悲傷的故事。我知道這件事讓他生命充滿極度的痛苦與哀傷，可是我不知道是什麼讓他這麼痛苦，也幫不上忙。

「後來你的豬怎麼了？」我問道。

他嘆了口氣，像是整個世界的痛苦都包含在那聲嘆息裡。然後，他慢慢地說：「我爸要我宰了牠。」

「你做了嗎？」我問他。

「我跑掉了，可是我沒地方躲，後來他們找到我。」

「然後發生了什麼事？」

「我爸讓我選擇。」

「什麼選擇？」

「他對我說，如果你不宰了牠，我就不認你這個兒子。」

我想，許多做父親的都會用這種駭人的方式，來訓練兒子變成他們所

謂勇敢和堅強的人，而不知道這對孩子來說有多麼沉重。而且這麼做，只會造成他們冷酷無情的性格，並封閉自己的感情。

「所以我宰了牠。」他說，然後眼淚緩緩從臉上流下來。

我深受感動，也覺得很**羞愧**。這個原先我以為沒有任何感情的人，在我，一個陌生人的面前，啜泣起來。這個原先我以為麻木不仁、鐵石心腸的人，其實是個懂得關心，而且懂得深深關心別人的人。我錯了，而且是大錯特錯。

接下來發生的事已經很清楚了。

這位養豬農夫記住了這段痛苦的回憶、這個沉痛的創傷，而他始終無法**面對它**。然後，這段記憶被刻意地遺忘了——因為那實在是太讓人難以承受了！

在他年輕的心智仍在成長階段便做了決定，讓自己不再那麼脆弱，那麼容易受傷。所以他在產生痛苦的地方築起高牆，亦即他對那隻豬的愛與感情之所在，也就是他的心。如今他靠著宰豬為生——我想，他還在尋求父親的認同吧。

我的天啊，為了得到父親認可，竟然會做出這種事。

我原以為他是個冷酷而封閉的人，可是現在我看到他真實的一面。他的一絲不苟並不是因缺乏感情，雖然我原先以為是如此，而是恰好相反：這反而顯示出私下的他有多麼敏感。

如果他不是那麼敏感的話，就不會受到那麼深的傷害，也就不需要高築心牆了。

事實上，當我第一眼見到他的時候，便發現他的身體十分緊繃，像是穿著**盔甲**似的，這顯示出在盔甲底下的他，曾經受到多麼嚴重的創傷，擁有多麼豐富的情感。

老實說，我曾經無情地以為他很冷酷，也認為的確是如此。後來那天晚上我坐在他旁邊，為他竟有勇氣將埋藏於內心深處、痛苦不堪的記憶挖出來而感到高興，也為自己感到汗顏。當然，我也很高興自己沒有就這樣陷入成見之中，如果我一直對他有成見的話，就不可能讓他把這段回憶和盤托出了。

那天晚上我們聊了好幾個鐘頭，也談了很多其他事。

在我們談了這麼多以後，我很擔心他。他的感受與從事的工作落差實在是太大了。可是他能怎麼辦呢？他只會養豬、殺豬。他沒有很高的學

歷，讀過的書也很有限。如果想轉行的話，誰會雇用他？誰會投資或訓練像他這種年紀的人？

這些問題整晚一直縈繞在我腦裡，但我想不出答案，於是我有點沒禮貌地開玩笑：「或許，你能改種花椰菜或什麼的。」

他瞪著我，好像完全不明白我在說啥。

我很快地察覺到，他可能連花椰菜是什麼都不知道。

我們分手時已成了朋友，雖然我們很少見面，但隨著時光流逝，這份友誼卻始終長存。

我時時將他放在心上，不時會想起他，這個我心目中的英雄。因為正如你將知道的，他除了勇於把埋藏在內心的痛苦說出來令我印象深刻之外，更有著我所未曾見識過的勇氣。

後來……

我在撰寫《新世紀飲食》時，曾經引用並概述他對我說的話，不過我寫得很簡單，並沒提到他的名字。我想，像他這樣住在愛荷華州的養豬戶那麼多，應該沒人猜得出來那就是他吧！

《新世紀飲食》問世之後，我寄了一本給他，希望他不介意我把那天晚上的談話寫出來，同時還把我們聊了一整晚的那幾頁特別標示出來。幾個星期以後，我收到他的一封信。

「親愛的羅彬斯先生，」他一開始這麼寫道，「謝謝你的書。我一看到書，偏頭痛就來了。」

現在身為作家的人，都很希望自己對讀者有某種影響力，但我心裡從來沒這麼想過。

他信裡繼續解釋自己的偏頭痛有多嚴重，然後說，「那位女士」建議他應該讀讀這本書——她覺得他的偏頭痛一定跟這本書有關。這聽起來實在沒什麼道理，但是他還是照做了，因為「那位女士」對很多事的看法都很對。

「你寫得很好，」他說，而我覺得這幾個字對我的意義，比《紐約時報》稱讚這本書有多好要重要多了。他說，讀這本書對他來說真的很困

難，因為裡面的內容很清楚地讓他知道，他不能繼續再幹養豬這行了。他的偏頭痛更嚴重了！

直到有一天早上，當他看完了書——是他熬了一整夜才讀完的——然後他走進浴室，看著鏡子裡的自己，「就在這時，我決定賣掉所有動物，再也不做這行了。我不知道自己將來會做什麼。或許會照你說的，去種花椰菜。」

後來，他真的結束了愛荷華的生意，搬回密蘇里州，買了個小農場。如今他經營一個現代農場，種植有機蔬菜——當然也包括花椰菜——然後拿到當地的農夫市集去賣。

他也養豬，沒錯，不過只有10頭，而且沒有關在籠子裡，也沒把牠們殺掉。他跟當地學校簽約，校方在戶外教學時間會用巴士把小朋友送到農場來，進行「養隻寵物豬」計畫。他讓小朋友知道，若是善待豬的話——這也是他現在正在做的事——牠們有多聰明及多友善，他讓每個孩子都有機會摸摸豬肚子。

如今他幾乎成了素食者，體重減輕了不少，健康狀況也改善了許多，而且感謝老天，現在他的財務狀況比過去要好太多了。

現在你知道為何我總把這個人放在心上了？為什麼他對我來說是一個英雄？

因為他為了避免繼續扼殺靈魂而勇於跳脫現狀，嘗試各式各樣的事，即使他不清楚下一步是什麼。

他遠離了錯誤的人生，發現正確的道路！

每當我看著世上的事，常常會很擔心自己無法做什麼。但只要我想起這個人及他充滿力量的靈魂，想起那麼多跟自己有著同樣心跳頻率的人，就覺得我們一定能做點什麼。

我可以騙自己說，我們人單勢薄，什麼也改變不了，但我馬上就會想起我第一次看到那位養豬農夫時，自己錯得有多離譜。於是我知道，到處都有活生生的英雄，我之所以沒有認出他們，是因為我以為他們的長相或言行非得是某個樣子不可——這樣的信念讓我變得盲目！

這個人是我心目中的英雄，因為他提醒了我，人人都可以遠離為自己及他人所打造的囚籠，而成為更好的人。他是我心目中的英雄，因為他提醒了我，未來我希望能成為什麼樣的人。

當我第一次見到他時，從來沒想過有一天會在這兒寫出這段故事，但

這表示生命總是充滿了驚喜,而且你永遠不知道未來會發生什麼事。對我來說,養豬場主人提醒了我,永遠不要低估人類心靈的力量。

我很榮幸有機會能與他共度一晚,也很高興成為他表露自己心靈的**催化劑**。我知道自己的出現,就某個角度而言,無疑是提供給他一個機會,不過我也知道、也完全明白,我從中得到的遠比付出的要多太多。

對我來說,能夠去除自己的成見,進而瞭解其他人的良善,並以善良對待他人,是件非常開心的事。有些人可能渴望變得很有錢,或是渴望搭上神祕的班機飛向狂喜的旅程,但對我而言,人類生命無法取代的莊嚴性,才是最大**魔力**之所在。

危險年代的求生飲食

Chapter **10** 老麥當勞
有間工廠

麥當勞獲得素有名望的「企業倫理獎」提名，
但《企業倫理》雜誌最後決定不頒給麥當勞這個獎。

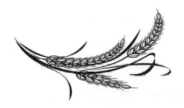

我仍舊看得見那幕景象——奧林匹克運動會開幕與閉幕典禮的儀式包含釋放上百隻白鴿，直到最近才有所改變——這些美麗的鳥兒飛上天空，構成了一幅壯觀的場面。

但我們不再這麼做了，為什麼呢？

因為我們開始明白，儘管這項儀式能帶給我們歡樂與驚奇的感受，但是卻十分殘忍。

我們所看到的其實是，被貨車運來的鳥兒先是擠在地下，接著又因為受到驚嚇而往上飛，牠們害怕、困惑又處於混亂狀態。我們看到的是，筋疲力盡的驚慌鳥兒試著在陌生的環境中保護自己，牠們會因為這場戲劇性的表演而死去。在**韓國**舉辦的賽事中，這些受驚的迷惘鴿子有許多竟然飛入奧林匹克聖火中，數百萬觀眾目睹這個毫無激勵人心作用的景象，看到這些鳥兒被活活燒死。

現在還是有許多地方，包括迪士尼樂園，有釋放鴿子的習慣。但是，隨著人們開始明瞭這些活動的真相，這項慣例已變得不再具吸引力，就像鬥雞、鬥牛、鬥狗或其他任何會造成動物傷殘或死亡的「娛樂」一樣。

我在搞清楚狀況以前，很喜歡看釋放鴿子的場面。我從未考慮過這些鳥兒的實際感受或遭遇，我以為牠們只是在自由飛翔。但是一旦你明白實際情況，你永遠都無法忘記。

　　而我，是多麼常視而不見。

　　記得在我還小時，我認為毛皮大衣是很棒的東西。我從未想過在野外掉進陷阱裡的毛皮動物，必然會在極為痛苦的情況下慢慢死去；或是購買毛皮動物**養殖場**的產品，等同於支持他們造成大量動物痛苦與死亡的行為。不過慢慢地我開始明白，雖然毛皮極其美麗，但在原本的主人身上，它們看起來更出色得多，包括狐狸、貂以及其他作為毛皮來源的動物。現在，當我看到有人穿戴毛皮時，我看到的並不是時尚聲明，而是對毛皮所造成的痛苦的忽視及殘酷。

　　我小時候會去某個朋友家玩，他家的牆壁上掛著很多**鹿頭**，我覺得這些鹿頭很酷！

　　但是喜劇演員艾倫・狄珍妮絲（Ellen DeGeneres）說到了重點，她說：「你如果問人他們為什麼要把鹿頭掛在牆壁上，他們總是回答：『因為鹿是種很漂亮的動物。』你看看，我覺得我的母親很漂亮，但我只是有她的相片而已。」

　　我記得自己曾經認為象牙美得不可思議，我覺得戴著象牙手鐲能讓人與大象有某種程度的聯繫，或許甚至能讓人獲得牠們些許的驚人力量。我不想讓任何人限制我的自由，不願他們告訴我我不應該購買或使用象牙製品。不過現在我已經明白，買賣用瀕臨絕種的動物所製成的產品毫無正面的意義。

　　我們逐漸明白殘忍一點都不酷，但有時我們仍需要重新思索自己的立場。過去我一直認為看貓狗產下一窩窩的後代是件很棒的事，小狗和小貓真是可愛得不得了！但後來我才知道美國貓狗數量過多的問題有多嚴重。每天都有70,000隻小狗小貓在美國出生，其中只有15,000隻會被人領養當做寵物。在美國的動物之家，每年都有2,000萬隻貓狗被殺，因為沒人提供牠們一個家。

　　所以現在我認為，「閹割過的動物比較可愛。」

每天有7萬隻狗貓在美國出生，只有1萬5千隻會被領養當做寵物。在美國的動物之家，每年有2千萬隻貓狗被殺，因為沒人提供牠們一個家。

我居然如此忽視動物所受的苦，或許尤其是，我自己的行動就是牠們痛苦的根源，這個發現讓我驚愕不已。

我不想看見牠們的痛苦！我想繼續緊閉雙眼，以免這種體認讓我產生痛苦又無助的感覺，進而造成我的困擾。

這就是那位養豬農是我的英雄之一的另一項理由。

他跨越了否認的高牆，知道他做了一輩子的事情會造成動物的痛苦，即使他不知道之後自己該怎麼設法養家，但他還是決定停下來找尋更好的做法。他深刻地感受到，長久以來，他所做的一切一直違背了他自己的本心，不利於生命的安樂，只是憑藉著這份感受，他做到了我們之中許多人都覺得最難達成的一件事，也是一直以來正直的必要條件，那就是他是依循著他的心在過日子。

是什麼給了他做到這一點的勇氣？我相信不光是因為他童年的感受帶著這種力量再度浮現心頭，這種感受很重要，但是要促成這種情況還需要其他條件。我認為不論他知不知道，他都從我們對待動物方式的改變中得到了力量，這些改變正橫掃我們的社會。

大家開始有所體悟——我們不再容許企業家買賣受保護與瀕臨絕種的物種；每天都有更多人決定不再購買或是穿戴皮草，也不再縱容以運動休閒為目的的狩獵活動；人們愈來愈常問，為了測試烤箱清潔劑和地板蠟，將這些東西滴進兔子的眼睛裡是否真的有其必要；以及在有更進步的學習方法，還能夠讓人獲得更多知識又能減少痛苦的前提之下，學童是否應該被迫解剖動物。

在許多地方都能看到這些改變……

你可以看到人們拒絕購買用動物做測試的公司所生產的洗髮精或其他身體保養品，轉而採購用不殘忍的方式所製造的化妝品及其他家庭用品。我們正學習如何看見以往未看見的一切，接著在我們有勇氣的時候，根據我們的瞭解改變我們的生活。每天你都可以看到有人到當地的動物收容所或動物之家領養動物，而不是去小狗繁殖場（這些繁殖場根本是小狗的地獄）。每年你都能看到有人開始明白飼養寵物應負的責任，並猶如對待終生的朋友一般對待他們所愛的動物。

一旦你開始注意這股重視、同情動物的洶湧浪潮，你就會發現這股浪潮無所不在。你會看到有人致力於建造野生動物收容所以及保存野生動物的自然棲息地；也會發現有人選擇不吃在捕撈過程中曾經造成海豚傷亡的

鮪魚，也有人是因為不想要有鮪魚因此死亡而拒絕購買鮪魚（鮪魚這種神奇的生物可能是海中游泳速度最快的魚類，牠們的泳速高達每小時約110公里）。

你看到人們開始認真看待對動物的犯罪行為。

我們正在互相幫助，讓彼此逐漸**成熟**，進而承擔責任，讓我們能成為一個完整的人。我們正在檢視自己的行為，並在我們有能力時，嘗試改變那些正造成其他生物痛苦的人。我的心因此而歡唱——人們用生活表達出他們對動物的同情，我全心讚頌這種行為。

然而，不論我們知不知道，我們之中大多數人在某個方面仍相當直接地導致動物遭受不必要的剝削；大多數人至今尚未檢視自己在這個方面所做選擇的影響。此外，相當不可思議的是，大多數人是在生活的這個方面與動物有最直接的接觸——那位**養豬農**相當瞭解這方面的一切！

不自然畜養，豬、雞過早死

自古以來，為了肉、奶和蛋而飼養動物的企業和個人，都有義務確保在他們照料之下的動物，基本需求能獲得滿足。如果有很多動物生病或受缺乏食物、飲水或保護所苦，這門營生的生產力與動物都會受到影響。經營畜產生意的人的利益，與他們所飼養動物的福利之間有既定的關係——惟有動物的狀況良好，他們才會有利潤。

從歷史的角度看來，農夫將動物安置在盡可能讓牠們感到安適的環境中，並保護牠們免於掠食者、極端天氣、乾旱與饑荒的侵襲，是有其道理的。《聖經》裡牧羊人帶領他的動物前往綠草地的景象，顯示這種生活方式已經持續了多久。

隨著集約畜牧的出現，很多東西都變了。畜產業者在促進他們的動物的福利上由來已久的責任，因為現代技術而可能產生變化。從二十世紀的後半期開始，把動物養在完全**不自然**、不健康的環境裡，並將牠們的所有欲望與天性幾乎完全抹滅不再只是可能而已，而是能帶來經濟上的利益。

雖然讓動物處於極度擁擠的環境會導致牠們生病和死亡的比例大幅增加，不過這種做法卻有助於增加利潤。比方說，即使如今的集約畜牧方法

會造成超過20％的豬和雞過早死亡，但是業者仍能從這種做法中獲取更多利益。

今日常見的飼養環境過度擁擠的情況，在過去是相當令人難以置信的，因為處在這種環境下的動物會因為疾病而成批死亡。不過現在，由於給牲畜每一餐中都加進了抗生素，加上荷爾蒙、藥物與殺蟲劑的廣泛使用，有足夠的動物可以活下來，進而使過度**擁擠**變得符合成本效益。雖然幾乎所有動物都有生病，許多甚至過早死亡，但是這種做法的整體經濟效益也發揮到了極致。

動物之所以生來有骨有肉，就是為了可以動，這點可能看似相當明確，但現代的動物工廠卻發現，將動物關在欄舍與籠子裡，讓牠們幾乎寸步難移，是有利可圖的。

而雖然動物顯然有確切的社會需求，現在工廠化農場卻發現，將幾十億隻雞養在完全**漠視**這些需求、違背這些動物的生物天性的環境中，能帶給他們財務上的收益。

比方說，雞這種動物就具有高度的社會性。在任何一種天然環境中，不論是在農家的庭院或是野外，牠們都會建立起社會階級，也就是一般所知的「啄食秩序」。在食槽及其他地方，每隻雞都會讓位給那些位階比牠高的雞，而位階比牠低的雞也都會以牠為優先；對這些雞來說，社會秩序極為重要。

根據《新科學家》雜誌中所刊登的研究報告指出，雞能在有多達90隻雞的雞群中維持穩定的啄食秩序，每隻雞都認識其他每一隻雞，也知道自己在雞群中的位置。然而，如果雞隻的數量超過90隻，情況就可能會失去控制。

在任何一種自然環境中，永遠不會出現那麼龐大的雞群，但在今天，為了生產雞肉而讓雞**增肥**的雞舍中，雞群的規模通常超過90隻雞的限度。超過多少？一間雞舍裡有多達3萬或更多隻肉雞擠在一起。

此外，蛋雞也是擠在極小的籠子裡，牠們甚至連想稍稍抬起單邊翅膀都沒有足夠的空間。

這些雞終生能活動的空間，甚至小於好幾隻雞被塞進一個**檔案櫃**裡會

就是這麼擠──一間雞舍住有10萬隻母雞是很常見的事，牠們連想稍稍抬起單邊翅膀都不行。

擁有的空間。一間雞舍住有10萬隻母雞是很常見的事，這些雞就在這種狀況下擁擠地生活在一起。

然而，主導這一切的業界卻告訴大眾，這一切都是為了動物自身的利益。他們說，讓動物終生寸步難移，是為了動物本身著想……

真的如此嗎？

「動物和人類一樣行為各異。在某些例子當中，動物之所以會受到約束，是為了避免牠們傷害自己、其他動物，或是農夫——各種形式的約束目的，都在於促進動物的福利以及生產效率。」

——畜牧產業基金會

「對現代畜牧業最有利的情況之一就是大多數人……完全不知道動物是怎麼飼養的，又經過什麼樣的加工……如果大多數吃肉的都市人能去參觀業界的肉雞養殖場，去看看這些雞被養在什麼樣的環境裡，也可以看到這些雞是如何被『收割』，然後經過家禽加工廠的『加工』，一部分或很多人都會發誓永遠不再吃雞或許所有肉類。對現代畜牧業而言，關於肉在被端上桌前的情況，消費者知道得愈少愈好。」

——彼得‧奇科

危險年代的求生飲食

豬是社交生活十分活躍的**活潑**生物，在自然的環境中，豬一天會跑上將近50公里的路到處吃東西、拱土，以及與環境互動。到了晚上，豬群會用樹枝和草鋪成一個大家共用的窩，一起渡過漫漫長夜。

然而，在今日的工廠化養豬場中，懷孕的母豬會遭到隔離，被鎖在個別的狹小金屬豬欄裡，其中的空間不比豬的身體大多少。這些豬每次被關在這種沒有床、底部又是水泥地的豬欄裡都要關上好幾個月，期間寸步難移也無法轉身，牠們幾乎終生都無法擺脫業界所謂的「完全圈養」。有些豬欄狹小到豬簡直是被困在裡頭，幾乎完全動彈不得，以至於這些豬連只是想站起來或躺下都極為費勁。母豬經常是脖子被套上一條很短的鏈子或

帶子，另一端則固定在地面上，這些天生群居又活潑的動物就這樣失去了所有社交接觸及身體自然活動的可能性。業界還告訴大眾他們想都不敢想虐待這些動物……

「快樂的雞」不快樂

假如有相當高比例的民眾開始明白今日農場動物所遭受的待遇，改變或許就會發生。不過另一方面，肉品、乳品和雞蛋產業卻試圖讓大家永遠相信神話——動物正過著完全心滿意足的生活，例如：普度雞肉公司（Perdue）不斷誇耀自己飼養的是「快樂的雞」，有時候在肉品包裝的裝飾圖片上，可以看到快樂的動物在田園詩一般的祥和環境中嬉戲；而三花公司（Carnation Company）在廣告中描繪的，一直都是「心滿意足的母牛」；蛋盒上常常印有快樂母雞的圖畫，這些母雞在面帶微笑的太陽的眷顧下翩翩起舞。

這一切是給大眾看的。然而，業界期刊中所展現的卻是不同的景象。

「我們真正努力在做的是改變動物的生活環境以使利潤最大化……把豬是動物這件事忘了吧。對待牠們時，必須就像對待工廠裡的機器一樣。」（《養豬場管理雜誌》Hog Farm Management）

在英國，早在1960年代後半期，帷幕就開始升起，公眾意識也開始提升，當時露絲・海瑞森（Ruth Harrison）的《動物機器》（Animal Machines）一書讓大眾對產業化農業有了初步的瞭解。這本書引起社會大眾極度關切，以致最後英國政府指派某個皇家委員會展開調查。海瑞森提醒說，在以圈養為手段的畜產業，「惟有在『無利可圖』的情況下，殘酷的行為才會『被承認』」。

在美國，大眾對現代肉品產業真實情況的瞭解，萌芽於1970年代後半期，當時彼得・辛格（Peter Singer）寫了《動物解放》這本帶來重大影響的書；之後在1980年，他又與吉姆・梅森（Jim Mason）合作撰寫了《動物工廠》（Animal Factories）這本傑作。在1980年代的後半期，《新世紀飲食》使得這項議題受到許多人的關注，並促使美國文化對家畜所遭受的對待有更廣泛的認識。我注意到工廠化農場對人類健康所造成的影響，因此寫道……

「過去數十年，美國境內作為肉品、乳品與雞蛋來源而飼養的動物，逐漸陷入比以往更悲慘的境況。只是，為了讓這些可憐的生物能在這種環境中繼續活著，業者必須使用甚至更多的化學藥品，而隨著時間流逝，荷爾蒙、殺蟲劑、抗生素，以及其他化學製品和藥物，最後也都出現在動物的食物中。」（《新世紀飲食》）

你覺得畜牧業者面對這項指控會如何反駁？為了回應這項聲明，他們寫道：「若要討論類似的情況，我們可以說過去數十年，隨著人們將他們的家由鄉村（沒有自來水、管線系統、電力及室內廁所）搬到都市（有中

即使如今的集約畜牧方法會造成超過20%的豬和雞過早死亡，但業者仍能從這種做法中獲取更多利益。

央空調和暖氣系統、電話、電力、管線系統、自來水和室內廁所），人類逐漸陷入比以往更悲慘的境況。和過去相比，現在使用的化學藥品確實比較多，對人類和農場動物來說都是如此，但這不只是為了讓大家能繼續活下去，也是因為這些藥品有助於改善生活條件。」（美國國家畜牧者協會對《新世紀飲食》的回應）

隨著愈來愈多人瞭解動物在工廠化農場裡的悲慘遭遇，對於這種情況，美國的肉品和乳品產業有時的回應是試圖否認有任何問題存在……

真的如此嗎？

「別替農場動物擔心。今日農夫對待他們的家畜就像一般人對待寵物一樣，既關心又有愛心。」

——家禽業者「壯漢」羅伯特・強森（Robert "Butch" Johnson）

「農企業說，工廠化農場裡的動物『就像他們自己養的寵物狗或寵物貓一樣得到很好的照料』。這句話與實情相差甚遠：動物在工廠化農場裡的生活只有三項特色，那就是嚴重剝奪、壓迫與疾病。

上億隻動物被迫住在籠子或欄舍裡，其中的空間比牠們自己的身體大不了多少；有的動物被單獨關起來，沒有任何社交接觸，有的動物則緊緊擠在一起，擠到牠們因為壓力而開始自相殘殺；在身處擁擠禁閉環境的豬和蛋雞身上，自相殘殺的情況尤其常見。工廠化農場的受害者無法幫自己清潔，也無法伸腳或甚至轉身，牠們活在無止盡的痛苦之中。」

——人道農業協會

1980年代的時候，瑞典的兒童文學作家阿斯特麗・林格倫（Astrid Lindgren）驚駭於被圈養的動物所遭受的待遇，因此發起了一項活動，最終使得瑞典立法嚴格限制圈養這種做法，並規定必須依照動物的天性來飼養動物。

1987年瑞典國會幾乎是毫無異議地通過這些法律，結果食因性疾病的

發生率因此大幅降低，為促進民眾健康與動物福利帶來極大的好處。到了1995年，根據美國《肉與家禽》（Meat and Poultry）期刊的編輯所寫，美國每年都會有超過一百萬個沙門氏菌中毒的案例，但在瑞典這個數字卻降到只有800。

我們已知的事實

✪ 擁護工廠化農場家畜養殖法的組織有：畜牧產業基金會以及它們的董事會成員，其中包括美國小牛肉協會、全國牧牛人牛肉協會、全美雞肉協會、全美乳品業者協會、全美豬肉生產者協會、全美火雞聯合會、美國雞蛋業者聯盟、美國家禽蛋品協會、美國飼料產業協會以及其他許多組織。

✪ 致力於向大眾揭露工廠化農場實際情況的非營利團體則包括：善待動物組織（PETA）、人道農業協會（HFA）、農場動物庇護組織（Farm Sanctuary）、關懷世界農業組織（Compassion in World Farming）、農場動物關懷信託組織（FACT）、農場動物改革運動組織（FARM）、關懷家禽聯盟（United Poultry Concerns）、全球環境資源行動中心的工廠化農場計畫（GRACE Factory Farm Project）、動物之友（Friends of Animals）、動物福利學（Animal Welfare Institute）、美國人道協會（HSUS）、國際動物權利組織（Animal Rights International）、拯救地球組織，以及其他的許多團體。

在1990年代，又有幾個歐洲國家立法禁止圈養豬隻，或是把家禽養在籠子裡。

同時，美國境內也有許多團體致力於讓更多人明白現代畜產養殖業的實際情形，並鼓勵更多人站出來要求情況必須有所改變，以減少動物的苦難。只不過企業團體卻常透過畜牧產業基金會發聲，每次都會跳出來提出異議。

任何人只要公開談論今日工廠化農場裡動物所遭受的對待，家畜產業的某些人因為急於敗壞這些人的名聲，就會說那些代表動物發聲的人根本不知道自己在說什麼……

　　「外面有很多高談闊論的激進分子，想要每個人都認為現代的肉都是虐待動物的可怕工廠化農場所生產，所以大家應該痛哭懺悔——這些自封的專家大多不知道母牛是由身體的哪個部位出奶的。」

——《當代肉品牛肉消費者指南》

　　「一般家畜業者的想法是，動物權利人士並不瞭解家畜產業（用當代的用語來形容就是他們『搞不清楚狀況』），因為他們是都市人……動物權利人士確實『有搞清楚狀況』，他們知道發生了什麼事，而且這些事情並不是他們所樂見的。」

——彼得・奇科

麥當勞誹謗案

　　在1999年，麥當勞獲得素有名望的企業倫理獎（Business Ethics Award）提名，這個獎是由《企業倫理》（Business Ethics）雜誌的評審所頒發。不過這本雜誌最後決定不頒給麥當勞這個獎，評審寫了一封公開信給麥當勞，刊登在1999年11／12月號的《企業倫理》雜誌中，信中說明了他們的理由：

　　「我們必須針對麥當勞供應商在屠宰場裡的殘酷行為表達我們的關切……根據聯邦標準，在剝母牛的皮前，必須讓所有母牛都陷入完全昏迷狀態，但（根據）……一捲麥當勞的訓練錄影帶……每100頭母牛中如果只有5頭在被剝皮、肢解的時候是清醒的，這種情況是可以接受的。讓動物受這種苦是不人道的，而實際的誤差比率可能遠高於5％……在雞的例子中，根據美國農業部的建議，每隻雞應該至少有0.2平方公尺的活動空間，但麥當勞的供應商卻只給牠們0.05平方公尺——讓雞連想要伸展一邊的翅膀都

沒有足夠的空間。此外，雞被養得極為肥大，牠們的腳支撐不住牠們的體重，導致牠們受腳部畸形所苦。改變策略想必不是太過分的要求，這麼一來這些動物就能過得稍微舒服一點。這裡所提到的問題並非僅止於麥當勞本身，但是麥當勞是全美牛肉的最大買主，也是家禽肉的第二大買主，具有影響力。

正如首席執行長傑克·格林伯格（Jack Greenburg）自己所說，麥當勞想要『在動物福利方面成為業界的領導者』，如果麥當勞要求有所改變，供應商將會遵從。」

麥當勞不斷公開宣稱自己在動物福利方面是業界的領導者，但《企業倫理》雜誌的編輯卻對英國舉世震驚的「麥當勞誹謗案」（McLibel）審判心知肚明，在這個案子中，麥當勞控告5名無業的行動主義人士散發1本批評麥當勞許多做法的小冊子。

其中2名行動主義人士海倫·史蒂爾（Helen Steel）與戴夫·莫里斯（Dave Morris）幾乎完全沒有財務支援，卻在這場成為英國法治史上歷時最長的連續誹謗訴訟中，正面對上世界最大的跨國公司之一。麥當勞激烈迎戰，他們的訴訟費用超過了1,600萬美元。

1997年，倫敦英國高等法院的審判長羅傑·貝爾（Roger Bell）做出正式判決，他在冗長的判決書中表示，事實證明，用來製造麥當勞產品的動物遭受到殘酷的對待，而麥當勞應該為這種殘酷的行為「負責並受到譴責」。麥當勞隨後上訴，但某位上訴法院的法官卻贊同貝爾審判長所做出的結論。

在雞的問題上，貝爾審判長表示：「將數量眾多的雞關在狹小的禁閉空間裡，必然會導致疾病蔓延……這種高度擁擠的情況是蓄意造成且完全沒有必要的……我認為這種做法很殘忍。」

儘管這種做法相當殘忍，但美國超過99％的雞蛋與家禽產品，卻都來自於被關在這種環境中的鳥禽。

在其他許多貝爾審判長所譴責的工廠化農場習慣做法中，有一種是將懷孕以及在哺乳的豬關在豬欄裡，每次都關上好幾個月，這些豬欄的空間小到這些動物甚至連轉身都做不到。貝爾法官寫道：「豬是喜歡社交的聰明動物，將豬長時間地關在乾燥的母豬用豬欄裡實在是非常殘忍，對此我毫無懷疑。」

危險年代的求生飲食

雖然現在這項習慣做法在英國與瑞典並不合法，歐洲議會已極力主張在整個歐洲經濟共同體的範圍內全面禁止這種做法，但在美國，這種做法卻仍是例行程序。

事實上，美國有90％的豬是被圈養的，牠們的行為與心理需求完全遭到漠視，惟有使用藥物、荷爾蒙、抗生素及使其殘缺的手段，牠們才可能繼續在這種環境中活下去。

麥當勞和在肉品、乳品與雞蛋產業的其他人一再重申，他們之所以採取現在的做法，是為了降低食物的價格。他們說，如果做出動物保護人士所希望的那些改變，代價將會過高。但根據貝爾法官的結論，許多殘忍的養殖方法無須付出多少代價就能輕易改變。他說：「並無證據證明相關成本將大幅增加。」

今日，貝爾審判長認為確實過於殘忍的許多習慣做法，以及某些更殘酷的做法，仍舊常見於美國。為什麼呢？

首先，根據《聯邦人道屠宰法》（Federal Humane Slaughter Act）的規定，所有動物（禽類除外）在宰殺以前都必須先讓牠們陷入適當的昏迷狀態，但這項法律卻沒有規定相關刑罰又很少施行。

其次，美國有三十個州特別將「慣常」或「正常」的養殖方法排除在法律所定義的虐待動物行為之外。換句話說，如果業者普遍都這麼做，那麼這種行為當然不可能違法。根據大衛‧沃福森（David Wolfson）律師所言，「州的立法機構實際上已經給了農企業一張合法執照，讓他們可以隨意對待農場動物」。

善待動物組織加入戰場

在麥當勞誹謗案之後，以美國為根據地的善待動物組織在1997年私下聯繫當時麥當勞的首席執行長麥克‧奎蘭（Mike Quinlan），詢問他鑑於英國審判長所下的判決，麥當勞公司是否願意採取幾項特定措施，讓更多動物可以不再受不必要的痛苦。善待動物組織說，如果麥當勞表現出他們真的願意針對貝爾審判長認為十分殘忍的做法採取行動，該組織已經做好準備，急欲助他們一臂之力。

善待動物組織願意公開承認麥當勞在減少動物所受痛苦與虐待方面的領導地位，只要麥當勞公司願意實踐他們已經明言的動物福利相關承諾。此外，善待動物組織也願意讓麥當勞在該組織的會員雜誌中**免費**刊登2頁的促銷廣告，這本雜誌有超過60萬的讀者，前提是麥當勞公司願意在全美各地試售素食漢堡。

這些要求看來相當合理，因為許多歐洲國家的麥當勞分店都有提供素食漢堡及素雞塊，而且近年來美國境內的素食漢堡市場一直在迅速擴大。但麥當勞並未將這些提議交給某個有權改變策略和做法的人處理，反而把整個動物福利議題以及麥當勞公司與善待動物組織討論的內容，都交給公司公關部門的領導人負責處理。

善待動物組織整整二年都耗在與麥當勞進行一連串令人洩氣的討論與協商上。在這些討論的進行期間，業界仍繼續他們的遊說活動，想說服大眾業界的習慣做法，甚至是那些在「經驗不足」的觀察者眼中可能看來相當殘忍的做法，其實是為動物自身的利益著想，任何持相反論點的人根本不懂什麼是動物福利。

「對經驗不足的觀察者來說，一些常見的養殖方法雖然是促進動物的福利與健康，以及確保食物品質所必需，卻可能看起來相當殘忍，就像某些能救人一命的外科與醫療做法，在無意間看到的人眼中，可能同樣看起來相當殘忍。業者之所以採取這一切做法……都是為了確保動物的福利。」（畜牧產業基金會）

譚波‧葛蘭汀（Temple Grandin）是麥當勞的家畜處理顧問，也是美國肉品協會《推薦給肉品包裝業者的動物處理指南》（Recommended Animal Handling Guidelines for Meat Packers）一書的作者，她還曾經針對動物處理、福利與工具設計，在科學雜誌與家畜期刊中發表過超過300篇文章。她也為肉品工廠設計了合適的系統，北美將近半數的牛在處理時都是使用這套系統。

在有人請她就麥當勞與善待動物組織之間正在進行的討論提供一些意

將數量眾多的雞關在狹小禁閉空間易導致疾病蔓延，但美國99％的蛋雞都生存在這種環境。

見時，葛蘭汀博士指出，麥當勞公司可以幾乎毫不費力地要求供應商雇用二個人專門負責讓動物昏迷，因而使得仍在清醒狀態就被剝皮與肢解的動物數量顯著減少——但是這家公司選擇不這麼做。

葛蘭汀博士也提到，把雞送去宰殺前要先把雞抓起來，但當前的捕捉方法會造成很多雞斷翅斷腳，她又點明，在英國有適當的獎勵方案，對於減少雞隻受傷十分有用。

不過，儘管麥當勞告訴聯合通訊社（Associated Press）：「只要葛蘭汀博士發現問題，我們就會去修正。」但是他們還是沒有採取任何行動去改善現況。

麥當勞的另一名顧問告訴這家公司，麥當勞進貨時可以進用比較人道的方法所飼養的牛和豬，而且這方面的供應不會有問題——前提是麥當勞願意保證購買這些產品。但這家公司的回應卻只是聲明（他們極常這麼做），他們已經在動物福利議題方面佔據領導地位。

最後，在1999年8月12日，善待動物組織受夠了。他們寫了一封信給麥當勞的新首席執行長，表達他們的挫折感，信中寫道：「與麥當勞的二年協商證明了你們絲毫不在乎為了你們的分店而被飼養宰殺的動物，我們既失望又難過，因為麥當勞關於投身動物福利的公開聲明，不過是在塑造公關形象而已。至今麥當勞仍從未甚至嘗試要求屠宰場遵循美國農業部所訂立的人道屠宰標準。」

由於令人挫折不已的二年協商徒勞無功，因此善待動物組織只好在1999年秋季發起國際性的「麥殘酷餐外帶」活動。他們設計了生動的廣告牌與報紙廣告——上面寫著：「你想吃薯條配這個嗎？麥殘酷餐外帶。」下面的圖片是母牛被宰殺之後剩下的一顆頭——告訴消費者麥當勞並未進行基本的改革。

善待動物組織指出，儘管麥當勞不斷宣稱他們會繼續投身動物福利工作，但該公司供應的仍是一生只能以悲慘不幸來形容的動物的肉和蛋，而漢堡供應鏈也仍舊沒有任何適當機制可以處罰繼續在動物還清醒時就剝牠們的皮、將牠們肢解的屠宰場。

十一個月後，在善待動物組織於二十三個國家舉行超過400場的示威運動後，麥當勞終於讓步。2000年8月下旬，這家巨大的公司宣佈他們將致力於改善為他們的分店而養的雞的生活。麥當勞寄信給每年提供這家公司15億顆蛋的供應商，信中扼要說明了飼養母雞的新規定。

新方針要求雞要有比以前大的活動空間（每個約45乘50公分大的籠子，從平均關7、8隻母雞到最多5隻母雞），並禁止「強迫換毛」（讓母雞挨餓以增加雞蛋的產量）。同時，麥當勞還要求在把雞送去宰殺前，要用比較人道的方法抓牠們，並開始監督屠宰場。麥當勞自成立至今，第一次威脅不遵守人道屠殺方針的供應商要終止與他們的合作關係。

善待動物組織為這些措施喝采，宣佈他們針對這家公司的抗議活動將暫停一年。

這些都是相當大也相當重要的進展。不過如果想讓麥當勞叔叔亮橘色的假髮上出現一輪光環，它的所作所為仍然稍有不足。這些改變的建議即使徹底執行，也沒有一個能讓這家公司達到已經在歐洲落實的基本標準。

善待動物組織並未滿足於現有的成就，他們進一步公開向麥當勞致謝，並在2001年繼續發起活動要求漢堡王效法現在的麥當勞，開始實行相同的改善方案。善待動物組織針對漢堡王分店組織了超過1,000場的抗議行動，這家速食連鎖店終於同意該組織的要求，願意著手改善動物在屠宰場與工廠化農場中的境況。這些漢堡王於2001年夏季所接受的**新標準**，其實比麥當勞保證要實行的標準超前好幾步。隨著善待動物組織接著將注意力轉向溫蒂漢堡，骨牌繼續倒下。二個月後，這家速食連鎖店宣佈他們將大幅提升他們的動物福利標準。

大家似乎終於開始正視注定會被端上美國人餐桌的動物的痛苦。善待動物組織的布魯斯・費德利區（Bruce Friedrich）評論說：「身在美國的我們還有很長的路要走。」這已經算是保守的說法了。

危險年代的求生飲食

Chapter 11 菜單上的苦難

感謝你提供關於農場動物關懷信託組織的資料。
我們已經看過這本小冊子的內容，
遺憾的是，關於他們的說法，我們無力反駁……

你 是否曾與動物接觸過，且那段關係讓身為人類的你獲益良多？我們之中有許多人都曾將狗、貓或是其他動物視為真正的朋友，甚至在某些人眼中，牠們根本就是家庭的一分子。

不過，我真的不明白，為什麼我們會把某些動物叫做「寵物」，毫不吝惜地將我們的愛和關心**投注**在牠們身上，接著轉身又將其他動物稱為「餐點」，任由牠們受到殘酷的對待，就像牠們絲毫沒有感覺或是自己的需求一樣。

肉用小牛的悲慘世界

肉用小牛這種動物的待遇最能突顯現代動物工廠的問題。「以牛奶餵養」的肉用小牛由生到死，一生都在**剝削**、病痛和孤寂中度過。牠們在出生後不久就被帶離母親身邊，脖子上的鏈條將牠們拘束在只有大約55公分

寬、150公分長的狹小牛欄中。假如肉用小牛不是被鏈在這樣的牛欄裡，而是被塞進小型轎車的後車廂中，並且一輩子都待在裡面，牠們的生活空間其實反而還比較大。

肉用小牛的生活空間寸步難移，甚至無法用自然的睡覺姿勢躺下來，牠們會一直待在這些牛欄裡，直到四個月之後被宰殺。在許多生產小牛肉的牛舍裡頭，除了一天二次的短暫餵食時間之外，這些動物一直都生活在完全的黑暗之中。

不只是動物保護人士認為這種做法應該受到譴責，許多經營農場的人和肉品產業的其他人也都私下承認小牛肉的生產方式太過殘忍。

柏納‧羅林（Bernard Rollin）是美國科羅拉多州立大學的動物養殖專家，已針對倫理和動物學發表過超過150篇論文和10本書，他說：

「一般人都將白色小牛肉視為墮落的產物，如同鵝肝醬一樣，鵝肝醬是用腳被固定在木板上又被強迫灌食的鵝製作而成……幾年前，科羅拉多州的農業官員邀請我參加一場與動物的權利和福利議題相關的研討會，這場研討會是為科羅拉多州的農業領袖所舉辦。其中有位講者是某家製藥公司的主管，也是畜牧產業基金會的代表……

他在演說開始前，先播放了一部短片，片子的名稱叫做《柵欄的另一邊》（The Other Side of the Fence），這部影片是由美國防止虐待動物協會所製作的，其中對白色小牛肉的生產過程大肆抨擊。他們主張小牛就像人類的寶寶一樣也有需求，我們會設法滿足寶寶的需要，但是卻絲毫不關心這些為了生產小牛肉而飼養的小牛。他播放這部影片的目的顯而易見，就是要說明動物團體所主導的反畜牧業宣傳的複雜程度，以促使聽眾反對這類活動。

幾個小時後，我坐在科羅拉多州農務局局長和科羅拉多州畜牧者協會的會長身邊，我問他們對這部影片的感想。

畜牧者協會的會長回答：『這部片令我鼻酸，用那種方式飼養動物根本毫無理由……我們沒有必要折磨動物。如果我得用那種方式飼養動物，我會乾脆退出這一行。』同桌的其他人也都意見一致——這並不是單一個案……確實，假如我把農場業者對小牛肉一般會有的評論抄寫成文字記錄，看到這篇文字的人很可能會以為自己在閱讀的是極端動物權利人士的意見。」

危險年代的求生飲食

數年前，農場動物關懷信託組織這個致力於改變今日肉用小牛命運的機構製作了一本小冊子，對小牛肉產業提出下列指控：

「肉用小牛：

• 喝不到足夠的母奶，吃的是政府剩餘的脫脂牛奶。
• 才只有一、二天大就被卡車運送到拍賣場。
• 與生病和瀕臨死亡的動物混處。
• 賣給肉用小牛飼養場，在那裡牠們終生獨自被鏈在用條板拼成、只有大約55公分寬的牛欄中。
• 沒有固體食物可供咀嚼。
• 故意讓牠們貧血。
• 一直被關在黑暗中。
• 飽受呼吸和腸胃疾病的折磨。
• 無法正常躺下來。
• 牛欄底部什麼東西都沒鋪。
• 寸步難移。」

有位小牛肉業者拿到了這本小冊子，卻不知道該怎麼反駁其中所做的指控，於是就把這本小冊子寄給了業界期刊的編輯，請業界的專家提出有效的反駁。

《美國小牛肉業者雜誌》（The Vealer USA）的編輯查爾斯・赫許（Charles A. Hirschy）回覆說：「感謝你提供關於農場動物關懷信託組織的資料。我們已經看過這本小冊子的內容，遺憾的是，對於他們的說法，我們無力反駁。」

然而在以大眾為對象的聲明中，小牛肉業界卻常有不同的說法：

「通常，把肉用小牛關在單獨的牛欄之中，是為了提供個別照顧、促進整體健康、將好鬥的年輕公牛彼此分隔開來、盡可能減少或完全避免動物和農場主人受到傷害，以及提升餵食效率和方便獸醫照護……農場主人如果沒有把小牛養得健健康康的，就會損及自身的經濟利益。」（畜牧產業基金會）

顯然在美國的肉品產業有人寧願大眾不要認知到小牛肉的生產方式很殘忍。在〈我們的農夫有用心〉（Our Farmers Care）這篇文章中，威斯康辛州農業基金會（Wisconsin Agri-Business Foundation）告訴我們，「肉用小牛大多住在類似嬰兒床的獨立牛欄中。」這句話幾乎足以讓我們想像有柔軟的墊子、粉紅色的蝴蝶結，背景還放著搖籃曲。

全國牧牛人牛肉協會的小牛肉委員會也插進一腳，告訴大眾：「如果小牛肉業者採取的不是對小牛的健康和福利最有益處的做法，他們什麼都得不到。」

小牛肉業者其實有些其他的目的。

舉例來說，讓肉用小牛貧血是為了讓牠們的肉維持淺白的色澤。顏色較淺的肉能賣到比較高的價錢，因為人們以為顏色較淺的肉比較健康。同樣的，為了讓肉用小牛的肉保持柔嫩，牠們在為期四個月的生命中一步都不能動。動物如果從未移動過，肌肉張力就不會強化，牠們的肌肉會因此萎縮，成為「美味」的小牛肉。

美國小牛肉的生產過程讓消費者動怒的另一點是，事實上，牛寶寶幾乎是才出生就馬上從母親身邊被帶走。在一篇名為〈關於小牛肉的真相〉（The Truth about Veal）的文章中，全國牧牛人牛肉協會為這項慣例辯護，聲稱：

「牛寶寶出生後幾個小時就讓牠離開母親的這種做法，讓這頭乳牛能夠『回到工作崗位上』，生產牛奶以滿足人類的消耗。這項慣例對母牛和小牛來說也都有健康方面的好處。」

然而，這些「健康方面的好處」包括哪些，他們並沒有說明。事實上，這些小牛因為還太小所以沒辦法走路，因此業者必須設法搬運牠們。這些新生的小牛通常都會被又拖又扔的，牠們在過程中往往飽受蹂躪。

生產小牛肉所用的牛欄以及造成小牛貧血的餵養方式的殘酷，在英國已經廣為人知，這些做法在當地更已遭到禁止。然而在美國的小牛肉業界，這些做法卻仍是標準的作業程序。在英國，買賣僅一天大的小牛是違

假如肉用小牛不是被鏈在這樣的牛欄裡，而是被塞進小型轎車的後車廂中，並且一輩子都待在裡面，牠們的生活空間其實反而還比較大。

法的，且在1990年代末以前，這種行為在大多數歐洲國家就都已遭到禁止，但在美國小牛肉的生產過程中，這種做法卻是慣例。

在我寫《新世紀飲食》的時候，美國很少有人知道在美國小牛肉的生產過程之中，小牛受到多麼殘酷的對待。所以自那時起，在看到美國的小牛肉消耗量已驚人地減少62.5％之後，我大受鼓舞。因為同情這些動物的意識已逐漸萌芽，人們開始瞭解這些動物被迫忍受痛苦的情況——這項改變已經發生！

過去十年美國的小牛肉消耗量大幅減少，清楚證明了美國人一旦明瞭正在發生的情況，就不會容忍動物受到這種殘酷的對待。

人們愈來愈重視作為食物飼養的動物的生死，不願支持企業以全然不顧生物，甚至最基本需求的方式對待牠們，並從中獲利。小牛肉的消耗量下滑代表人們逐漸識破農企業用來消除人們疑慮的陳腔濫調。大家都不想在菜單上看見苦難！

正如同象牙、毛皮以及以運動休閒為目的的狩獵活動已在過去數十

年成為眾人質疑的對象，小牛肉也是如此。美國的肉品業者當然不可能高興。不過業者最擔心的並非小牛肉產業邁向末路，而是愈來愈多人會意識到美國小牛肉的生產過程有多殘忍。現在其他幾種作為食物的動物一般飼養的方式其實就很悲慘。

例如，雞。

金蛋的背後

在我詢問某位家禽業者他是否擔心大眾對農場動物的福利愈來愈關切時，他告訴我：「牠們只是群笨鳥而已。」

這種態度構成了今日家禽產業對待雞隻方式的基礎，「牠們只是群笨鳥。」所以你在對待牠們時不管多殘忍都可以。然而，稍微多點感性的人是以不同的態度在看待這件事。

美國科羅拉多州立大學的畜牧專家柏納・羅林指出：

「與可能從業者那裡聽到的相反，雞並非蠢笨的自動玩具，反而行為複雜、學習能力很高、擁有相當結構的社會組織，叫聲變化又多。所有曾圈地養雞的人也都承認雞隻彼此間個性迥異……很少有比雞隻安心地在庭院中啄食更生動經典的田園景色……相反的，也很少有比雞擠進小籠子裡對常識造成更大衝擊的農業景象。」

在美國的雞蛋生產過程之中，在每一個大約45公分乘以50公分的籠子裡，通常都擠了7、8隻的母雞（麥當勞在2000年下半年保證將這個數字降低到每個籠子關5隻雞）。這使得每隻雞連只是想躺下都沒有足夠的所需空間，更別提伸展翅膀了——雞若是展開翅膀大約有75公分長，如果籠子大上2倍，而且母雞是獨自被關在裡面的話，這樣的空間或許勉強還夠牠張開翅膀。

然而在德國、英國、瑞典和瑞士，把雞關在籠子裡在1990年代就成了違法行為。遺憾的是，在美國這種做法不僅仍舊合法，還是標準慣例。雞蛋產業告訴大家這種做法毫無問題：「雞天生就是群居動物，因此根本沒

有牠們所需空間的問題。」（美國數一數二的籠雞業者法蘭克普度公司所出版的小冊子）

同樣的，麥當勞的某位資深副總裁也在「麥當勞誹謗案」審判期間作證說，關在這些籠子裡的雞過得「相當舒服」。

事實有些不同。

如果雞彼此間擠得這麼密不透風，牠們會忘記生來就懂得的啄食秩序，並因此變得很暴力，有時甚至會把彼此啄死。針對此，業界則是採取一般稱為「去喙」的程序加以因應，不過其中有些人寧可稱之為「修喙」。這個過程包括固定剪掉每隻雞⅓的喙部，如此一來，即使牠們因為被塞進狹小的籠子裡又無處可**發洩**牠們天生的衝動和本能而深感挫敗，也不會因此而殺死彼此。

雖然麥當勞在2000年曾隱晦地表示他們正在逐步禁止去喙，但事實仍舊不如他們所言。

該公司其實只是要求去喙的時候要更加小心，讓母雞之後仍然能夠吃東西。如果實行這項要求，情況將有所改善，因為去喙程序經常造成雞隻身體殘缺，使得牠們吃東西發生困難——甚至有些雞會因為完全無法吃東西而餓死。

不過麥當勞提議的改變，對於減緩最初把雞逼瘋、造成牠們猛烈攻擊彼此的情況仍然幫助不大。業界很滿意他們委婉稱為「修喙」的這項程序，因為這項程序能讓這些雞無法對公司的財產，也就是其他的雞，造成很大的害。

雞蛋產業面臨的另一個問題是，這些雞因為被迫站在鐵絲上，牠們的腳趾和爪因此經常被這些**鐵絲**纏死。

但是你知道嗎？業者通常是靠著直接剪掉這些雞的腳趾和爪子來解決這項難題。

當然，業者想讓你相信這一切都是為了動物自身的利益。

「蛋雞的喙部可能遭到修剪……這是為了避免雞因為會自相殘殺的天性而傷害彼此。

讓肉用小牛貧血是為了使肉維持淺白的色澤；而為了讓肉保持柔嫩，牠們在為期四個月的生命中被迫一步也不能動，只為了讓肌肉因此萎縮。

此外，牠們的腳爪也可能遭到修剪以避免傷害……這些習慣做法……確保了所要求的目標能以最人道、最有效率的方式來達成。」（畜牧產業基金會）

其中沒提到的是，雞隻「自相殘殺的天性」，只發生於在牠們是在完全不自然的情況下擠在一起時才會被激發出來。

在頂好雞肉公司（Paramount Chicken）的某個廣告中，女星珍珠・貝利（Pearl Bailey）面帶微笑地告訴我們，該公司「就像母雞一般」細心照顧他們的雞。

這是項非常值得玩味的聲明。至今就眾人所知，有多少母雞會剪掉牠們小雞的喙、腳趾和爪，又強迫牠們住在這種受壓迫的環境裡，逼得牠們互啄至死？

在雞蛋的產量下滑時，母雞往往必須經過名為「強迫換毛」的程序，在過程中牠們被迫挨餓且不能喝水。

母雞在此受到驚嚇之餘，羽毛就會開始脫落，而從中存活下來的母雞會開始新的下蛋週期。

我們已知的事實

★ 2000年美國境內被強迫換毛的母雞比例：75％。
★ 被強迫換毛的雞挨餓的時間：10至14天。
★ 被強迫換毛的雞無水可喝的時間：3天。
★ 強迫換毛期間雞的體重減少：1/4。

儘管自1987年以來強迫換毛在英國已經被禁，且這種做法又與雞蛋遭受沙門氏菌汙染有關，但本書付梓時（編註：指2001年），在美國的雞蛋生產過程中仍舊經常實施強迫換毛。

母雞如果被強迫**換毛**，會造成牠們的免疫系統衰弱，進而導致牠們對沙門氏菌的抵抗力也跟著降低，因此比較可能將病菌經由牠們的蛋傳染給吃蛋的人。

業界對於強迫換毛這個主題抱持的是一種觀點，政府官員的看法則頗為不同……

當然，下蛋以滿足我們口腹之欲的這些母雞，生下來的小雞有公的也有母的，但就雞蛋這門生意而言，公雞的用處很少。既然如此，你想這些公雞一從蛋裡孵出來後會有什麼下場？這些小傢伙無法長成蛋雞，因此業者會直接把這些對他們來說毫無用處的小雞扔進垃圾袋裡悶死，或將牠們活生生地丟進巨大的絞肉機，再拿這些絞肉回去餵雞或其他家畜。

每年美國境內用這種方式處理掉的小公雞數量比美國的人口還多。這是項標準的作業程序。起碼我從未聽過雞蛋產業為這項慣例辯護，辯稱這麼做是「為了小雞的自身利益」。

新世代的勇者雞

我記得我在南卡羅來納州的哥倫比亞上過一場**廣播**節目接受訪問，那是一個Call In節目，我們接了一通電話，打電話進來的人想知道我自己有沒有吃素。

我溫和地說：「有。」

我感覺這個消息對他來說可能有些難以接受。我的感覺沒錯，因為他並不滿意我的答案。

他懷疑地問：「但你是真的吃素嗎？」

我說：「是。」

其實我並不確定「真的」吃素可能是什麼意思，不過多少認為不論這句話的意思是什麼，我都符合要求。

他進一步探究，聲音愈來愈憤怒：「我是說，你是吃全素嗎？」

這時我開始猜想他必定是在問我是否有食用任何奶製品或蛋。既然我沒吃，我於是回答：「沒錯，我吃的是全素。」可是這個答案仍然不能令他滿意。

他強調：「我是說，你是吃絕對的全素嗎？」

此刻我來自加州，正坐在南卡羅來納州的這家廣播電台裡，我逐漸明白眼前所面臨的是一種文化差距。

某些圈子裡的人認為有吃蜂蜜就不算是吃全素，因為蜂蜜是**蜜蜂**所生產。我並不認為他的問題與這點有關，但此時我實在完全無法確定。不過，既然依照大多數標準，我吃的都是「絕對的全素」，因此我說：「是的，沒錯。」

對這位Call In進來的聽眾而言，這實在是令他難以接受。

他完全被嚇到了，他大幅提高音量用喊的說：「你是想告訴我你連雞都不吃嗎？」

當然，確實有許多人吃雞，而且吃得還不少。

今日在美國，養雞賣肉（適合烤焙的嫩雞）是一門規模極大且蒸蒸日上的行業。在美國每年有80億隻肉雞作為食物被殺，這個數字比地球的總人口數還大。

一般而言，肉雞得花二十一週才能長到大約1.8公斤的上市重量，但由於今日雞隻一直被有系統地養胖，因此只要七週就能達到相同的重量。這裡有個往往被人輕忽的嚴重問題——那些用於繁殖的肉雞所吃的食物必須受到嚴格的限制，否則牠們很快就會變得太胖而無法繁衍後代。

「假如一個大約3公斤重的人類寶寶以和今日火雞（以及肉雞）相同的速率成長，在寶寶十八週大時，他的體重將達到大約680公斤。」（《蘭卡斯特農業報》Lancaster Farming）

當雞蛋產量下滑，母雞就必須「強迫換毛」，被迫挨餓且不能喝水；母雞在受到驚嚇後，羽毛就會開始脫落。

肥胖的雞能帶來更多利潤，這當然是養雞場這麼做的原因，不過從雞的觀點來看，這種做法有些問題。

「如今肉雞的成長速度極快，以至於牠們的心肺發育得不夠好，不足以支持身體的剩餘部分，造成充血性心臟衰竭以及極大的死亡虧損。」（《飼料雜誌》Feedstuffs）

我們已知的事實

☆ 今日八週大的雞的胸部組織質量與二十五年前相比：大7倍。

☆ 肉雞在六週大時就胖到從此無法走路的比例：90%。

隨著肉雞迅速變得極度肥胖，牠們維生素與礦物質嚴重缺乏的情況也變得經常發生，這造成許多嚴重的疾病——包括眼盲、腎臟受損、骨頭脆弱和肌肉無力、腦部受損、癱瘓、內出血、貧血、性發育異常以及喙部和關節畸形。

對於今日美國肉品生產過程中農場動物遭受的待遇，我知道得愈多，就愈難忍受聽到業者聲稱他們對待這些動物就像對待自己的家庭成員一樣。我只能說，如果他們說的是真的，願上帝保佑他們的家人。

每年感恩節，美國總統與副總統都會特赦2隻火雞。這是項很棒的慣例，但這些火雞在被送去某個小農場後，幾個月內就會死於心臟病發作或肺塌陷，因為牠們的心肺無力支持肥大的身軀。

今日火雞的成長速度極快，導致牠們不可能自然交配。牠們根本無法讓彼此的身體接近到能交配的地步。因此，每年在美國有3億隻火雞出生，牠們全都是人工授精的結果。

（你可能會納悶，這是怎麼做到的？簡單地說，有人很擅長於隨意操弄公火雞，其中某些人還擁有博士學位。這項程序叫做「腹部按摩」，這個名稱有些矜持，但在解剖學上卻並不正確。透過這種方式收集到的精子會再與各種化學物質混合，之後其他「專家」的工作則是將最後的混合物注入母火雞體內，有些諷刺的是，這些專家所使用的工具看起來非常像是烹調火雞時所用的器具。）

放養就會比較幸福嗎？

隨著公眾意識對「美國雞蛋與雞肉生產過程中雞和火雞被迫忍受的情況」的提升，許多生產商都致力於讓自己擺脫這些習慣做法，至少改變自己在眾人心中的形象。

如果他們都同時設法改變實際情況的話就太好了，不過遺憾的是，其中只有很少數的人這麼做。

許多消費者可理解地改向健康食品店及「天然」品牌，購買品質較好的雞蛋和雞肉產品，希望從健康食品店採購雞和蛋，他們就用不著擔心自己的食物是源自工廠化農場裡的苦難。

你大概有看過雞蛋上標示著素食、天然、不含荷爾蒙、有機、無籠及其他類似詞語。不過，除非在標籤上有特別註明是「無籠」，否則幾乎肯定是關在籠子裡的雞所生的蛋。

那「放養」一詞呢？

艾倫・沙因斯基（Allen Shainsky）是開發「農場雞洛基」（Rocky the Range Chicken）的人，這種雞是美國西部銷量最高的「放養」雞。根據他的評論，「放養並不代表什麼……用傳統方式飼養的雞也可以套上『天然』這個詞……如今任何人都可以針對他們的雞，在標籤上打上幾乎任何形容詞——他們根本是在哄騙大眾！」

史蒂夫・畢杰克里在《肉與家禽》當了十五年的編輯，他同樣也不願意毫無保留地為所謂的「天然雞肉」產品背書：「在提到『天然』、『有機』以及『放養』等字眼的時候……聯邦法規一直以來都有如沒有牙齒的老虎，什麼也無法保證……雞肉公司只把『放養』當做是一種行銷手法！這二個字在法律上毫無意義——沒有法規規定『放養』的定義……另一個沒有意義的詞語是『天然』……根據美國農業部的標準，漢堡王的華堡就很天然。」

「蛋之鄉極品」（Egglands Best）以及「素食收穫」（Vegetarian Harvest）這兩個牌子的蛋行銷全美各地，產品上標示著「素食」二字，但這兩個牌子賣的都是關在籠子裡的**母雞**所下的蛋，因此素食一詞只代表了這些雞沒有吃肉，完全沒有說明牠們受到什麼樣的虐待或對待。

一點都不快樂的快樂雞

　　同樣的，美國賓州「快樂母雞棕色有機受精蛋」的廣告說，他們的母雞「在自然的環境中」自由自在活動，並且「擁有人道、健康以及開放式的居住環境，讓牠們每天都可以曬得到太陽——快樂母雞真的很喜歡這項活動」。

　　然而2000年時，《家禽報》（Poultry Press）的一篇文章卻揭露，每間「快樂母雞」的雞舍中都住有超過7,000隻雞，這些擠在一起的雞大多遭到去喙，且每隻母雞的活動空間甚至無法達到糟糕的工業標準。

　　泰森食品是世上最大的雞肉生產商，這家公司在廣告中自誇他們的產品「完全不含荷爾蒙」。可是只要涉及雞肉與雞蛋，「不含荷爾蒙」的標示同樣毫無意義。雖然在美國牛肉的生產過程中，荷爾蒙的使用可說是相當普遍，但若要用於家禽，目前尚未有任何荷爾蒙得到批准。

　　現在，如果你不想成為工廠化農場雞蛋和雞肉生產悲劇中的**幫凶**，唯一可靠的辦法就是完全拒買商業化的雞和雞蛋。隨著愈來愈多人朝這個方向努力，被迫忍受這種殘酷行為的家禽就會跟著愈來愈少。而這將是以肉用小牛為起點的轉變所取得的另一項進展，在這項轉變中，有愈來愈多人對畜牧業者說：

　　「如果你們在對待動物時不以尊重的態度好好照顧牠們，那我們就不買你們的產品。」

　　如今我們正身處一場猶如史詩般的文化變遷中。

　　在我們的內心深處，有某種東西正逐漸茁壯、成形，準備出生。那是一項聲明，訴說著沒有生物應該被迫忍受這種飽受折磨的情況；那是一項宣言，宣告著所有生物都應該受到基本的尊重；那是在**昭告**所有生命的互賴共存關係。

　　每天都有更多人對最虐待動物的集約畜牧做法提出異議，他們對小牛肉的生產方式感到驚駭不已，而且也開始瞭解雞隻的遭遇。然後在1990年

　　一般而言，肉雞得花二十一週才能長到大約1.8公斤的上市重量。但由於今日雞隻一直被有系統地養胖，因此只要七週就能達到相同的重量。

193

菜單上的苦難

代晚期，由於相當受歡迎而且又獲頒金球獎的電影《我不笨，所以我有話說》（Babe）問世，人們也正開始對豬隻面臨的困境有所認識……

《我不笨，所以我有話說》

在《我不笨，所以我有話說》這部電影中飾演農夫何亞瑟（Farmer Hoggett），並且表現十分出色的演員名為詹姆斯‧克倫威爾（James Cromwell）。由於他在這部電影的拍攝過程中明白了肉品的生產方式，於是他下了一個決定──從此不再吃動物產品。他解釋說：

> 「任何人只要知道集約畜牧是怎麼一回事，就永遠不會再去碰肉了。和我合作拍攝《我不笨，所以我有話說》一片的動物們，牠們有趣、有智慧又有個性，深深的打動了我的心，所以在這部影片拍攝結束以前，我就開始吃起了純素……現在，我不吃任何會跑、會跳、會飛，或是會游水的生物。」

全美豬肉生產者協會因為事態如此轉變而感到不安。他們要我們以為，詹姆斯‧克倫威爾不過是名演員，搞不清楚情況。他們告訴我們他們版本的豬隻飼養方式，而他們的說法與詹姆斯‧克倫威爾及其他動物保護人士的描述並不相同。

真的如此嗎？

> 「養豬的農夫自稱是豬肉生產商，他們一直都很清楚自己的道德義務，也就是必須以人道的方式照顧他們的動物……每位生產商都很高興能把豬養得既健康又滿足。」
>
> ──全美豬肉生產者協會

> 「最近善待動物組織拿到了偷拍北卡羅來納州一家養豬場

的錄影帶。在錄影帶中可以看到母豬被人持金屬棍棒毆打，趕進趕出他們以板條釘成的豬欄，殘廢的母豬被踢、被踐踏，還被拖來拖去，有母豬因為被扳手和煤渣磚擊中頭部而死，有母豬是在意識仍完全清醒的情況下被割斷喉嚨，還有母豬活生生地被剝皮或在仍活著的時候腳被砍斷而痛苦呻吟……因為『產品的一致性』優於其他一切，成千上萬隻重量無法達到要求的豬因此被殺。

這些動物從後腳被提起來，然後頭朝下被猛砸向水泥地。有些公司將這個過程稱為『重擊』，美國最大的豬肉生產商史密斯菲爾德農業公司（Smithfield Farms）則稱之為『砸地』──該公司對『對著水泥地用力砸』的簡稱……死豬會被送到化製場磨成泥，再用來餵活著的豬、牛及其他動物。」

——人道農業協會

在我得知今日豬隻實際上的境況之後，有時候我的眼淚會不由自主地流下來。看到這些有感覺的生物受到這種對待，實在極為痛苦，如同某位走上截然不同的人生道路的豬農告訴我的，「如果你善待牠們，牠們會表現得既聰明又友善。」在你記得這點時，那股痛苦尤其深刻。

這真的會改變你對豬排與培根的看法。

我在2000年造訪位於馬里蘭州普爾斯維爾（Poolesville）的白楊春動物庇護所（Poplar Spring Animal Sanctuary）時，發現住在那裡的幾十隻豬都極為友善，令我大感驚奇。這些豬經常被許多來這裡跟牠們玩的小孩搔肚子，牠們對此可說看來都相當高興，這些小孩是來體驗住在健康環境中的豬是什麼模樣的，而白楊春動物庇護所絕對是一個絕佳選擇。不過，有人告訴我，這些動物在一年前才從某家工廠化農場中被救出來，剛來到這裡時，牠們對人類的恐懼，大到任何時候只要有人接近牠們，就會發出極驚恐的尖叫。

考慮到在美國的商業豬肉生產過程中豬隻受到的一般待遇，出現這種

不想成為工廠化農場雞蛋和雞肉生產悲劇的幫凶，就拒買商業化的雞和雞蛋；愈多人朝這方向努力，被迫忍受這種殘酷行為的家禽就會愈少。

情況的原因並不難理解。雞蛋業者會剪掉一部分雞的喙部與腳趾，以彌補過度擁擠所造成的問題，豬肉產業的做法和雞蛋產業差不多，他們也有自己的應對方法。

豬如果擠在一塊兒，沒有足夠的活動空間的話，就會變得非常暴力，有時候會咬彼此的尾巴和臀部，甚至會開始自相殘殺。業界的反應卻只是剪掉大部分豬的尾巴（這項程序被稱為「剪尾」），並且鑿去這些動物的部分牙齒。

如同雞的去喙，這些造成動物身體**殘缺**的做法並不會讓這些動物變得比較不沮喪或不好鬥，但的確能減少豬隻對公司財產（在這個情況下也就是其他的豬）所造成的損害。

在英國、瑞士和瑞典，在沒有麻醉的情況下剪掉豬的尾巴是違法的，但在美國卻幾乎從未有豬農用過麻醉劑。

業者想讓你相信他們沒有讓過多的動物擠在一起，因為這麼做會損及他們的利益。他們一再對大眾這麼說，但是他們自己的期刊說的卻不是這麼一回事：

「讓豬舍過度擁擠有利可圖——前提是有適當的管理。」（《全美豬農雜誌》National Hog Farmer）

經常有人告訴大眾，豬和其他動物之所以有像現在這樣的居住環境，是因為這麼一來農夫就可以提供牠們更好的照料。

「將動物關在欄舍與類似的建築物裡……是為了維護動物的健康和福利……讓動物有住所……能減輕農夫照顧不論是健康或生病的動物的負擔。」（畜牧產業基金會）

我想，這取決於所謂「照顧」的定義。根據《華爾街日報》一篇令人震撼的報導，一般工廠化農場裡的豬隻，所得到人類關注的總時間長度，四個月加起來剛好是——十二分鐘。

和蛋雞會被剪掉一部分的喙部和腳趾一樣，豬隻會被剪掉尾巴和拔掉部分牙齒以免自相殘殺。

☆ 美國作為肉類來源而飼養的豬：9,000萬頭。

☆ 美國養於完全封閉式的養豬場、用貨車送去屠宰前從未見過日光的豬：6,500萬頭。

☆ 在英國養於完全封閉式的養豬場的豬：0。
  原因：這項習慣做法遭到1991年的《養豬法》禁止。

☆ 美國在被宰殺時患有肺炎的豬：70% 。

時尚環保蔬名人

詹姆斯・克倫威爾並不是唯一一位因為得知動物受到的待遇而摒棄動物產品的知名演員！

年輕演員瑞佛・菲尼克斯（River Phoenix）是我的一位好友，如今他已經亡故。他的母親海特・菲尼克斯（Heart Phoenix）是我的至交之一，我認為自己很幸運能夠認識他們，並與他們兩人都合作過。瑞佛和我曾經多次談論這些議題，而我可以告訴你，他和我所認識的其他人一樣，在維護動物權益方面不遺餘力，他支持以尊重的態度對待動物，絕不吃用殘忍的方式所生產的食物。在他離開人世後，接替他當時正在拍攝的電影中演出的演員克利斯汀・史萊特（Christian Slater），為了向瑞佛致敬，捐了75,000美元給我所創建的非營利組織「拯救地球」。

最近，我和另一位年輕的好萊塢明星艾莉西亞・席維史東（Alicia Silverstone）談到瑞佛，她因為在《獨領風騷》（Clueless）、《蝙蝠俠：急凍人》（Batman and Robin）及其他許多電影中擔綱演出而聞名世界。幾年前，《滾石雜誌》稱呼她是世上最受歡迎的青少年。我覺得頗為諷刺的是，和其他幾乎任何還活著的人相比，她的照片可能出現在最多青少年房間的牆壁上，但是在她還很小時，她卻希望長大後可以嫁給瑞佛。

當然，她的願望並未成真，可是她讓我印象最深刻的一點是，她和瑞佛一樣都吃純素，也同樣都為動物奉獻了極大的心力，不願在世上有這麼

多不必要的苦難時袖手旁觀,享受自己的巨額財富。對於動物的痛苦,她絕對並非一無所知。

肉品業者經常嘲弄利用自己的曝光機會為動物發聲的名人。小艾德‧貝格雷(Ed Begley, Jr.)、琳達‧布萊爾(Linda Blair)與凱文‧尼龍(Kevin Nealon)為了動物和素食的理想,屢次讓自己置身火線,並因此飽受嚴厲批評。愛德華‧艾斯納(Edward Asner)、伊麗莎白‧柏克莉(Elizabeth Berkley)、凱文‧尤班克斯(Kevin Eubanks)、珍妮‧葛斯(Jennie Garth)、伍迪‧哈里遜(Woody Harrelson)、瑪麗露‧亨納爾(Marilu Henner)、克莉西‧海恩德(Chrissie Hynde)、凱西‧凱森、保羅‧麥卡尼(Paul McCartney)、史黛拉‧麥卡尼(Stella McCartney)、露‧麥克蓮娜罕(Rue McClanahan)、亞歷珊卓‧保羅(Alexandra Paul)、艾麗絲‧沃克(Alice Walker)、丹尼斯‧韋佛(Dennis Weaver)以及其他許多名人,都曾公開表達擁護素食的立場,並因為他們的努力而形象受損。潘蜜拉‧安德森(Pamela Anderson)、碧‧亞瑟(Bea Arthur)、亞歷‧鮑德溫(Alec Baldwin)、碧姬‧芭杜(Brigitte Bardot)、金‧貝辛格(Kim Basinger)、桑德拉‧伯恩哈德(Sandra Bernhard)、皮爾斯‧布洛斯南(Pierce Brosnan)、席德‧西薩(Sid Caesar)、桃樂絲‧黛(Doris Day)、艾倫‧狄珍妮絲、朗姐‧佛萊明(Rhonda Fleming)、蒂比‧赫德倫(Tippi Hedren)、比爾‧馬赫(Bill Maher)、史蒂芬‧席格(Steven Seagal)、希拉蕊‧史旺(Hilary Swank)以及蘿莉塔‧史威夫特(Loretta Swift)這些好萊塢明星,都曾起身捍衛動物的權利,並因此受到抨擊。

美國的肉品產業說這些人是追逐曝光率的獵犬,沒有誠意,而且不知道自己在說些什麼。但是如同我們一次次看到的,這個產業永遠會盡其所能地破壞那些挑戰他們的人的名聲,並且在過程中不讓自己過度受到事實的拘束。

在我眼中,這些名人正在利用他們的身分推動發揮同理心的理想,由於他們的勇氣,他們值得我們的尊敬和感激。儘管其中有些人可能並不清楚各項議題的所有細節,但他們的基本觀念是正確的:假如我們不將其他動物也納入我們發揮同理心的範圍,假如我們允許牠們受到任何程度的殘

危險年代的求生飲食

根據《華爾街日報》的報導,一般工廠化農場裡的豬得到人類關注的總時間長度,四個月加起來剛好是十二分鐘。

酷對待，只因為這種行為能降低每公斤的價格，那麼在這場交易中，我們自己反而會失去人性。

我們欽佩因為幫鞋子代言而賺進2,000萬美元酬勞的明星**運動員**，但製造這些鞋子的其他人時薪卻只有20美分，這不是很奇怪嗎？如果名人並非用自己的名氣來賺錢，而是用來使這個世界更美好，不是會讓人有耳目一新的感覺嗎？

我要為艾莉西亞·席維史東鼓掌喝采，就像我為詹姆斯·克倫威爾及其他許多名人喝采一樣，他們因為同情而讓自己置身火線——我們需要更多人像他們一樣有著各種程度的「聲名狼藉」。

感謝每個為了創造一個更**體貼**、更有愛心的世界而挺身而出的人。

菜單上的苦難

Chapter **12** 用心飲食
更幸福

布來琪，一隻二歲大的母牛，
從牠被買走的農場破門而逃，
在陌生的鄉村走了10多公里，來到女兒的新農場。

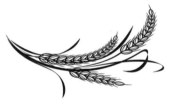

希望社會大眾能夠從肉品業者為保護自身利益而未坦承事實的魔咒中清醒過來，其實並不是一件容易的事情——尤其這等於是要人們質疑自己的行為。

可是，當我看到電視廣告上麥當勞叔叔告訴小朋友說，漢堡是從漢堡田裡長出來的時候，其實沒有想得太多。

把漢堡講得跟花一樣！

幾年前當我第一次看到那個廣告時，多少覺得這就跟耶誕老人一樣，只是個天真的夢想罷了。我並沒有意識到，那其實是個複雜的市場行銷策略，藉以控制漢堡是長大的牛這個曖昧的真相。

當我還在31冰淇淋公司時，大部分店面的壁畫都是一群乳牛在美麗的草地快樂地吃草，那些壁畫很大，大到幾乎整個店面都是。當我為客人做奶昔及**香蕉**冰淇淋時，也覺得那些乳牛的生活絕對有如田園詩般地優美。好，來一客奶油冰淇淋吧！

希望那是真的。

可是今天，在1,000萬頭美國乳牛之中，就有一半是被豢養在某種類型

的工廠中。更糟糕的是，有愈來愈多美國乳牛，特別是中西部及東北部的乳牛，是被養在狹小的牛箱裡頭，牠們被困在一個小小的空間，長時間動彈不得。

這種情況跟瑞典乳牛簡直是強烈對比，因為瑞典人基於尊重動物的緣故，規定乳牛擁有在田野放牧吃草的權利。如今美國乳牛想自由自在地吃草，可沒那麼容易，一般乳牛的生命週期大約是二十至二十五年，然而在現代飼養條件下，能活到四歲就算是走運了。

在自然狀態下，1隻乳牛的奶量可餵飽1至2隻小牛，可是現在在乳牛工廠，牠們可以產出20倍的量；不久之前，1隻乳牛得花上四個月才能生產出跟體重一樣多的牛乳，不過現在有些乳牛只要三個星期就辦得到；有些乳牛注射了生長激素，好在十天內就可產出跟自己體重一樣多的乳量，這讓美國有一半的乳牛有乳腺炎（一種很嚴重的乳房感染）。

幾年前，《世界農業新聞報》（World Farming Newsletter）刊載了一篇短文，告訴我們母牛與小牛之間的關係有多麼特別：

「布來琪，一隻二歲大的母牛，從牠被買走的農場破門而逃，在陌生的鄉村走了10多公里，來到牠孩子的新農場。這個故事開始於牠們母女在加拿大得文島的海瑟雷市場被分別買走之後，母牛媽媽被送到巴比‧沃拉克靠近歐肯漢普頓的農場，母牛媽媽晚上睡覺時有乾草和水，可是與生俱來的母性讓牠衝破柵欄，越過籬笆，一路跑到大街上。第二天早上在距離農場10幾公里以外，也就是亞瑟‧史里曼位於山普佛特科特尼的農場，人們發現了牠們母女重新聚首，而女兒正在吸媽媽的奶。史里曼先生從布來琪臀部仍貼著拍賣場的標籤，認出牠就是那隻牛媽媽。」

我從來沒想過乳牛竟然有這種本事。

可是傑出的自然科學家魯伯特‧史爾德瑞克（Rupert Sheldrake）博士在採訪過相關人士，並仔細研究過這個故事的細節之後，認為這個故事十分可信。

《蘇維埃週報》（Soviet Weekly）也刊載了類似的報導：

「當高加索農夫馬歌米德‧羅曼霍諾夫發現有頭母牛跑去找他前陣子賣給附近農夫的小牛時，感到有點意外。一開始他很擔心母牛會被野生動

物殺害，最後他發現溫文的母牛跟牠的孩子重逢了——在離家48公里以外的地方。」

哺乳動物之間的母子感情非常深厚。所有哺乳類動物都是如此，不只是人類。

對許多人來說，看到母牛與小牛有這麼深的感情都會很感動，可是這麼美的故事卻隱藏著**哀傷**的陰影，因為我也看到這種母子之情被活生生拆散之後的痛苦——而現代乳牛場每天都在上演同樣的戲碼！

把剛出生的小牛從母牛身邊帶走，對牠們彼此來說都是很大的**折磨**，更何況，就算給予母牛時間養育牠的小牛，我們還是有足夠的牛奶可以取用啊！

過去人類獲取牛奶的歷史一直都是如此，可是，現在乳牛業者已經有了更好的方法。他們什麼都要！他們不願把取得的牛奶分給急切需要母乳的小牛，而且，他們絕對不會把錢浪費在公乳牛的身上，「除非」他們可以把公乳牛當成肉牛賣掉——他們說，這個方法可以讓大眾買到更便宜的牛奶。

有時候，為低價商品所付出的代價是非常、非常高的！

餵動物吃什麼，我們就吃進什麼

注定要成為美國人盤中的動物到底吃些什麼，在動物食品工業裡是個敏感的問題。

我們都知道家畜吃的飼料有礙人體健康，因此，業者希望你覺得他們養的動物都吃得很好。

現在美國肉類、乳品及蛋類業者餵家畜的飼料，實在是太有創意了。他們總是在尋找最省錢的方法，用最巧妙的手法補充動物吃穀類及豆類以外的東西。

以回收雞肥來說，這是**美國雞**最常吃的東西。（這與現在美國90%的雞都有白血球組織增生——一種雞的癌症——的現象若合符節。或許是在被屠宰時染上的？）同樣的，通常美國豬也吃生家禽及豬糞，而牠們所能

> 「從營養的角度來説，美國農場動物吃得比美國公民還
> 好……飼養家畜或家禽的農人基於經濟考量，會餵這些動物吃
> 其健康所需的營養，結果養出更健康的動物。」
>
> ——畜牧產業基金會

> 「近來食品藥物管理局規定，允許死豬、死馬及死家禽的
> 肉回收做成牛飼料。這個規定不只讓牛可以吃死的家禽，還容
> 許家禽吃死牛肉。1980年代只要是待在英國超過六個月以上的
> 美國人就禁止捐血，以免人類狂牛症擴大；可是現在農人還把
> 牛血放進飼料裡，給美國牛吃。」
>
> ——艾瑞克‧西洛瑟（Eric Schlosser），《速食王國》（Fast Food

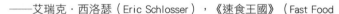

吸收的水分，只有從肥料抽取出來的液態廢物而已（美國有¾的豬在被屠
宰時感染肺炎）。

同時，乾燥的家禽廢物及汙水汙泥也常被當成是牛飼料（作為每天只
吃穀類及豆類的補充品）。1997年，隨著英國狂牛症的流行，美國食品藥
物管理局終於決定禁止餵牛吃回收剩餘的牛肉及牛骨；可是豬及雞還是照
吃其他動物的骨、腦、肉屑、毛皮及糞便。

很多人很愛自己的寵物，如果要他們吃貓或狗的屍體或糞便，大概會
把他們嚇死了；他們應該很高興在自己的食物鏈裡沒有這些動物。但是這
能保證什麼嗎？

每年有成千上萬無主的貓及狗被收容中心及獸醫安樂死，遺體被回收
廠撿回去。今天美國有許多家畜吃的都是這種回收物做的飼料。因此許多
肉類、乳製品及蛋常來自於吃狗貓遺體的動物，包括讓牠們安樂死所注射
的藥物也在裡頭。這下子，你應該可以瞭解，究竟為什麼歐普拉會說她再
也不想吃漢堡了吧！

一般乳牛可活二十至二十五年，但在現代飼養條件下只能活到四歲；1隻
乳牛的奶量可餵飽1至2隻小牛，在乳牛工廠牠們卻要產出20倍的量。

貝西？蛋白質供應者？

現在，你對美國肉品業者中對動物毫不關心的相關企業，已經有了很深刻的印象。然而這些企業還是希望你相信他們不是如此……

「認為美國農業被只關心利益，不在乎動物權益的大型企業所控制，完全是一種迷思。」（畜牧產業基金會）

美國北卡羅來納州有個很特別的豬隻屠宰業者，光是1997年的淨利就超過10億美元，他的名字叫溫德・墨菲（Wendell Murphy）。溫德・墨菲擔任過三屆州議員及二屆參議員，在擔任公職期間，他促成不少有利於豬隻屠宰業法令的通過，包括免除該行業的營業稅、檢驗稅、飼養場房地產稅及區域劃分法令。

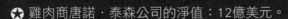

我們已知的事實

- ✪ 1978年，美國家禽食品被八大雞肉製造商控制者：25.3%。
- ✪ 到了1998年，則上升至：61.5%。

- ✪ 雞肉商唐諾・泰森公司的淨值：12億美元。
- ✪ 泰森家禽處理工廠的工人平均每小時工資是：5.27美元。
- ✪ 唯一比泰森公司製造更多雞肉製品者：中國與巴西兩個國家。

- ✪ 美國火雞市場被六大製造商控制：50%。
- ✪ 美國牛肉市場被四大牛肉商控制：81%。
- ✪ 美國豬隻屠宰業被四大企業控制：50%。

多雷那‧麥道斯（Donella Meadows）是系統分析師、作家、永續組織（Sustainability Institute）理事長，也是達爾特摩斯學院（Dartmouth College）環境研究的教授，她在2000年寫的一篇文章中，描述溫德‧墨菲在自己家鄉的影響力：

「當溫德‧墨菲在北卡州議會任職的十年之間，從鄉下取得大型農場的掌控權，並將它們委託給州政府。然後州政府免除了需要負擔的環境或健康風險，而這也表示他們不用付瓦斯、營業或房地產稅。北卡的豬隻數量從200萬成長到1,300萬，比當地人口還多，可是當地豬隻飼養場卻從21,000家減少到只剩7,000家。」

家庭式農場與工廠式農場最明顯的不同，在於家庭式農場的動物都有名字——例如小牛貝西或是小豬貝比——這表示農場裡每隻動物都是獨一無二的。

但大型綜合農業卻不是如此，他們盡可能在養殖過程中，模糊每隻動物的獨特性。因此美國食物製品最常稱動物為「食物製造單位」、「蛋白質提供者」、「轉換機器」、「作物」、「消費穀類的動物單位」、「生物機器」及「蛋機器」等。

罪證確鑿

當然，不論這些動物是怎麼被養大，或是叫做什麼名字，最後終究難逃一死。

多數人都以為，若是想吃肉的話，就得冒點風險，這是不得不然的現實。不過，多數人也希望以更人道的方式屠宰動物，這恐怕是我們對自己吃下肚的動物最低限度的同情。

這就是《聯邦人道屠宰法》的立意——讓動物在被宰殺前先昏迷，當牠們被殺時就不會有任何意識。只可惜這個法案有許多漏洞，全美有90%作為人類食物的動物（包括家禽）都沒有經過這道程序。

2000年，目的在終止殘忍的工廠式農場，位於舊金山的「人道農業協

會」在美國發起一連串史無前例的保護動物行動，結果全球最大肉品製造商IBP面臨可能違反州法令及聯邦法令的刑事與民事責任。同時，這起**醜聞**也讓成千上萬的動物遭到不人道屠宰的事實得到各界關注。

「人道農業協會」拍攝了一支錄影帶——他們稱之為「最令人心碎與憤怒、令人無法置信的虐待動物證據」。他們從17位IBP員工取得的口供，得到進一步證實，證明IBP在華盛頓瓦魯拉飼養場裡頭，長期有系統地虐待動物。

這支錄影帶在2000年春天，隸屬NBC電視台的西雅圖KING-5電視台播放，後來在2001年初於NBC新聞節目「日期變更線」（Dateline）播出，雖然內容不忍卒睹，但描繪的都是實情。

這支影片顯示牛隻頭下腳上被吊起來時拼命掙扎，而且被宰殺時還活著；影片也顯示當牠們被剝皮時意識仍然十分清醒，當牠們的腿被剝下來時，仍想奮力掙脫。有些牛不斷被駭人的刑具毆打，卻始終死不了；有些牛則是飽受電擊棒的刺激而痛苦驚嚇。影片還顯示工作人員把電擊棒硬塞到牛嘴裡！

怎麼會發生如此駭人聽聞的事？而且這種事不只發生在小型飼養場，也發生在全國及全球最大肉品製造商所經營的主要飼養場？

人們以為法律要求動物在被大卸八塊前早就死了，但實情並非如此。根據《人道屠宰法》規定，適用這項法案的動物在被拘禁宰殺之前必須「已無法感受痛覺」。所以理論上牠們是經由**電擊**，也就是「昏迷」之後才會被宰割，問題是昏迷的效果往往並不好。

電擊的昏迷效果到底有多不好？

一位屠宰場員工是這麼說的：「我估計有30％的牛沒有昏迷（透過電擊）……我敢說那些牛都還活著，因為牠們的頭都抬得高高的，而且拼命亂叫。」

IBP有17位員工冒著失去工作的危險及家人的安危，提供簽名口供，道出屠宰場殘忍的宰殺過程，而上述員工正是其中之一。

也有人指出：「牛可能在倒地十分鐘之後還活著。（那在之後）牠們全身的皮都被剝了下來。」

另一個人補充：「即使牛隻還沒有死，屠宰員就已經切開牠們的腿、胃、脖子，以及腳……我想這些牛在被宰殺及剝皮的時候，10隻之中有1隻還活著。」

「我親眼看過成千上萬頭牛在宰殺過程中還活著，」一位屠宰場的員工說。

「即使我知道牠們還沒死也不能停下來，因為主管告訴我們，即使牠們還活著，也得繼續切下去。」另一位員工說。

由於媒體的廣泛報導，引起公眾的**憤怒**，華盛頓州長蓋瑞‧拉克（Gary Locke）開始著手進行全面性調查。

NBC所屬新聞台播出那支錄影帶時表示：「這是美國史上首次有州長對屠宰場進行全面調查」。

這也是第一次上千名肉品調查員與保護動物團體聯手要求政府調查肉品公司的犯罪行為，由超過6,000名美國農業部檢驗員組成的地方食品檢驗會全國聯合會也加入「人道農業協會」控訴IBP的陣容。

在西雅圖電視台播出那支片子一週後，華盛頓州農業局對IBP飼養場進行調查，並表示沒有發現任何虐待動物的證據，不過他們在飼養場外面待了一個鐘頭以上，好讓IBP高層「檢查檢驗員的證書」。當然，這讓IBP高層有充裕的時間可以「準備好」再被檢查。

IBP堅決否認「人道農業協會」的指控，不過他們對於錄影帶內容要如何自圓其說？

他們暗示這是不滿員工故意把活生生的牛吊起來，好破壞公司形象。IBP高層說，他們打算著手調查，認為是員工「為了拍攝效果，才會不當地處理牛隻」。

加入IBP的陣容進行反擊的「全國肉品協會」執行長——羅絲瑪麗‧馬可羅（Rosemary Mucklow）則如此反駁說道：「我強烈懷疑這種情形真的發生過。」

向來被公認是全美首屈一指、有關屠宰場如何處理家畜的權威譚波‧葛蘭汀博士搭乘IBP公司專機前往實地瞭解狀況。

她表示自己無法證明該公司沒有虐待動物，她說：「那捲錄影帶確實記錄了一些慘無人道的情況——我無法替IBP辯解。確實是有隻活著的牛被捆綁倒吊起來，而另一隻躺在地上的牛隻則是在電擊箱裡……這麼做當然不對。」

> 我親眼看過成千上萬頭牛在宰殺過程中還活著，但即使知道牠們還沒死，我還是得繼續切下去！

IBP在書面回應中，試圖輕描淡寫錄影帶內容：「根據已知的生物學知識，動物在死後仍可能產生不自主動作，而未經訓練的觀察者可能誤解了這種生命跡象。」

另一方面，IBP有數名員工卻證實，他們曾經「在搬運過程中，被驚慌失措的動物腳踢到」。

一位IBP主管表示說，一味指責該公司並不公平，因為錄影帶中所呈現的問題，以及該公司員工證實有那些問題存在的說辭，關係到整個公司的營運。

不幸的是，這點他倒是說對了！約翰‧莫瑞爾公司（John Morrell & Company）是全美最大肉品罐頭公司之一，該公司的前任屠宰場經理艾得‧凡‧溫可（Ed Van Winkle）在提到屠宰場如何處理無法行走（及不願配合）的動物的時候，說出了令人痛心的畫面：

「處理跛腳動物的最好辦法，就是用鋁管把牠們打死……如果在運輸道上有隻豬因受到刺激而拉屎，造成心臟病突發或是拒絕移動的話，可以用勾子插進牠的洞（肛門）……在多數的情況下，勾子會把豬的肛門扯破。我常看到豬的臀部是裂開的。」

我們很少聽到這類描述，因為實在是太殘忍了，所以大家寧可相信屠宰場都是很有效率地把傻ㄅㄅ的家畜消毒好，然後用玻璃紙包好，再放進容器裡。肉品公司就是希望你這麼想。

如果你去過洛杉磯，可能會被「農夫約翰的屠宰場」（Farmer John's Slaughterhouse）及「肉品工業工廠」（Meatpacking Plant）的萬仞高牆給吸引，因為他們用許多美麗的鄉村風光圖片來裝飾牆面，你可以看到藍藍的天、蓬鬆的雲朵、河流、樹木、如畫一般的草地及田野——以及許多看起來很快樂的動物。

他們同時也在工廠窗戶上畫上這些景色，讓人們無法知道裡面真正發生了什麼事。

美國科羅拉多州立大學的動物飼養專家柏納‧羅林說，不只是消費者不瞭解屠宰場的真相，就連許多只把牛隻運送到屠宰場，卻沒真正走進去的牧場經營者也毫不知情。「只有少數牧場經營者見過自己養的動物被宰殺，幾乎沒有人希望情況是如此。」

對立ing

雖然肉品業者寧可以**不人道**的方式宰殺動物，但美國人已愈來愈清楚現代肉品製造過程中動物受到的折磨。

1987年我出版《新世紀飲食》時，很少人知道「工廠式農場」是什麼，更別提對這個問題有什麼看法；可是到了1995年，根據民意研究股份有限公司的調查結果，有95%的美國人不贊成在製作蛋、小牛肉及豬肉的過程中限制動物的行動自由。

美國動物農業並不希望公眾反對不人道的養殖法，為了解決這個問題，他們增加廣告預算及行銷活動。在某一次活動之中，他們甚至賦予「讓人噁心」這個字新的定義，因為他們對保護農場動物的相關規定棄如敝屣。

1990年以前，全美有12州的農場動物不受法律「禁止虐待動物」規定的保護。更令人難過的是，由於法令的關係，那幾州的農場動物只要是「正常」、「可接受的」、「一般」、「合乎習慣」的飼養，就可以被「合法」地虐待。

而在90年代，經由農場業者的強力施壓，全美有超過十八個州通過這種法律。

由於這些法令，如今在這些州之中，仍有一半以上的農場動物無法受到法律保護而被制度化地虐待。這些不讓動物受到法律基本保護的法令，

真相太殘忍了！所以人們寧願相信屠宰場都是很有效率的把家畜消毒好、用玻璃紙包好，再放進容器裡！

規定現代養殖場或屠宰場的作業是可以被接受，且不容批評或禁止的。這種作業方式無法設計出比較好的系統來維護現狀，或確保屠宰場無法從保護動物的過程中得到利益。

　　麥當勞的律師在麥當勞誹謗案中的表現就是最好的例子，他們爭辯說該公司不該被指為殘酷，他們只是遵照公司規定做事，但是法官並不同意這說詞：

　　「我無法接受這種態度……這麼做的結果，就等於是將殘忍宰殺動物的決定權，完全交由食品公司處理，而他們絕對會從最省錢的角度……來考量。」

　　紐約市律師，同時也是《法律之外》（Beyond the Law）一書的作者大衛・沃夫森（David J. Wolfson），在該書中深度探討法令讓農場動物不受虐殺的保護力愈來愈薄弱。
　　他寫道：

　　「這個趨勢最詭異的結果是，農場動物被置於一個合法的時間機器中，然後被運送到一個還能接受虐待動物的時代……養殖業代表的權力十分驚人。
　　你很難想像，有個非政府團體竟然對何謂犯罪的定義有這麼大的影響力；舉例來說，化學公司被裁定沒有汙染環境（結果是違反刑法），所以繼續排放大量『可被接受』的汙染物，或經由化工業者的授權，『合理地』排放汙染物。」

　　在此，我們看到兩個同時並存的趨勢。
　　一是有愈來愈多人對工廠式農場的做法感到惶恐，並且對這種方法竟然還可以繼續存在而感到憤怒；另一個則是經由剝削家畜而得到利益的業者，其做法得到法律豁免權——也就是說，任何法令都無法限制他們虐待動物。
　　看到人們的意見愈來愈分歧，同時有愈來愈多州通過類似的法令，實在是令人膽顫心驚。所幸我們可以仿效另外一種做法，因為身在美國的我們只要越過大西洋，就可以找到值得學習的典範。

希望在歐洲

雖然美國在1990年代已有18州通過農場動物不受法令保護的規定，但在歐洲有許多國家的做法卻恰好相反——他們通過法令嚴禁不人道的動物養殖法。

這種做法始於1987年，當時瑞典通過了一項保護動物法令，規定所有農場動物都有權活在適合的環境裡，讓牠們與生俱來的行為有安全保障，等於是禁止工廠式農場的做法。

後來歐洲議會亦隨之跟進，決議禁止用箱子養牛，並逐步淘汰雞籠，不再使用豬圈，同時禁止為豬剪尾巴及去勢。1999年之前，包括瑞典、丹麥、奧地利、愛爾蘭、芬蘭、比利時及荷蘭等國幾乎都已全面禁止用箱子養牛。

同樣也是在1999年，歐盟各國的農業部長同意在2012年之前全面禁止籠飼養殖蛋雞，並將改為野放的方式養殖蛋雞。2000年，英國科學家要求全歐關閉所有工廠式農場，因為這是遏止狂牛症的唯一途徑；到了2001年，歐盟為豬提出新的動物福利管理辦法。

大衛・沃夫森認為：「這兩者的對比看起來十分明顯：在美國改變法令、容許殘忍的養殖方法之際，西歐的國家卻正在推行禁止殘忍的動物養殖法。」

看到兩種截然不同的對比，讓我想起全世界最偉大的道德領袖甘地所說的一段話：「從一個國家對待動物的方式，可以判斷它有多偉大。」

所幸，在美國肉品業界內部，仍有人瞭解歐洲這種充滿智慧的做法。對於社會大眾的日益覺醒，他們並不排拒，反而以為認真保護動物是一門好生意。

1999年，《飼料雜誌》刊登了一篇非常具有真知灼見的文章，這篇文章叫做〈農業綜合企業最好放聰明點，考慮一下動物的福祉〉，裡頭是這麼說的：

> 《人道屠宰法》規定，動物在被宰殺前須「已無法感受痛覺」，所以牠們會先被電擊「昏迷」後才被宰割，問題是這種方法的效果並不好。

「美國在思考農場動物的福利方面，已經落後其他文明國家許多。諷刺的是，就在其他國家通過法令禁止密集式監禁養殖動物的做法，像是用箱子養牛、籠養養雞，以及用箱子養懷孕母豬之際，美國許多州竟朝相反方向走——修定反虐待法令將養殖法排除在外！當美國人瞭解到自己國家有關農場動物的保護法令與其他國家的差別時，當然會感到既尷尬又憤怒。民意調查發現，有超過90％的美國公民反對普遍使用密集式監禁養殖法，這個現象讓動物養殖業陷入艱困的處境——因為他們的客戶強烈反對這麼做。」

沒錯，強烈反對，而且一天比一天強烈。

全新的選擇

自從我瞭解現代肉品業者是如何飼養動物後，有很長一段時間都過得非常痛苦。

只要一想到成千上百萬隻動物都是有著獨特個性與感情的個體，卻被逼得不得不忍受被剝削時，我就快崩潰了。我不知道在這麼痛苦的情況下該如何正面思考，對於這些動物被人類虐待，又該如何逃避令人厭惡而又氣憤的情緒。我試著與人相處，對人人保持開放的態度，但我並沒有棄這些動物於不顧。

我瞭解自己的不滿與吃動物製品的人不同，我不滿的是——虐待動物的企業。

每隻動物都是有感覺的個體，但是那些業者卻視牠們如敝屣。我並不想妖魔化那些飼養者，事實上，他們仍有不少人有著樂於與自然為伍、與土地為鄰的工作欲望，而且比你、我更不喜歡自己正在做的事情，可是那些動物在現代肉品公司的遭遇，簡直是令人類蒙羞，更是違背古代人類與動物的連帶。

我不滿的不是被錯誤資訊疲勞轟炸，相信自己所作所為對自己與孩子有益的人；我抱怨的不是懷疑動物受到虐待卻轉身離去，無法承受痛苦的人——我批評的，是那些一面告訴大眾他們對待動物就像自己家人，一面

卻又想盡辦法透過法律途徑，好讓自己養的動物不受法令限制而能進行虐待之實的業者。

美國從過去家庭式農場的經營方式，變成如今在農場裡飼養動物，經歷非常大的變革，這與透過法律讓業者免於受虐待動物禁令的限制連接起來，產生令人痛心的結果。在美國有愈來愈多動物更容易受到虐待，而且受虐的情況於今尤烈。

這真是讓人痛苦！

尤其令人不安的是，由於多年來社會大眾的漠視，我們已經毫不知情地吃下許多這種方法宰殺的動物。不過，這樣的痛苦反而可能提供了某種療癒，讓我們從懵懂無知中破繭而出，進而瞭解事實的真相；讓我們聽到自己內在人性的呼喚；這或許是讓我們的生命與社會連結在一起，進而產生同情的契機。

看到整個社會是這麼對待動物，讓業者大量製造食用肉類，常讓我感到羞愧不已。

不過，當我看到民調結果顯示，有超過90％的美國人強烈反對虐殺動物時，我又再度產生了希望：只要我們瞭解得愈多，就能愈快阻止這種加諸於動物身上違反自然、違反人性的罪行。

揭露事實永遠需要勇氣，因為現代工廠式農場的動物必須忍受殘忍的處境，面對這樣的悲劇，要保持自己的眼睛與心靈處於開放狀態，真的很不容易。

身處於一個漠不關心、否認事實的文化，可能會恐懼自己的痛苦是來自那些動物的遭遇，事實上牠們的不幸正是因人們的無所作為。當我們因為瞭解牠們的遭遇而產生的哀傷、憤怒與絕望，並不是軟弱的表現，而是表示我們的心已從過去的集體性冷漠中釋放出來，從長期的麻木不仁中重拾應有的情感。

我們對那些動物的悲傷是真實而健康的，這樣的感受無疑代表了我們對於必須終止虐殺動物的承諾，同時也是測量我們仁慈與否的試金石。我們不只是因為這些同伴的遭遇而痛苦，也因為這關係到與我們緊密相連的生命。

1990年前，全美有12州的農場動物不受法律禁止虐待動物的規定，只要是正常、可接受的、一般、合乎習慣的飼養，就可以被合法地虐待。

我們感到痛苦，是因為我們與牠們的關係密不可分，也因為造成這種悲劇的劊子手就在我們之中；我們感到痛苦，是因為這些動物是我們的夥伴，是屬於廣大地球公民的一分子，也因為虐殺動物的人正是我們人類；我們感到痛苦，是因為我們彼此有著深深的連帶，因為我們都是偉大生命網絡中的一環。

從我們哀傷的心中可以發現彼此緊密的關係，也可以發現自己有能力採取行動。我們的力量來自於對生命的歸屬感，我們的力量來自於最深層的人性回應，不可能來自別的地方。

歷史上有很多人吃素，因為他們認為不該為了食物而不必要的殺生，何況還有其他很多有營養的食物可吃，像甘地、愛因斯坦及其他許多人，都是因為這種道德性因素而成為素食者。

今天由於養殖動物只是為了賺錢，因此吃肉與否便具有了全新的意義，同時也成為一個全新而迫切的問題。

過去動物從來不曾遭受人類如此的虐待，也不曾如此廣泛地受到嚴格、無情及系統性的虐殺。

過去，從來沒有一個人的選擇會變得這麼重要！

希望之信

由於肉品業者每年從成千上萬的豬、牛、雞及其他農場動物中得到龐大利益，因此並不希望「善待動物組織」舉辦活動反對麥當勞虐殺動物，迫使大型肉品公司改變。

他們也不希望「人道農業協會」公佈IBP屠宰場恐怖的虐殺行為，讓全球最大肉品罐頭製造商受到刑法及民法的制裁。他們不要公眾期待養豬人會從虐殺動物的暴行中覺醒過來。

最重要的是，他們不希望你停止購買他們的產品。

自從我出版了《新世紀飲食》後，收到許許多多讀者的來信，我想與各位分享其中一封信的內容。

我是在1990年代中期收到這封來自舊金山的信，至少對我而言，它代表我們所有人的希望。

親愛的羅彬斯先生：

　　您的大作《新世紀飲食》對我家人產生了莫大影響。大約在二年前，我大概會為了這本書而想殺了你，請容我解釋一下。

　　我是個非常成功的人，所以也很習慣為所欲為。我女兒朱麗在青少年時宣佈想成為素食者，因為她看了你的書。我覺得這實在是太可笑了，並堅持她不准做這麼無聊的事。她不聽我的話，讓我生氣極了。

　　我告訴她：「我是妳爸，知道怎麼做對妳最好。」

　　「我是你女兒，」她回答道，「這是我的人生。」

　　為此我們爭執了很久，因此處得很糟，關係變得很緊張，而且每次只要一討論到有關吃素的事，父女之間就會劍拔弩張。這簡直快把我逼瘋了。在我看來，她很不尊重我，而且是故意的，根本就是我行我素。可是她說我也是這樣。

　　起初，我跟我太太會強迫她吃肉，可是她露出一副很噁心的樣子，完全破壞了用餐氣氛。最後，我們憤然決定睜隻眼閉隻眼，讓她吃她的素。但我讓她知道我很不高興。我告訴她，當理想主義者沒什麼不對，可是要腳踏實地一點。沒想到她卻說，當律師沒什麼不好，可是心胸要寬大一點。真是讓我火冒三丈！

　　有一年我生日，她為我做了一頓早餐，然後端到床上給我。裡面沒有培根、香腸，沒有任何蛋。這讓情況變得更糟了！我提醒她說，這是我的生日，不是她的生日。她開始告訴我養殖場裡動物的遭遇，還從你的書裡引經據典。在我生日一大早，我可不想聽這些。

　　朱麗高中畢業以後就離家了。說真的，我很高興，因為我已經感到很煩、很厭倦了。每頓飯都可以吵個不停：我要她吃肉，她不肯；她要我別

再吃肉，我不肯。吵個沒完沒了。但自從她離家後，我很想她，雖然不再有任何爭執——我並不想念這點，可是我想念她的程度比我想像得還深。

幾年以後，朱麗遇到她先生，然後很快懷孕了。當我孫子出生時，我覺得自己是全世界最快樂的人，但這種快樂並沒有持續太久。沒錯，朱麗希望把她兒子，我孫子，養成一個素食者。

這次我很明白地告訴她：「如果妳想毀了自己人生也就算了，可是妳不能毀了這個無辜男孩的健康啊！」對我而言，她根本就是在虐待小孩。我甚至還想打電話到兒福機構，他們應該會強迫她餵我孫子吃更好的食物，或是把孩子從她魔掌中拯救出來。如果不是我太太阻止我的話，我肯定會這麼做。

儘管我發現我可以（勉強）容忍朱麗成為素食者，但還是無法接受她這麼對我孫子。最後，她竟然惡劣到完全不來看我。這種愚蠢素食者的偏執不只毀了我們的父女關係，也賠上了我的祖孫關係，因為她不只不帶孫子來看我，也不讓我去看他。他們完全與我斷絕了關係。

我想，至少我應該敞開大門，於是透過我太太（從那時起，朱麗再也沒有跟我說過話）問她明年生日她想要什麼禮物。她說她最想要的禮物，就是我可以讀讀你的《新世紀飲食》。我告訴她說，這根本不可能，因為那得花很多時間。她說，我願意花多少時間看你的書，就有多少時間可以看到孫子。

她很聰明，知道我的弱點。

於是，羅彬斯先生，我看了你的書，而且是整本書、每個字都看了。最讓我震驚的是，你形容那些動物是怎麼被養大的。

我不知道牠們情況有那麼慘，真是太恐怖了，我完全同意你說的，那麼慘絕人寰的做法不能再繼續下去了。我知道那真是太殘忍了，而且是極端的殘忍。

我想你一定聽過很多這類的事，可是從來沒有一本書像《新世紀飲食》那麼令我感到震撼。我簡直是不知所措！我看完書之後，打了電話給朱麗。

「我告訴過你別再打電話來的。」她一發現是我打去的時候，便這麼說道。

「我知道，」我回答說，「可是我看完那本書了，我要你帶兒子過來吃晚飯。」

羅彬斯先生，我是個很驕傲的人，接下來我所說的話，要我說出口實在很不容易，可是我知道我必須說。

於是我說了：「親愛的朱麗，請原諒我。如果妳來的話，我保證絕不跟妳吵架。我犯了很嚴重的錯誤，可是現在我知道錯了。如果妳過來的話，餐桌上不會有肉。」

電話筒的另一端沉默了下來。後來我才知道原來朱麗在哭，可是當時我並沒發現，我只知道自己得再說點什麼。

「以後我們家再也不吃肉了，」我告訴她，「那些肉都是來自工廠式農場。」

「你是在開玩笑嗎？」她用不相信的口吻問我。

「我不是在開玩笑，」我說，「我是認真的。」

「我們會過去吃晚餐。」她說。

然後我真的這麼做了。

從那天以後，我們家就再也不吃肉了，我們完全不買任何肉類。

用心飲食更幸福

朱麗教我們怎麼吃蔬菜堡、豆腐及其他食物。我常被人取笑，可是我一點也不在乎，我把這種情況視為一種冒險。

從此以後，朱麗跟她兒子常與我們共進愉快的晚餐，也共度了許多美好時光。羅彬斯先生，你能瞭解這對我來說有什麼意義嗎？我讓我女兒重新回到我身邊了，當然，還有我的孫子。我女兒是個非常棒的人！我孫子從來沒有得過感冒、耳朵發炎或是其他兒童常見疾病。朱麗說，這是因為他吃得很好。我認為，是因為他有全世界最棒的媽媽。

那些動物不該受到如此錯誤的對待，這實在是太可怕、太駭人的錯誤了。你說得對，動物永遠不該受到那麼殘忍的對待。

永遠。永遠。永遠。永遠。

我向你保證，就像我對朱麗保證的一樣，從今以後，我再也不會吃一口受到如此虐待的動物的肉。

現在，每次朱麗說動物是她的朋友，所以她絕不吃她朋友時，我不再像以前一樣反對了。我只是微笑，很高興知道我跟這個特別的人不再有意見上的分歧。而且我也很高興可以看著我的孫子，知道自己正在幫助這個世界，能讓他過得更好。

非常尊敬你的，

（應作者要求隱去姓名）

餐桌上的旅程

寫這封信給我的律師,以及敞開自己真實感受並改變人生的養豬人都有個共同點,那就是發現讓自己過著充滿慈悲的人生的方法。

我們需要這種人,這種聽到自己內心人性的呼喚並有所回應的人,這種主張生命的完整性與親密性的人。他們同時提醒了我們的痛苦與歡愉,人與人,以及人類與所有生物的緊密關係。

有人說,我們不必把同情心擴及動物,因為《聖經》上說人類對牠們有管轄權。

那麼,管轄權到底是什麼呢?

假設你有兩個兒子,有一天晚上,你出門前跟大兒子說:「我不在家的時候,你要負責管家。」接著你跟二兒子說:「我不在家的時候,你要聽你哥哥的話。」你給了大兒子你不在家時管轄二兒子的權力,不是嗎?那麼,如果那天晚上你回到家,發現大兒子無情地管教二兒子,又會作何感想呢?

管轄的意思是管理及**尊重**,是照顧其他生命,而不是虐待他們。

在我們這個時代,人們已經開始對動物產生同情心。我們可以逃避、否認,也可以**嘲笑**同情動物的人,但若是我們選擇有良心地吃食,我真的相信世界會變得更友善,也更安全。

說實在的,我對各式各樣飲食減肥書籍最不滿的地方,並不是他們總是要讀者吃動物性食物而增加罹患心臟病、癌症及其他疾病的風險,現在我們也知道那都是事實!

我最無法忍受的在於他們對於建議你吃的那些動物的困苦處境向來隻字不提。

很顯然地,他們以為這跟他們鼓勵讀者吃的肉類,也就是那些動物長久以來因痛苦所發出的**哀號**毫不相干。

我不相信真正的健康非得透過吃進忍受殘酷、系統化折磨的同伴的

> 飲食減肥書籍總是要讀者吃動物性食物而增加罹患心臟病、癌症及其他疾病的風險,然而他們對建議吃的那些動物的困苦處境向來隻字不提。

肉，才有辦法維持下去。我們沒那麼**短視**！人類不只是物理性的存在而已，並非每天一定需要幾克鐵質才能維生。我相信我們也是心靈的存在，有著尊重與同情的需要，有著讓自己的關懷能被看見的需要，有著愛與榮耀生命的需要。

在我們文化中有些力量正在醞釀，要我們背離生命，可是在我們心中也有些力量正在發酵，幫助我們覺醒，要我們準備好在地球上與其他與我們共同呼吸同樣空氣的生物和平共存。

我們不應該在世上虐待或利用其他生物，我們應該活在世上幫助其他生命。

每一頓飯都是一趟旅程！

低碳吃，
瘦腰救地球
Our Food, Our World

Part 3

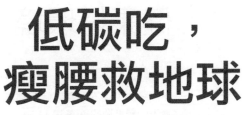

Chapter 13 給自己一個 健康好環境

如果人人都能瞭解，
只要一個行動就能改變情勢就好了。
然而多數人卻不知道這個行動是什麼，
我說的是你所吃的食物！

歷史上最重大的發現之一，就是我們是住在一個圓型的**星球**上。在三百五十年前，大多數人仍然相信地球是平的，一旦我們知道地球是圓的之後，便瞭解世界上每個地方都是緊緊相連。如果我們順著同一個方向旅行，非但不會從地球邊緣掉下去，反而會繞一個圈子再回到原來的出發地。

這是我們祖先極其偉大的發現。

但是如今，人類還學到了比這件事更重要的事。

亞特・蘇司曼（Art Sussman）曾在牛津大學、哈佛醫學院及加州大學舊金山分校展示他的科學研究成果。他以非常淺顯的方式描述一個突破性觀點：

「現在我們都知道，有些事比世界上每個地方都緊緊相連更重要。我們發現整個地球都是同一個體系在運作。地球不是平的，它不只是圓的，更是一個整體……

整個地球的自然景觀與現存的生物密切互動，他們彼此之間以極其重

要且有意義的方式共同運作。雲朵、海洋、群山、火山、植物、細菌及動物等，均在整個地球的運作上扮演了重要角色。」

在都市裡的人類幾乎被其他人及物體所包圍，因此經常忽略了自己生命及生存有多麼依賴其他生物。人們一直以為是經濟結構提供我們食物、空氣與能量，並幫助我們處理汙水及廢物。

當然，我們所居住的地球確實是提供了這些服務，並且讓這種經濟結構成為可能。

如今人們已漸漸瞭解自己是生物性的存在，就像其他生命形態一樣依賴著生物圈，若是我們汙染了空氣及水，破壞了雨林並耗盡自然資源，排放二氧化碳及其他溫室氣體的速度超過地球回收的速度，就是在逐漸損害自己的生存條件。

由於人類已逐漸意識到自己是這脆弱星球的一分子，而且勢必得依賴它才能生存下去，因此也開始注意個人生活對環境的影響。

舉例來說，人們愈來愈意識到能源的功效了：大家會用「毯子」放在熱水器上隔熱以節省能源；那些販賣冰箱、冷藏箱、洗衣機、烘乾機、暖氣機，以及其他家用電器產品的商店，則會將電器節省能源的程度明顯標示出來。

不用房間，或即使是正在使用時，我們也會把暖氣關小或乾脆關掉，有時則是透過把窗戶縫隙填滿、加裝防雨片，或是為壓縮氣體式暖氣系統的暖氣管做隔熱效果。

天氣炎熱時，有人會拉下百葉窗或窗簾，或在夜晚打開窗，以減少冷氣的花費。同時，有愈來愈多人使用省電照明系統來節省能源與金錢，像省電燈泡；也有愈來愈多人在離開房間時會隨手關燈。

隨著人們環境意識的覺醒，開始採取各種不同做法。

你會發現大家不再「亂丟」東西然後一走了之，因為我們就生活在這裡，沒有其他地方可去，最後這些東西可能會在垃圾場、焚化爐或是大海裡。為了節省資源並且減少垃圾量，大家開始回收報紙、玻璃、鋁罐再利用，同時減少使用可棄式尿布；有些人還會利用廚餘，或是在自家後院做堆肥呢！

每天有更多報紙是利用再生紙印製的；空調及冷藏系統不再使用會破壞臭氧層的CFC（氟氯碳化物）；許多城市開始建構並擴大路邊回收計畫；

標榜對地球友善的家用品，像低磷清潔劑大受歡迎；全國最大營造公司及房屋仲介（房屋站【Home Depot】，羅易【Lowe's】）宣佈停止並逐步淘汰銷售來自老樹的木造房屋。

今天有愈來愈多人瞭解必須尊重地球，並在它的限制下生存，如果可能的話，多數人都設法在地球上留下最少或減少自己的「生態足跡」。根據民調，有80％的美國人說自己是環保主義者，事實上，每個人都知道我們的環境因人類活動而逐漸惡化。

然而絕大多數人卻不明白，只要每個人能多做一點什麼，就可以減緩環境的惡化，並且讓生活朝向環保永續的方向邁進——很少人知道做什麼才能對減少汙染、節省資源、保護珍貴的地球，以及其所賴以為生的生命產生重大改變。

真的，如果人人都能瞭解，只要一個行動就能改變情勢就好了。然而多數人卻不知道這個行動是什麼。

我說的是你所吃的食物。

地球管理員變地球破壞王

傳統上，農場裡的動物能讓農業保持良好且平衡的生態基礎。牠們會吃草，處理廢物、吃人不吃的廚餘，然後將它們轉換成人類可吃的食物，牠們的排泄物可以提供土壤養分，牠們還會拉犁，提供增加人類生活品質的服務。

隨著傳統農耕方式逐漸為工廠式農場所取代，而且在動物成為龐大工業裝配線的一環之後，一切都改變了。由於動物飼養方法的擴張與機械化，全球肉類食品的產量是五十年前的4倍，現在全世界有200億隻家畜——是人類數量的3倍。如此重大的改變，當然不可能不對環境產生巨大影響，由於食物製造業慢慢被大型農業綜合企業所掌控，勢必對生態環境造成負面後果。

動物飼養法的擴張與機械化，全球肉類食品產量是五十年前的4倍；現在全世界有200億隻家畜，是人類數量的3倍，對環境產生巨大影響。

沒有多久以前，多數美國乳品農場都是小規模經營，讓牛群在牧場上吃草。

至今仍稱自己為「美國牛奶之地」的威斯康辛州，在高低起伏的牧場上飼養的是荷士登牛及根西牛，如今小型農場早已消失無蹤，取而代之的是飼養上千隻牛群的大型農場。有農人說這種經營方式根本就不是農業，而是「24.3公頃水泥地，4公頃肥料坑」。

如今大家都採取高度工業化的飼養方式，因為這樣似乎比較有效率。事實上也是如此——若不把使用化學藥品造成的汙染，以及對傳統農業的扼殺等代價算進去的話。

這是個罪惡三部曲！

根據醫學研究發現，這種特有食物生產體系所提供的食物對人體的健康有害——因為工廠式農場及飼養場是以極其殘忍的方式對待動物——也會逐漸損害業已危機重重的地球生態體系。

近幾年來，有許多公正的研究者及非利益環境團體，包括全球守望組織、拯救地球、科學家關懷聯盟、奧都邦協會、保護自然資源委員會、保護環境基金會及馬鮫俱樂部，都努力警告人們及民意代表，基於現代肉品製造商對環境的破壞，應該向他們徵收稅捐。

不只是環境保護者這麼做，許多動物工廠看到脆弱的地球因現代工廠式農場及飼養場的成長而付出慘重代價，而紛紛加入保護地球的行列。彼得‧奇科是奧勒崗州立大學動物農業的教授，也是《動物科學期刊》及其他期刊的編輯委員，他在1999年寫道：

「在大型飼養場養牛，讓今日的養牛場統一把1,000到10,000頭牛隔成一個個單位拘禁起來，同時也讓豬與家禽被隔成一個個單位拘禁起來成為趨勢……導致大量地下水以及空氣汙染的問題，這對環境來說無疑是一記迎頭痛擊。」

水到哪裡去了？

地球上的生命始於水，生命的存在始終十分仰賴水。

有了水，生命得以繁衍；沙漠得以變成花園或茂密的森林，或是像台拉維夫或洛杉磯之類的繁榮**大都市**。沒有了水，我們就會死。

　　大部分人常用如此寶貴的資源，並視之為理所當然，只可惜我們太早以令人難受的方式，被迫瞭解這種自然寶藏有多麼珍貴。良好的水資源正以令人擔憂的速度消失中。

　　2000年，「世界水委員會」預測，未來水的使用量將大幅增加，原因在於日益增加的人口：

　　「將對環境造成難以承受的壓力，不只會造成生物多樣性的損害，也將導致生態系統無法再提供地球及人類（必要的）服務的惡性循環」。

　　今天環顧世上任何一個角落，特別是美國西部，人人都在尋找儲水的方法。

　　你可以發現大家不再那麼常洗車了；使用的是低流量蓮蓬頭、水龍頭及馬桶；人們使用抗旱景觀來美化環境；刷牙或刮鬍子時除非是為了沾濕牙刷或刀片，否則會很警覺地把水龍頭關上。

　　這些做法都很審慎，也很有幫助，然而把這些做法省下來的水通通加起來，也比不上你改吃素所省下的水多。

　　有個方法可以審視這點。

　　若是你每隔一天洗一次澡，而每次洗澡時間是七分鐘，根據這個頻率，你每星期會花四十九分鐘沖澡（七個七分鐘）。算簡單一點好了，你每星期會花五十分鐘沖澡。

　　現在，假設蓮蓬頭流出來的水量是每分鐘7.5公升，根據這個流速，乘以每星期五十分鐘，你若是每天洗澡，一星期就會用掉375公升的水。如果你把375公升的水乘以52（一年有五十二個星期），就會發現根據這個速率，要是你每天洗澡，一年會花掉19,500公升的水。

　　若是比較一下19,500公升的水，跟水教育基金會計算生產454克加州牛肉所需要的水量（9,327公升），恐怕會讓你非常驚訝。今天在加州，你不吃454克牛肉省下來的水，比六個月不洗澡還多。如果把這個數字跟加州農業推廣大學土壤與水專家調查的數字相較，會得到更令人吃驚的結果。根據他們的分析，不吃454克加州牛肉可以省下來的水，比一整年不洗澡還要多。

我們已知的事實

⭐ 根據全國牧牛人牛肉協會的說法，生產454克美國牛肉需要多少水：1,669公升。

⭐ 根據密西根州立大學農業及自然資源學院食物科學與人類營養學系主任喬治・伯格斯崔姆（Georg Borgstrom）的說法，生產454克美國牛肉需要多少水：9,463公升。

⭐ 根據水教育基金會的說法，生產454克加州牛肉需要多少水：9,327公升。

⭐ 根據加州農業推廣大學土壤與水專家與家畜顧問共同合作的說法，生產454克加州食物需要多少水：

454克萵苣：87公升	454克蘋果：185.5公升
454克番茄：87公升	454克雞肉：3,085公升
454克馬鈴薯：90公升	454克豬肉：6,170公升
454克小麥：94公升	454克牛肉：19,736公升
454克胡蘿蔔：125公升	

「加州消耗水量最多的地方並非洛杉磯，也不是石油、化學或國防工業，更不是種葡萄或番茄的農田，而是用來灌溉的農場：為了養牛，他們在近似沙漠的氣候種植牧草⋯⋯

西部的水荒——以及當地許多環境問題——令人難以置信的是，歸咎起來只有一個原因：家畜。」（馬克・瑞斯納（Marc Reisner），《凱迪拉克沙漠》（Cadillac Desert）作者）

在美國，不同地區製造肉品所需的水量也不一樣。東南部所需要的水量，比在其他地方要來得少；感謝老天，因為東南部生長季節雨量很多，不需要灌溉。但是，在亞利桑那以及科羅拉多州，就比加州需要更多水製造肉品。

附帶一提的是，生產牛肉比生產豬肉或雞肉需要更多水，因為美國豬肉業及家禽業都集中在穀田附近，不太需要灌溉，而且養豬、雞比養牛能更快長成可吃的肉。

當然，牧牛業者堅稱肉品業沒用那麼多水，不過我們不該低估水的使

用，就如同在到達目的地卻無法加油之前，絕不能低估還需要多少汽油，是同樣的道理。

這二個例子都說明了：不到最後關頭，就看不出欠缺什麼。你可以從無法長久供水的井裡打水或是使用地下水，直到把那些水通通用光為止。就像你開車卻沒裝加油表，你用力踩油門讓車子加速，以為車子有足夠的汽油——直到汽油突然用完。

更要緊的是，我們從來都不知道該如何用水。

雖然我們有替代汽油的東西，像氫、太陽能、風及其他能源，可是水卻沒有替代品，如果把水都用完了，就無法再生產食物或生產維持生命所需的養分。

「在這個國家幾乎有一半的水量都是來用養家畜，尤其是養牛。」
（奧都邦協會，1999）

乾枯的No.1蓄水槽

自然界得花上數百萬年的時間，才能創造出從南達科達延伸到德州的歐加拉拉（Ogallala）蓄水層。

這是全世界最豐沛的天然水源，位於全世界最肥沃的農田底下——大美國糧倉，這也是美國之所以成為平均土地面積生產最多穀物的國家，也是全世界最大糧食供應國。

歐加拉拉著名的「琥珀色麥浪」需要大量灌溉，它需要的灌溉水都來自這個巨大的地下蓄水層，幾乎佔了全美灌溉水量的1/3，可是情況開始有了變化。

歐加拉拉是位於化石地帶的蓄水層，這表示裡面的水是從上一個冰河期融解的冰河留下來的，它不像一般蓄水庫或河流可以從雨林補足水量，一旦地下水用光了，就絕對不會再有。

五十年前，大歐加拉拉蓄水層並沒有被濫用，一般很難從其巨大的蓄水層中抽吸大量的水，直到工廠式農場及飼養場開始飼養牛，歐加拉拉的水才被大量抽取出來。

現在，每年有超過約492億929萬公升的水是從這個龐大的蓄水庫抽出來的，而且大部分都是用來生產牛肉；從歐加拉拉抽水出來生產牛肉，比過去全美種植水果及蔬菜所需的水量還多。如今，一般被稱為「世界麵包籃」的美國大糧倉為麵包所生產的穀類，比為工廠式農場及動物飼養場所生產的穀類還少。

然而有如惡兆般地，歐加拉拉蓄水層的水位驟然陡降，有些井甚至都乾涸了。在1990年代初期以前，在德州西北部，有¼的德州共用已經快要耗盡的地下水；在此之前的1970年代，德州有超過⅓的土地因為灌溉而缺水，所以變得乾涸無比，根本無法生產作物。沒有了水，這些肥沃一時的農田將會永遠變成沙漠。

要是我們持續以這種速度掏空歐加拉拉的水，遲早會像堪薩斯、內布拉斯加、奧克拉荷馬、科羅拉多及新墨西哥州變得非常乾旱，而這些州的部分地區也會無法居住。

《全球守望》的編輯艾德・愛爾斯說，這種景象像是很糟的科幻小說，而其結果將是空前地嚴峻：

「美國將會喪失許多——若是沒有完全喪失的話——過剩的穀物。這麼做的結果，也會喪失（提供）自己人民安全的能力。」

不只是歐加拉拉如此，同樣的情形也發生在世界各地。地下水是我們從祖先那兒接收的新鮮水源儲藏庫，也是人類賴以飽足的資源，但是如今它正以驚人的速度被我們消耗殆盡。

「在短短半個世紀之內，我們使用引擎及電力幫浦，幾十年就把地下水都抽取光了……

在世界各地，有更多水被拿去飼養（牛、）豬、雞，而不是用來生產穀物供人食用，上百萬座井也都乾涸了。印度、中國、北非及美國的供水量都出現赤字，而他們還不斷從地下水層抽水，即使是雨水也無法填滿。」（《時代》雜誌，1999）

加州農業推廣大學土壤與水專家調查分析，不吃454克加州牛肉可以省下來的水，比一整年不洗澡還要多。

可是，全國牧牛人牛肉協會卻有自己的觀點。他們的說法是：

「用來生產牛隻所使用的水不是拿來『消費』或『用光』。這些水很快會回收成自然水文循環的一部分……

例如農田裡的水大都會蒸發或流掉，然後在其他地方變成雨水或蒸氣，形成水文循環。約40.4公畝的小麥田（為了餵牛）每二十四小時會產生15,141.3公升的水返回水文循環。」

不過，這種說法得視「返回」是什麼意思。用於生產牛肉的水確實會保留在全球的水文循環裡面，可是大部分的水卻都會變得無法供應人類生活所需來使用。

當地下蓄水層（或任何可以抽取水讓人類使用的地方）裡的水被抽走並用來灌溉農地，最後都會蒸發掉，變成雨水掉落下來——大部分都掉進海裡（地球表面有71％是海洋），或其他人類無法取用的地方。而且，灌溉用水從農地裡流掉後會進入水道造成土壤侵蝕，還會汙染河流溪水，讓下游的水不能用。特別若是農地使用人工肥料及殺蟲劑的話——這在美國的穀類生產十分常見。

地球的水文循環中有超過97％的水是鹹水。鹹水對陸地上的生物來說是有毒的，因為生物需要沒有鹽的水才能維繫生命，完全沒有鹽的水才能飲用，而大部分沒有鹽分的水都被封在冰河及**冰原**，或是地底難以觸及之地。只有0.0001％的新鮮水是很容易汲取出來的，因此節省用水就顯得非常重要。

「生產454公斤左右的牛肉所需要的水，可以讓1艘（海軍）驅逐艦浮起來。」（《新聞周刊》）

從文化上改成吃以植物為主的飲食，能阻止水不再那麼容易流失，也能保留寶貴的自然資源。這表示我們的孩子有更充裕的水能使用——用來喝水、煮飯、清潔及生產食物。

如果我們認真想替孩子及他們下一代留下什麼，一個適合居住的世界，那麼就必須捫心自問到底平衡點在哪裡，以及怎麼做才會更有效。沒有任何一種單一行動，能像吃以植物為主的飲食可以有效地**節省**用水。

另外一邊的牛、豬、雞

美國每年有愈來愈多的雞被做成食品，而且數量比全世界的人口還要多——76億隻雞 vs. 60億人。

美國火雞數量比人還多——3億隻火雞 vs. 2億8,000萬人……再加上現在美國大約有1億隻豬及6,000萬隻肉牛。

你想，這麼多動物會製造出多少排泄物？

只要經過適當的處理，排泄物不只是廢物，而是自然能被分解的肥料。過去多年以來，大部分家畜的排泄物都回到土壤裡滋養大地。然而今天，當大批動物被集中在飼養場及監禁的建築物裡，再也沒有更經濟、更可行的方法能將動物排泄物回歸土壤，結果農業便愈來愈依賴化學肥料及殺蟲劑。

沒有排泄物的土壤持續使用化學藥品的結果，讓全美土壤喪失其結構及保有表土的能力，在食物製造業尚未造成嚴重危害之前，表土是很肥沃的土壤。如今光是愛荷華一州所流失的表土量，可填滿密西西比河一年165,000艘大船。

「全球守望」的艾德・愛爾斯說：「表土流失造成的結果，相當於某個人大量失血。而我們也只有那麼多表土可以流失了。」

在美國，每生產約一個113.3克的漢堡，就會造成漢堡重量5倍的表土流失。

不幸的是，今天家畜排泄物不再回歸土壤，讓表土恢復原貌，而是進入我們所喝的飲水裡。

「大量生產肉品已經造成驚人的資源汙染。或許你會覺得牛糞只是個鄉下笑話，可是近年來家畜排泄物已造成大量魚類死亡，也爆發造成人類記憶力喪失、產生混淆，以及曝露在受汙染水中而導致皮膚嚴重灼傷的紅潮毒藻。

如今美國家畜製造的廢物是人類的130倍……這些超大型農場的數量不斷激增，因而在人口密集區的動物排泄物便汙染了飲用水。」（《時代》雜誌，1999）

1997年美國參議院農業委員會發佈了一份有關全美家畜排泄物的長篇報告。報告概要中，新聞發言人史基普‧霍爾（Scripps Howard）寫道：

「沒有經過任何處理，而且非常不衛生，充滿化學物質以及帶菌的有機物……

（家畜的排泄物）跑到土裡及水中，最後許多人會用它來洗澡、洗衣服或喝掉。它汙染了河川，殺死魚類，讓人生病……許多集中飼養家畜的地方都產生汙染、疾病與死亡等悲劇……而且這些地方都有動物工廠，附近的居民也常抱怨老是生病。」

在瞭解這些問題有多嚴重後，我常有種恐懼感及**厭惡感**。可是當我們知道原因，便可以想辦法解決，預防更多不幸的發生。由於北卡羅來納州豬肉業的快速成長造成水**汙染**，全美豬肉生產者協會保證，希望我們相信他們可以處理。但其他人卻有不同的看法……

真的如此嗎？

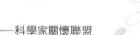

「豬肉業者花了很多力氣在保護環境。」

——全美豬肉生產者協會

「全國水道因為（豬）排泄物四處橫流所造成的汙染，已到了極度嚴重的地步。全美平均每個家庭會製造20公噸（豬及其他）的家畜排泄物。我們有嚴格的法律管制人類排泄物的處理方式，但法律卻對動物排泄物的管制很鬆散，或是根本就沒有相關法令。」

——科學家關懷聯盟

近年來在美國東岸水道造成人類諸多疾病及大批魚群死亡的有毒微生物，它的學名叫紅潮毒藻，不過人們更常稱它「地獄來的細胞」。如果你曝露在紅潮毒藻裡，會感到全身酸痛、嚴重頭痛、視力模糊、噁心、嘔吐、呼吸困難、腎臟及肝臟功能失調、喪失記憶力、以及／或嚴重的認知能力損害。你不只會因為喝到這些有機物的水而產生症狀，光是皮膚接觸到這種水也會導致同樣的結果。

過去幾年來，已經有超過10億隻魚死於北卡羅來納州水裡的紅潮毒藻。紅潮這種單細胞微生物已經存在好幾百年了，直到最近才變得這麼有殺傷力。

為什麼呢？

因為動物排泄物造成水道汙染，當豬的排泄物進入水道後，會創造出適合紅潮毒藻繁殖的條件。

「北卡羅來納州向來以其美麗的自然景觀、山脈，以及海灘而聞名。然而，那些養豬業者卻把它變成美國的大公廁。」（唐・韋伯Don Webb，前養豬業者）

在美國，每產生一個115克左右的漢堡，就會造成575克的表土流失。家畜排泄物不再回歸土壤、成為表土，而是進入我們的飲水中。

233

給自己一個健康好環境

我們已知的事實

✪ 有多少家禽業者（根據審計部的資料）根據《淨水法》的規定，
規模大到必須取得排放廢水的許可：大約2,000家。

✪ 有多少業者真的照規矩做：39家。

✪ 密西西比州最大的22家動物工廠被要求必須根據核准的方法排放
廢水，但實際上只有多少家真的做到：2家。

當大量豬糞汙染了水道，會造成水中生態系統的嚴重耗氧，當水裡氧
氣愈來愈少，魚群就會窒息而死，或因魚餌（小魚）死亡而餓死。

如今在南路易斯安納州的墨西哥灣，因為動物排泄物汙染海灣的結
果，造成將近18,134平方公里的「死區」，再也無法讓多數水中生物得以
存活。這類事情各地都在發生：

「（當）159萬公升左右的豬糞被倒進河裡頭的時候，只會殺死一小
部分的魚——因為先前倒進河裡的豬糞，早就已經把大部分的魚都殺光光
了。」（馬鮫俱樂部）

全美受到工廠式農場及飼養場汙染的水已造成許多問題。

「今天密蘇里州的的溪流比陰溝還小。人們因呼吸方面的問題而生
病，就連蒼蠅都會生病。」（亞伯特・密道斯Albert Midoux，前美國農業部食物安
全檢驗員）

然而業者卻希望你相信這些都是被刻意誇大的問題，其實一切都沒
事。根據全美最大家禽生產業者之一的發言人戴爾・凡・福斯特（Dale Van
Voorst）的說法：

「現代家禽生產者把動物排泄物處理得很好，沒有一點會流到水裡，
或許偶爾會發生意外，就像其他業者曾發生過的，可是動物農業完全是根
據《淨水法》的做法，沒有人會汙染水，所有擁有排放廢水許可的業者都
是這麼做的。」

工廠式農場製造的排泄物既多又毒，實在是讓人難以描述。光是猶他州密爾佛（Milford）單一一家食用豬肉工廠──「四個圓圈農場」（Circle Four Farms）所製造的排泄物，竟然等於是整個猶他州所有人口排泄物的總和，而且自從「四個圓圈農場」開始經營以後，該地區居民的健康便每況愈下。

「密爾佛的居民拉肚子的機會，是整個猶他州人的20倍……這裡居民罹患呼吸道疾病的機會，則是全州州民的7倍……根據猶他州衛生局的報告。」（《鹽湖城論壇》，2000）

當然，「四個圓圈農場」堅稱這不是他們的錯。

「沒有任何數據顯示是『四個圓圈』或任何其他人造成這些問題。」（「四個圓圈農場」發言人布來恩・莫爾溫Brian Mauldwin）

美國人瞭解自己喝的水並不純淨。大家每年花20億買罐裝水喝，在家裡也會裝濾水器，這個數字比黎巴嫩的國民生產毛額還高。同時「科學家關懷聯盟」告訴我們，生產約454克肉所汙染的水，比生產約454克義大利麵所汙染的水要多了17倍。

你所喝的水

看到人類竟然會汙染自己喝的水，真的是很悲哀。地球要有乾淨的水，是再重要也不過的事。水造福了地球，讓它從空中看起來像是一片美麗的藍色，從其他已知星球及月球上看地球，可清楚辨識出液態水的模樣，水覆蓋了地球表面3/4，佔據了人體3/4。亞特・蘇司曼如此提醒我們：「請你想像一百萬年前我們祖先還住在非洲的時候；或七千萬年前恐龍還

家畜排泄物會造成紅潮毒藻，讓人類記憶力喪失、產生混淆及曝露在受汙染水中使皮膚灼傷，美國家畜製造的廢物是人類的130倍。

活著的畫面；或是想像人類還沒出現在美洲中西部之前，水牛漫步在那兒的場景。不論你選擇想像的是哪個景象，那些生物一輩子都在喝水。那些水存在於牠們所吃喝的每一口水、每一粒小麥、每一隻魚或肉裡。」

水分子成為生物身體的一部分，然後變成血液、汗水及「呼出的水氣」再回到世界裡。

蘇司曼提到，在每一滴水之中，都包含了許多水分子（大約有3,000,000,000,000,000,000,000個），他繼續寫道：「倒一杯水。今天你手裡握著的杯子，有超過一千萬個水分子曾通過那隻水牛的身體，有超過一百萬個水分子曾通過那隻恐龍，有超過一千萬個水分子曾通過我們非洲的祖先。我們所喝的水與曾居住在這個星球，現在正住在這裡，以及將來會住在這兒的生命息息相關。」

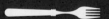
然而，今天我們所喝的水，卻與工廠式農場及飼養場的動物排泄物密不可分。

加州乳品業就是個令人不安的例子；加州奇諾盆地129.6平方公里見方的乳牛場上每年製造的排泄物，可以堆得像**足球場**那麼大，或像帝國大廈一樣高，若是雨下得很大，奇諾盆地的乳牛排泄物會直接沖刷至聖塔安娜河裡，然後進入供應半個橘郡飲用水的地下蓄水層。

你可能會懷疑，為什麼大眾不更注意動物農業對飲水汙染所扮演的角色呢？

有部分原因是那些業者始終否認自己有責任……

真的如此嗎？

「實質上所有家畜及家禽排泄物都拿去土裡做天然肥料了……沒有汙染水資源。」

——全國牧牛人牛肉協會

「乳牛業是造成水汙染最主要的來源……我們的義工常見到大量任意傾倒的乳牛排泄物，阻塞了河道、殺死了魚群……

然而，我們正在喪失這個世界最了不起、也最多樣的水生態系統。」

——三角洲保護者（Deltakeeper），專門監督加州河流的環保團體

從文化上**改變**飲食習慣，改為以植物為主食，意謂著工廠式農場及飼養場的動物會更少，製造出更少排泄物，也會有更乾淨的水；這也意謂著我們的水會更健康，更不容易從動物排泄物中寄生危險的病原體。這是人類朝向修復提供地球生命的水的重大一步。

我們所做的每一個選擇，不論是個人或是群體，都對流經血管、流過河流及小溪、流過那些尚未誕生的生物身體有著十分深遠的影響。每一次你選擇吃蔬菜，而不是吃工廠式農場及飼養場生產的食物，就能減少水的汙染。

人類終究得替自己的行為及結果負責！

美國人的食物有了不同的選擇，這表示我們下一代生活的用水可能會更乾淨，也更充沛。

大量放牧的下場

　　現代飼養家畜也有許多不同環境。在美國及其他工業化國家,豬與雞幾乎都是養在室內,而且是在工廠式農場裡。通常牛在剛出生那段時間是在牧場上吃草,最後三、四個月才會被送進飼養場,在那裡吃穀類及大豆,為了避免牠們吃膩,飼主會在飼料裡加些乾燥的家禽排泄物、汙泥或是些更不堪的東西。

　　美國西部**放牧**所造成的影響,實在大到令人難以想像。如今在美國西部有70％的土地仍是以放牧的方式飼養家畜;蒙大拿、懷俄明、科羅拉多、新墨西哥、亞利桑那、內華達、猶他、愛德荷州有超過⅔的土地是牧場。牛、羊及其他美國家畜被放牧在212億4,596萬2,500公畝的土地上,若是分給全美國人,每人可分到約80.9公畝的地。至於那些沒有放牧的地方,原因無它,只因那些地區無法飼養家畜──無法到達的地方,有著濃密的森林及叢林,乾燥的沙漠、沙丘,全是岩石的區域,懸崖及山頂,都會及市區,馬路及停車場,飛機場,高爾夫球場等。美國西部每個地方都可以放牧,也都在放牧。

　　這會造成什麼樣的環境後果呢?

真的如此嗎?

　　「牛可以豐富我們的生命,增加地球的價值……(牛)媽媽是自然的回收機器……牛是……環境保護機器。」

──全國牧牛人牛肉協會

　　「雖然在西部放牛會汙染更多的水,侵蝕更多的表土,殺死更多的魚,迫使更多野生動物離開,破壞更多的蔬菜,勝過其他土地的使用方式,但是美國大眾還是花錢讓牧場經營者這麼做。」

──泰德・威廉斯(Ted Williams),環境作家

傳統上，美國牛仔總是被描繪成吃苦耐勞的化身，而且一副自力更生的模樣，然而絕大多數放牧土地為政府所有，它屬於人民，也屬於未來的世代。

目前美國西部國家森林有70％的土地，以及90％土地管理局的土地供私人放牧。

這對公眾利益來說合理嗎？

1994年，美國政府花了1億500萬美元來管理**養牛業**者用來放牧的政府土地。

然而，美國政府卻只從使用土地的牧場經營者手裡，收到2,900萬美元的稅收。

同樣的情況也發生在州政府。

亞利桑那州政府擁有約376.3萬公頃的信託土地，其中有94％都是用來放牧，根據亞利桑那州的法律，該州土地局有責任讓這些土地獲得最大收益（為了保護土地），並且將收益用於州立學校。但是，1998年土地局從家畜業者收到的總收入，實際上卻只有220萬美元，等於約40.4公畝地只賺了26分錢——這個數字與牧場經營者在私人土地放牧的價錢，完全不能相提並論。

至於新墨西哥州的情況，也好不到哪裡去……

我們已知的事實

⭐ 1994年新墨西哥州長布魯斯‧金（Bruce King）在約7,030公頃的信託土地上放牧他的牛，付了多少錢：每40公畝65分美元。

⭐ 1994年新墨西哥州爭取擔任土地委員的候選人史特林‧史賓賽（Stirling Spencer）在8,093公頃的信託土地上放牧他的牛，付了多少錢：每40公畝地59分美元。

⭐ 新墨西哥州的信託土地有多少開放給家畜放牧：99％

⭐ 新墨西哥州的家畜業者因州政府對牧牛業者採取特殊減免及免稅制度，因此未付財產稅、營業稅或其他稅的總金額：每年數十億美元。

⭐ 美國有幾個州對窮人課的稅比新墨西哥州還多：3個。

⭐ 美國有幾個州的女人高比例地生活於窮困之中：無。

然而，牧牛業者卻聲稱，放牧是對西部最好的利用方式。全國牧牛人牛肉協會說：

「適度地放牛吃草，能透過牠們的蹄對土壤產生『通氣』作用，這表示當牠們走在土壤上時，可以翻鬆土壤，對土地很有好處，可以讓更多氧氣進到土裡，幫助草及植物長得更好。」

事實上，當約454公斤重的動物走在地上，只會踐踏植物及把土壤壓緊，讓土地更不利於草地與植物的生長。而且由於土壤被壓緊了以後無法大量吸收水分，大雨反而會讓土表流失，帶走表土，沖刷溝渠深處，對河床造成損害。

但偉大的牧牛者卻堅稱，他們是土地的**施恩者**……

真的如此嗎？

「由於……美國牧牛及牧場經營者，隨處可見開放的養牛空間……牧牛者是國家開放空間及其豐富野外生活的基石。」
——全國牧牛人牛肉協會

「歷年來，由於許多家畜的蹄與嘴所造成的影響，讓美國西部的蔬菜種類及土地形貌改變的幅度，遠比各種水利計畫、挖礦、發電廠、高速公路及土地分割聯合開發的影響要大。」
——菲利普·佛來德金（Philip Fradkin），奧都邦協會

美國農業部設立於1931年的「動物災害防治」（ADC）計畫，其唯一目的就是——消除、禁止、控制對西部家畜有害的野生動物。然而反對者並不喜歡這個計畫，他們用各種名字稱呼ADC，包括「所有死掉的家畜」（All the Dead Critters），或是「幫助依賴的牛仔」（Aid to Dependent Cowboys）。

1997年，根據公關以及形象顧問的建議，聯邦政府給ADC取了個新名字——野生動物局，同時還發明了新口號——「與野生動物共存」。

這幾個字選得非常有趣。事實上，野生動物局真正在做的事，其實是在屠殺任何可能威脅家畜的生物。他們採取的方法包括毒死、設陷阱、用羅網、趕進巢裡、射殺、用空氣槍射擊等等，而他們把野生動物「趕進巢裡」所用的方法，通常是把煤油倒進巢裡再點火燃燒，讓年輕的小生命燒死在自己窩裡。

野生動物局存心想殺死獾、黑熊、山貓、土狼、灰狐、紅狐、山獅、負鼠、浣熊、條紋臭鼬、河鼠、豪豬、草原土撥鼠、黑鳥、牛鷺及歐掠鳥。而無意殺死馴養的貓狗，以及好幾種對野生動物具有威脅性，也很危險的生物。

大家都知道，野生動物局這個口號是「與野生動物共存」的聯邦政府機構，每年有意殺死超過150萬隻野生動物。

真的如此嗎？

「牧場經營者基本上是環境主義者。」
——全國牧牛人牛肉協會發言人朱麗‧喬‧庫克（Julie Jo Quick），
解釋為什麼全美西南部都應該鼓勵養牛

「美國西部絕大多數的公有地，特別是西南部，你可能會稱之為『燒焦的牛』。不論你到美國西部任何一個角落，都可以發現一大群牛⋯⋯他們都是有害且討人厭的東西。牠們汙染了泉水、溪水及河流，侵擾了峽谷、山谷、草地及森林，讓叢林只剩下一堆霸王樹。牠們踐踏了許多原生植物、灌木及仙人掌。牠們散佈外來的雜草，像俄羅斯薊以及有毛小麥草。即使牛隻沒有出現，你也可以看到牠們的糞便、蒼蠅、泥巴、灰塵以及各式各樣的損害。如果你沒看到的話，也可以聞得到，整個美國西部都是牛的臭味。」
——愛德華‧艾比（Edward Abbey），保育專家及作家，
1985年在蒙大拿大學當著一群牧牛者的面所發表的演說

當然，公眾已為牧牛業者的私人利益付出了代價，但牧牛業者卻說這

是他們應得的，因為他們把環境照顧得那麼好。若我們能少吃點肉，美國西部大部分公有土地就會變得更有價值，更能永續地利用環境。美國西部大多晴朗多風，可大規模使用太陽能及風力設備，太陽能光電模組及風車能提供大量能源，而不會造成汙染或對環境造成傷害。至於其他地區則可種植草地以刺激「生物量」，以提供比石油更少汙染的能源，如此一來將可以讓野生動物有更多地方能夠棲息，也可以讓我們的世界因為荒野而增添光采。

改成以植物為主的飲食習慣，意謂著美國西部的廣大草原能逐漸恢復其健康的原貌，也意謂著近來許多聯邦政府計畫鎖定與殺害的物種將不致於滅絕。

這也表示我們的孩子可以過著與地球自然系統和諧共存的生活。

危
險
年
代
的
求
生
飲
食

Chapter **14** 從前從前
有個地球

雖然熱帶雨林是如此美,又如此重要,
但它正以駭人的速度被摧毀——
每一秒鐘就有一個足球場大的雨林被永久破壞。

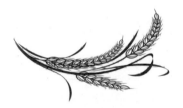

我很幸運曾與已過世的演員羅爾‧朱利亞（Raul Julia）共事,這位散發出無與倫比的活力與歡笑的人,在好萊塢名人中算是很特別的,因為他非常關注全球性議題,特別是有關飢餓的問題,同時也有著強烈的社會責任感。

我們曾與瑞佛‧菲尼克斯及麗莎‧玻奈（Lisa Bonet）一起上過全世界最受歡迎的談話節目,在節目中,我們有一小時向觀眾介紹我的工作,以及我們所吃的食物對健康及環境有多大影響。

瑞佛與我在許多場合都曾提過對熱帶雨林及其獨特生物多樣性命運的反省,對瑞佛來說,這是極其重要且關乎個人的事。他演藝生涯晚期的作品《燃燒的季節》（The Burning Season）得到金球獎及艾美獎的肯定。在片中,他飾演奇可‧曼德斯（Chico Mendes）,一位**英勇**抗爭以保護西亞馬遜雨林家園及巴西農民的工會領袖,曼德斯在世界享有盛名,而且是國際拯救雨林的象徵,因為他所做的努力就是阻止開闢通往雨林的道路,不讓養牛業者更容易進入雨林。他在1990年被反對他的牧牛業者刺殺身亡,然而他的努力及成果從未消失。

不幸的是，並非人人都像羅爾‧朱利亞或奇可‧曼德斯這樣關心雨林的未來。

幾年前，我曾遇見一位很受歡迎的新時代大師，他幾位徒弟告訴他我的工作是什麼，並極力主張他應該支持素食，他表示自己沒什麼興趣，還說他吃小牛肉、起司漢堡也沒生什麼病，因為他能「轉化振動頻率」。他認為我必須放掉自己的焦慮，而且我最該做的事就是吃個漢堡。

如果他的用意是要讓我不舒服的話，他成功了。

可是我並未因他先入為主的觀念而得到教訓，仍不死心繼續說：「也許你有某種特殊的能力，」我說，「不過，你不希望增加自己罹患心臟病或癌症的機會，像我們這種凡夫俗子一樣。可是把那些小牛塞進只比牠們身體大一點的柵欄裡，讓牠們站在深及膝蓋的糞便之中，對牠們又有什麼好處？」

他說，對那些動物而言，被神聖的人吃掉，可以帶來更好的因果。頓時我的心情沉重了起來，不確定是否該繼續這個話題，但我還是說了，而且又問他一個問題：

他的「轉化振動頻率」對雨林這個珍貴的自然資產即將被砍伐殆盡，好讓像他這種人可以吃漢堡，又有什麼好處？

他說，雨林與其他地球萬物，都只是幻象。可是我說，根據事實證明，雨林是製造氧氣不可或缺的一環。

「對我來說，這一點都不是什麼問題，」他這樣說道，「我創造了自己的現實。」

我離開時心想，他當然是創造了自己的現實，不幸的是，這個現實卻跟這個時代迫切必須面對的問題無關，他甚至不承認這些問題的存在，而且由於輕忽這個現實，將造成其他活生生的眾生遭受痛苦，也讓全球生態系統危在旦夕。

用起司漢堡換熱帶雨林

熱帶雨林是地球最重要的自然資源。

它們擁有全世界80％長著各種植物的土地，並提供絕大部分地球所需

的氧氣,這些雨林是地球最古老的陸地生態系統,並已發展成極為豐富的生態體系。地球有一半物種都是生活在潮濕的熱帶雨林,而且它也是全世界最原始的原住民族的**家鄉**,這些部落民族早在埃及法老王之前就懂得如何與環境和平共存了。

生物學家威爾森(E. O. Wilson)曾在祕魯某個雨林樹上發現許多種螞蟻,跟整個不列顛群島所有的螞蟻種類一樣多。一位自然學家指出,在亞馬遜雨林半徑約4.8公里內有700種不同的蝴蝶;反之,整個歐洲卻只有321種已知的**蝴蝶**;在印尼約10.1公頃的雨林所擁有的樹種數量,跟整個北美一樣多。

目前我們仍然對熱帶雨林這種自然寶藏所知無多,不過,它們的保存對地球生態來說顯然非常重要。我們有¼藥物的原始來源都是來自雨林,現在白血病兒童有80%的治癒機會,而不是過去的20%,主要也是拜文克斯汀(vincristine)及敏畢瘤(vinblastine)等生物鹼藥物的發明,而這些藥物都是來自雨林裡一種叫玫瑰長春花的植物。由於熱帶雨林的植物品種目前只有不到1%被檢驗出對醫學有益,因此研究者認為那兒將是醫學發展的未來。

雖然熱帶雨林是如此之美,又如此之重要,但是,它正以駭人的速度被摧毀——每一秒鐘就有一個足球場大的雨林被永久破壞。是什麼原因,讓雨林遭受如此的踐踏?

「造成拉丁美洲熱帶雨林消失的主因,就是牧牛⋯⋯(我們看到)『漢堡化』的森林。」(諾曼・麥爾斯Norman Myers,《原始資源:熱帶雨林及我們的未來》The Primary Source: Tropical Forests and Our Future作者)

在中美洲雨林未被大幅砍伐,或燒掉變成牧場之前,傳統都是在雨林裡牧牛。根據雨林行動網的調查,每生產做一個速食漢堡所需要的牛肉,就必須毀損大約5.1平方公尺的熱帶雨林,相當於一個小廚房那麼大。

「通常在熱帶雨林生產的牛肉,都是為了供應速食業者的漢堡,或是

我們有¼藥物的原始來源都是來自雨林,現在白血病兒童有80%的治癒機會,而這些藥物都是來自雨林裡一種叫玫瑰長春花的植物。

加工牛肉食品。在1993及1994年，美國從中美洲國家進口超過9,071.8億公斤的新鮮冷凍牛肉，這些國家2/3的雨林已經被剷除殆盡，作為飼養出口肌肉發達、便宜牛肉的牧場，讓美國食物業者從中獲利。當這些牛肉進入美國市場以後，並不會標示牛肉的出產地，所以根本無從追溯它的來源。」（雨林行動網）

美國人的膽固醇一向太高，但大家還是拼命吃來自雨林的牛肉漢堡，因為這樣可以讓他們省點錢，如此荒謬的事總是讓我非常驚訝。根據麥克阿瑟基金會的說法，其實人們省下來的錢很少：

「過去二十五年來，美國從南方墨西哥及中美洲進口的牛肉，是造成那裡熱帶雨林消失的主要原因──只為了讓美國漢堡的價錢便宜不到5分錢。」（麥克阿瑟基金會報告）

進口到美國的雨林牛肉混合了許多充滿肥油的牛肉剩餘物，而且大部分都是賣給連鎖速食店及食品加工廠做漢堡、熱狗、罐頭、**辣椒醬**、燉菜、冷凍晚餐及寵物食品。麥當勞及漢堡王聲稱他們不曾從熱帶國家買東西，但這種說法很難被證實，因為過去美國政府檢驗進口牛肉時，進入市場的肉品並沒有標示出產地。雖然近年來中美洲進口到美國的牛肉已逐漸減少，但每年仍有4,535.9萬公斤。

全國牧牛人牛肉協會低估了美國牛肉及破壞雨林的關聯性，全力反駁《新世紀飲食》的說法，他們指出：「美國人在速食店消費的牛肉，與破壞熱帶雨林只有一點關係，甚至是完全無關。」

美國人到底吃了多少漢堡？

我真希望他們的說法沒錯，可是許多來自美國牛肉業者內部的數據卻證明完全不是這麼回事。艾因斯明格（M. E. Ensminger）是華盛頓州立大學動物科學系的前任系主任，也是10本有關飼養家畜書籍的作者。他撰寫厚達1,200頁的經典教科書《動物科學》（Animal Science）至今已是第九刷。在第九刷的版本中他寫道：

「為了約113.3克的漢堡肉，值得砍掉1噸巴西雨林嗎？約6.2平方公尺的雨林──大約是一個小廚房那麼大，為了一個漢堡值得付上這麼大的代

價嗎？我們該在亞馬遜牧牛來製造漢堡，或選擇保留雨林及自然環境？這跟其他類似的問題一樣，都太少被人提起了，而且也太晚才懂得保存亞馬遜偉大的熱帶雨林及其環境。自然界花了數千年才形成這片雨林，但人們只花了二十五年就可以摧毀它。一旦雨林消失，就會永遠消失了。」

我們已知的事實

- ⭐ 每259公頃的亞馬遜雨林有多少不同種類的鳥：比整個北美洲的鳥類還多。
- ⭐ 每製造1個速食店漢堡所需要的牛肉，會破壞多少生物：20到30種不同的植物，100種不同的昆蟲，以及許多鳥類、哺乳動物及爬蟲類。
- ⭐ 在印尼1,1134,000平方公里的雨林尚未被破壞之前，若是要在這裡生產足夠讓全印尼人吃的牛肉，就像美國人吃的牛肉那麼多的話，可以吃多久：3.5牛。
- ⭐ 在哥斯大黎加雨林沒有被破壞之前，若是要在這裡生產足夠讓該國人吃的牛肉，像美國人吃的那麼多的話，可以吃多久：1年。
- ⭐ 在印度為製作一個漢堡而砍伐雨林所需要的花費，而且這其中不包括賄賂的錢：200美元。

我們需要雨林。它們是氧氣不可或缺的來源；它們可以調節氣候，預防水患，也是水土保持的絕佳利器。森林可以再生，並潔淨我們的水。它們是成千上萬種植物及動物的家鄉；它們提供人類建築所需的木料，以及絕大多數人烹飪時所需的燃料。森林生物的完整性，正是美麗、靈感及撫慰的來源。

全世界森林除了因為放牧，還因為其他原因而逐漸減少：人口再殖民，興建水壩與水力發電廠等主要能源開發計畫，以及開路、伐木等。

我們能做什麼？

我們可以使用廢紙及木製品，以減少使用紙及木頭的數量，或盡可能使用再生紙；我們可以不用任何熱帶硬木（為阻止熱帶硬木進口，美國已減少了2%的硬木消費）；我們可以支持保護雨林團體。最重要的是，可以少吃點肉。

改吃以植物為主的飲食，是拯救僅存的森林非常重要的步驟。

生產植物所需要的農地遠比生產肉類要少得多，透過這種飲食上的改變，讓人類得以在飽足之餘，不必為了生產食物而剷除那麼多林地，因為森林可以吸收二氧化碳並製造氧氣，改吃以植物為主的飲食能讓下一代有更充沛的氧氣**呼吸**，讓大氣中減少溫室效應產生的氣體，還可以有更穩定的氣候。

如果我們現在就行動的話，一切都還來得及。每次當你選擇吃素而不是吃肉，就等於是種了一棵樹，或是做了一件對樹有益的事，幫助我們子子孫孫擁有更綠化、更健康的未來。

第4級警戒

如果地球像1顆足球那麼大，那麼造成氣候的大氣層及所有生物生存的部分，就跟人呼吸時所呼出的水氣一樣薄，在這有如薄紗般的地方，是地球所有生物的生存之處，也是增加溫室效應氣體造成氣候不穩定，並讓**生物圈**陷入危機之所在。

混合許多氣體的大氣層包圍整個地球。無數個世紀以來，大氣層一直都非常穩定，因為它必須維持有利於生命生存的條件。舉例來說，若是氧氣濃度減少20%，地球上所有植物都會起火燃燒，最後所有生命都會被摧毀，而且是在幾小時以內。

另一個構成大氣層的主要氣體是二氧化碳，幾個世紀以來始終維持在極穩定的狀態——直到今天。

當我們焚燒化石燃料（煤、石油及瓦斯）及森林，等於是把大量二氧化碳注入大氣層。不論我們認為地球存在多久，人類只用了一百萬分之一秒的時間，就增加了大氣層裡25%的二氧化碳，而且絕大部分都是在近四十年產生的。只要我們繼續焚燒化石燃料及森林，大氣層的二氧化碳就會增加到無法控制。

除非人類有重大改變，否則二氧化碳濃度持續增加，地球上的植物將會無可避免地起火燃燒。許多科學家**預測**，一旦冰帽崩解，海洋升高，暴風雨惡化，害蟲到處肆虐，整個生態系統將會死亡。

跨政府的氣候變遷小組是世界氣象組織及聯合國環境計畫在1990年代早期成立的，目的是要查明什麼氣候是確定的，以及什麼是不確定的。這個小組成員包括來自98個國家的頂尖氣象學家，他們詳盡地研究氣候，並於1995年發佈一份報告警告世人，全球性氣候危機是顯而易見的事實。

　　乍看之下，這份報告並沒有1、2位領銜作者，但它的作者群卻包括來自26個國家、78名主要作者及400供稿者，而且研究成果是經過其他來自40個國家、500位科學家的檢驗，再經由177位國家級科學研究單位的代表再審核的結果。

　　氣候變遷小組的發現是沒有疑問，更是無庸置疑的。人類焚燒化石燃料造成全球氣候的不穩定，而且可能會造成無法扼止的氣候混亂及災難。如今最重要的是，各國必須減少碳的排放，特別是那些碳排放量極高的工業國家。

　　2001年，氣候變遷小組出版報告，修訂過去的判斷。他們說，全球性氣候危機的嚴重性與危險性，是他們五年前自己預估結果的2倍。

　　當然，人類永遠可以改變世界——我們總是忙於工作，建造房屋，築壩攔水，耕作田地，砍伐樹木，改變數不清的事情以符合自己需要。不更何況，隨著人口大量增加以及技術能力的躍升，已經大幅提升了我們改變世界的能力。

　　今天我們都住在室內有**暖氣**及空調的建築物裡，以至於忘記了大氣層的狀況。**氣象學家**史帝芬・史耐德（Stephen Schneider）在科羅拉多州全國大氣研究中心已有二十年的時間，現在是史丹佛大學教授，也是氣候變遷小組的顧問。他形容下個世紀的氣候危機已達到第四級警戒——這是人類可能面對情況的保守估計。

　　「總的來說，絕大多數人能適應第一級警戒。但事實上第四級與介於冰河期及暖化期之間的此刻，有著極大的差異。大自然需要花一萬年才能造成這些改變，而人類卻只花了一百年就做到了。沒有生態學家認為世界上有任何物種能適應這樣的改變，至於對農業及其他生命形態而言，適應與否的關鍵則是取決於天氣。」

　　根據雨林行動網的調查，每生產做一個速食漢堡所需要的牛肉，就必須毀損大約6.2平方公尺的熱帶雨林，相當於一個小廚房那麼大。

如果第四級警戒就會造成如此嚴重的危機，那麼你可以想像，若是發生比第四級還要嚴重的狀況，也就是2001年跨政府氣候變遷小組報告所提出的情形，會有多麼驚人。

根據這份報告指出，下個世紀地球任何一地的氣候變遷，將可能增強為從2.7到11級不等。如果這個預測是正確的，那麼全球食物安全將因生物多樣性及沿岸地區的水災而遭受嚴重的打擊。

乍聽之下，像是很爛的科幻小說場景，而且也令人難以置信。不幸的是，這些都是真的，人類所造成的改變，已不只是全球氣溫升高。若是我們繼續改變圍繞在地球四周，讓生命得以維持的大氣層，將會造成各種其他效應，像是古怪的天氣，地區性作物的收穫量衰退，乃至於整個生態系統的**崩解**。

史耐德說，我們只能推測部分結果。墨西哥灣流可能會改變航道，或不再流動，若是真的發生這種情況，儘管世界氣溫會升高，但歐洲卻會成為一片冰封大地。西南極冰原的融化，將使海平面升高幾公尺，造成海岸水災及島嶼國家全面沉在水裡。

過去已經發生過許多極端的氣候變遷事件，然而有關全球氣候的暢銷書《自然的終點》（The End of Nature）的作者比爾・麥克班（Bill McKibben）卻指出：

危險年代的求生飲食

「氣候隨時都在改變，只是改變的速度很慢。人類卻以驚人的速度改變氣候……這會造成很嚴重的後果……自然體系無法適應如此快速的氣候變遷……因為你具備改變氣候的能力，因而改變了一切。你改變了原來生長在特殊地區的植物以及動物；你改變了降雨量及其蒸發的地點；你改變了風的速度；你改變了洋流的走向……人類從未做過產生如此重大效應的事……一場巨大的核子戰爭所產生的影響也不過如此。幸運的是，人類已懸崖勒馬，不再發動核子戰爭；而不幸的是，人類卻尚未停止加速改變氣候的腳步。」

那麼到底該如何做，才能懸崖勒馬呢？我們必須大幅減少燃燒石化燃料，改用如太陽能、風力及水力等**永續**能源。為避免造成無法挽回的後果，重要的是必須大量減少二氧化碳、甲烷及其他能引起溫室效應的氣體排放到大氣層。

令人遺憾的是，和肉品業者企圖混淆視聽，讓大眾不知道他們對環境造成的破壞一樣的道理，煤礦與石油業者也在阻撓人們「必須有所行動的努力」。

即使2000年極端的氣候造成重大災害，但易×信電信公司卻在《紐約時報》的專欄版廣告上聲明：「有些人……聲稱人類造成了全球暖化。他們指出暴風雨或大水災正在製造危機，但科學家尚無法證實這點。」

事實上，科學家幾乎一致證實了上述這兩種論點，包括普林斯頓的全國海洋與大氣部門的地球物理學流體力學研究室、紐約隸屬於美國國家航空暨太空總署的空間研究哥達協會、科羅拉多州布爾德的全美大氣研究中心、加州勞倫斯利佛摩全國實驗室的能源部門、英國哈德利氣候預測及研究中心以及德國漢堡的麥克斯・普蘭克氣象協會等科學團體。

衛斯登燃料及煤礦協會成立的「綠化地球學會」曾提出幾位「溫室效應懷疑論者」的說法，不過對於這幾位領該協會薪水的人到底是誰，卻絕口不提，而且還宣稱氣溫升高及二氧化碳愈多對人類的好處愈多，因為這樣能促進植物**生長率**，創出更綠、更健康的自然環境。

羅斯・吉爾布斯潘（Ross Gelbspan）是《費城快報》、《華盛頓郵報》以及《波士頓全球報》的資深記者，也是《火拼：氣候危機及被掩蓋的陰謀》（The Heat Is On: Climate Crisis and Coverup）這本得獎書的作者。他在書中指出，石化業者想盡辦法讓大眾混淆並阻止官方採取必要行動：

「他們故意忽略那些經過嚴格審查的科學報告而提出相反結論。儘管二氧化碳排放得愈多，起初能讓花草樹木的成長極為迅速，但最後成長會急速下降，而其食物及營養價值也會降低。二氧化碳過多會減低植物新陳代謝，讓它們很容易生病，遭到昆蟲襲擊，並容易起火燃燒。」

事實上，二氧化碳及甲烷排放量增加，造成大氣層組成氣體比例的改變，已讓全球的氣溫升高，更造成巨大的災害。最恐怖的是，這只是我們將親眼目睹的一連串災難的序幕——在二十世紀的最後三十五年，北冰洋冰層變薄了40％。2000年，是人類有記憶以來北極冰塊首次融化，如果有

2001年，氣候變遷小組出版的報告說，全球性氣候危機的嚴重性與危險性，是他們五年前自己預估結果的2倍。

251

從前從前有個地球

任何探險家在那年夏天到北極探險，恐怕得游泳才能渡過最後幾里，許多科學家相信，在過去五千萬年以來，北極的冰從來沒融化得那麼多。科學家預測，北冰洋的冰會在2035年以前全部消失。

為什麼會如此，答案是顯而易見的。

大氣層中二氧化碳含量的增加，讓地球溫度上升。2000年，據說是自1866年人類首次記錄地球的溫度以來二十五個**最熱**的年頭之一，其中有二十三年都是發生在1975年以後。同樣也是2000年，《E雜誌》在其發行史上第二次的整本雜誌只做了一個專題——全球暖化。該雜誌的編輯吉姆·摩它瓦利（Jim Motavalli）解釋既恐怖又極端的氣候變遷已愈來愈多。但是這只是冰山的一角，科學家業已證實：

「我們的環境正在急速，且永久地改變：太平洋海平面正在升高，小島被海水淹沒，而大島正飽受威脅；全世界礁石均因珊瑚礁變白而死亡；從紐約到安提瓜海邊渡假聖地的海灘正在消失，並且不斷往海裡退縮；加州水塘及華盛頓州冰坡裡的生物有著驚人改變；在南極，龐大有如美國一個州的浮冰正在崩解，有害昆蟲正在侵蝕阿拉斯加的毬果森林；像紐約的沿海都市正嚴陣以待，巨大的臭氧層遮蔽了印度洋，讓它蒙上一層陰影。

這種全世界氣候變遷，完全無法以自然循環來解釋……這是人為造成的危機，但卻不是地球上每個人造成的後果。

根據白宮辦公室科學與技術政策的說法，全球73％的二氧化碳排放量是來於工業國家，其中最大來源就是美國，大約佔了全球排放量的22％，也就是每年每個美國公民排放了5公噸的二氧化碳。」

1996年11月，華盛頓特區的波多馬克河發生二百年來第一次洪水氾濫。人們假設洪水消退後的接下來二百年不會再有任何洪水氾濫，沒想到第二次二百年一次的洪水，卻是發生在三星期以後。

即使考慮到都市人口的成長，因嚴峻的氣候變遷而日益增加的危害還是十分驚人。

1992年安德魯颶風肆虐佛羅里達州，是該地區三百年來因颶風造成最嚴重的災害。1996年，中國因洪水造成超過3,000人死亡及260億美元的損失，打破過去安德魯颶風在人類史上造成最嚴重自然災害的記錄。1998年，中國遭遇更嚴重的洪水，這次造成360億美元的損失，超出1995年以

危險年代的求生飲食

⭐ 1980年全球與氣候有關的災難造成的損失：28億美元。

⭐ 1980至1984年全球因氣候造成的年平均災難損失：65億美元。

⭐ 1985年全球與氣候有關的災難造成的損失：72億美元。

⭐ 1985至1989年全球因氣候造成的年平均災難損失：92億美元。

⭐ 1990年全球與氣候有關的災難造成的損失：180億美元。

⭐ 1990至1994年全球因氣候造成的年平均災難損失：276億美元。

⭐ 1995年全球與氣候有關的災難造成的損失：403億美元。

⭐ 1995至1999年全球因氣候造成的年平均災難損失：585億美元。

⭐ 1999年全球與氣候有關的災難造成的損失：6/1億美元。

（以上均以1998年美元匯率計算）

前全球任何一年自然災害的總體損失。在這個有如分水嶺的事件中，有5,600萬人流離失所。同年夏天，孟加拉亦遭到水患，讓這個人口稠密的國家有⅔都沉在水裡，造成2,100萬人無家可歸。幾個月後，米其颶風在中北美州造成18,000人死亡。

由於極端氣候的密集出現，國際救援團體奮力四處協助災民。2000年，國際紅十字會及紅新月協會表示，氣候變遷顯然「與暴風雨、乾旱及洪水一樣都是災難，而且是這個時代前所未有的」。

大氣危機

過去一萬年來，大氣層中二氧化碳的含量始終很穩定，大約是一百萬分之二百八十。

可是從大約一百年前起，一開始是很緩慢的，然後卻急速地上升。現在大氣層中的二氧化碳是一百萬分之三百六十，地球已有四十萬年的二氧化碳濃度沒這麼高了。

二氧化碳

　　人類許多活動都會造成這種令人擔憂的趨勢，其中農業活動是最明顯的，不過並非所有農業活動都得為此負責。不同的食物選擇及不同形態的食物製造方式，可以大大改變這種警訊。

　　美國大量的使用氮肥，是氣候變遷背後的主要原因，這是因為銨硝酸鹽這種在氮肥中最常見的形態（同時也是炸藥的成分之一），會讓天然氣凍結。

　　這對大氣層而言是非常激烈的改變。「西北環境觀察」的艾倫·杜寧（Alan Durning）及約翰·雷恩（John Ryan）表示，平均每個美國人每天會耗費約454克的氨，而且大部分都是因為使用氮肥。美國人讓家畜吃的穀物裡，有¼都是氮肥。

　　製造食物所使用的能源，只要是來自於煤、石油或是天然氣的話，二氧化碳就會排放到大氣層，不過，並不是製造每種食物排放的二氧化碳都一樣。

　　由於從牛肉中製造約454克的蛋白質，需要焚燒54卡的化石燃料，而從黃豆中卻只需要2卡，因此就功效來說，從黃豆中攝取蛋白質比從牛肉中攝取蛋白質，只要耗費後者4％的能源就夠了──而且只會製造4％的二氧化碳。

　　同樣的道理──

　　由於從玉米及小麥生產約454克的蛋白質，只需要焚燒3卡化石燃料，因此就功效上來說，從牛肉中攝取蛋白質，比從玉米或小麥中攝取蛋白質，得多焚燒18倍的能源。

　　也就是製造18倍的二氧化碳！

　　這不只是反肉食運動者的意見而已！

　　1996年，《動物科學期刊》在一篇名為〈生態體系，永續性及動物農業〉的文章中，亦同意這種說法。該文作者說：「根據（蒙大拿州麥爾市的佛特科家畜及牧場保留實驗室）研究一針見血地指出，美國牧牛業高度依賴化石燃料。」

　　科學家，包括替動物期刊撰文的科學家都同意，現代肉品業必須為二氧化碳及其他阻礙溫室效應氣體的不正常排放負責。然而，牧牛者還是否認到底……

「一般而言，牛肉所產生的資源能量效益跟植物性食物差不多，甚至是更好。」

——全國牧牛人牛肉協會

「為了種植家畜所吃的牧草，美國人浪費了許多資源，就像是石油的副產品。」

——全球守望組織

除了二氧化碳之外，在這個世界上最容易造成地球氣候不穩定的氣體就是甲烷。

甲烷能引起溫室效應的能力是二氧化碳的24倍，此外，它在大氣層中的濃度提升速度已經變得愈來愈快了，現在，大氣層中甲烷的濃度，幾乎已經是一個世紀之前剛開始升高時的3倍了。其中，主要的原因之一就是生產牛肉。

我們已知的事實

⭐ 使用化石燃料從黃豆生產約454克的蛋白質，需要耗費多少卡的化石燃料：2卡。

⭐ 使用化石燃料從玉米或小麥生產約454克的蛋白質，需要耗費多少卡的化石燃料：3卡。

⭐ 使用化石燃料從牛肉生產約454克的蛋白質，需要耗費多少卡的化石燃料：54卡。

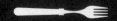

⭐ 駕駛一般美國車一天，會排放多少二氧化碳：3公斤。

⭐ 剷除並焚燒哥斯大黎加的雨林來製造一個漢堡，會排放多少二氧化碳：75公斤。

根據美國環境保護局的說法，全球人為排放（主要是人類活動）的甲烷有25％是家畜造成的。同樣的，當這種說法一出爐，美國肉品業者便想盡辦法堅持其一貫的說詞。

真的如此嗎？

　　「美國牛肉製造出大量的甲烷，這是一種能引起溫室效應的氣體，進而造成嚴重的全球暖化問題——這種說法其實是種迷思。」

——全國牧牛人牛肉協會

　　「家畜造成全球15至20％甲烷的排放。」

——全球守望組織

危險年代的求生飲食

　　1999年，「科學家關懷聯盟」出版了一本分析美國社會的書，解釋日常生活所做的一切如何影響到環境。這份報告把焦點集中在地球暖化，並做出結論表示美國人對氣候所做的最具**危險性**的2件事，一是開車耗費太多汽油，一是吃牛肉。

　　因為被這份報告指涉與地球暖化有非常大的關聯，所以美國的肉品業者聯合煤礦業以及石油業者，試圖否認這個「人類有史以來最具決定性的變化」。

　　讓氣候保持穩定，能解決許多科學家認為人類前所未見的環境危機。每個人都能改變自己文化的生活方式，讓它變得更尊重自然。我們所做的選擇及生活方式，都扮演了力挽狂瀾的角色，就某個**角度**來說，吃東西對個人健康及生物圈的健康都有關係，我們可以幫助社會面對問題，並改變這個時代許多來自環境的挑戰。

　　只要有愈來愈多人吃以植物為主的飲物，人類就有愈多機會得以存活，而且是興盛地繁衍下去。

二氧化碳含量增加讓地球溫度上升。自1866年人類首次記錄地球的溫度來，二十五個最熱的年頭之中，有二十三年發生在1975年以後。

> 「全球暖化的證據還沒有被蓋棺論定……（是否有）暖化的趨勢還不明朗。」
>
> ——全國牧牛人牛肉協會

> 「全球暖化的浮現是二十一世紀最嚴重的環境威脅……除非我們現在就採取行動，才能確保下一代不致陷入危機。」
>
> ——49位諾貝爾得獎科學家寫給總統的信

在文化上改吃以植物為主的飲食，是環境意識覺醒的第一步。這是出於愛我們千千萬萬的子孫所必須採取的行動。

大滅絕

許多人因為生活在人工環境裡，被各種人造製品包圍並不時與之互動，早已渾然不知自己的生存得依靠一個更偉大的環境。不只是我們碰觸、看見、感覺、嗅聞或品嚐的每件東西都來自於自然，而且在地球這個大社會裡，各種生物共同創造了適合我們生存的條件。

在過去五億年，地球上總共發生過五次重大的破壞，科學家稱之為「大滅絕」。最有名的一次是發生在6,500萬年前，原因可能是隕石**撞擊**地球。這次事件造成恐龍時代的結束。

大滅絕是自然發生的，而且大約每一億年才會發生一次，所以地球上的生命可以花很長時間復元。一旦生命復元後會逐漸形成新的生命形態，而不是回復成舊的形態。滅絕是永久性的消失。

根據美國紐約自然史博物館生物學家的考察，目前人類正處於即將發生第六次大滅絕的中期，只不過這是地球有史以來最快發生的一次，甚至比恐龍絕種那次還快。造成這次大滅絕的原因不是來自外太空巨大的隕石，而是一種自以為是萬物之靈的兩腳動物。

雖然在自然狀態下也會發生絕種，但我們已被絕種的洪流所淹沒，且其滅絕的程度已超出一般狀況。生物學家預估「正常」程度的滅絕，大約是每年有10至25種生物會消失，然而現在全球每年至少有7,000種，甚至是幾萬種生物消失。

我們不只要拯救鯨魚、印度豹、熊貓及其他令人印象深刻，很想抱一抱的動物，也需要拯救植物（包括浮游生物、微生物等基本上構成海洋食物鏈的有機體）、真菌、細菌及昆蟲。

你不想在冰箱上的磁鐵、動物園或電視節目主角身上看到這些東西，但它們對地球上的生命卻很有益處——而且，或許它們對其他生命的重要性比人類還要大。

哈佛大學生物學家威爾森率先創造了「生物多樣性」這個字眼，他說，即使是卑微的螞蟻，也比人類對地球其他生命的生存重要：

「若是人類消失了，除了人所飼養的家畜及栽種的植物這些僅佔全世界少部分的生命外，其他生命都會得到莫大的益處。」

危險年代的求生飲食

如此一來，森林會恢復原貌，**大氣層**氣體會更穩定。海洋裡的魚會回復原狀，大部分瀕臨絕種的生物會慢慢長回來。

世界沒有人類的存在，固然是一大損失，然而若是其他得以倖存的生物存活下來，正如過去人類活在世上一樣，地球的前景或許會比沒有人類要來得好。

威爾森指出，相形之下，若是地球上所有螞蟻都消失的話，可能會造成巨大的災難。

螞蟻是構成土壤，並使**土壤**通氣重要的一環。牠們是其他昆蟲的主要掠奪者，而且會搬動及分解90％以上構成土地營養循環的小型死亡生物，還會替植物授粉。

「若是牠們消失的話，會造成其他物種的滅絕，同時會造成某些生態系統的崩解。」

甲烷能引起溫室效應的能力是二氧化碳的24倍，現在大氣層中甲烷的濃度，幾乎是一個世紀前剛開始升高時的3倍，主要原因就是生產牛肉。

有許許多多的細菌、真菌及其他微生物就跟螞蟻一樣，對於整個生態體系的生存非常重要。在這個生命網絡被破壞之前，有多少物種會消失不見？沒有人知道。

不過，就我們所知的一切已足以確定，任何生物滅絕所造成的損失，不只會造成該物種的災難。

任何一個地區的植物、動物及其他生命的種類愈多，就愈能抵禦外界的破壞，也愈能使水質清潔，土壤肥沃，保持氣候穩定，並生產我們呼吸所需要的**氧氣**。

今天，牛隻與其他反芻類動物（像綿羊及山羊）的放牧面積，幾乎佔了整個地球陸地的一半，而且除了豬與家禽以外，牠們所消耗的食物，幾乎與全球農地生產的糧食一樣多。這對野生生物以及生物多樣性有著十分驚人的影響。

我們已知的事實

✪ 近年來全世界哺乳類動物瀕臨絕種危機的有多少：25%。
✪ 威脅熱帶雨林生物的生存，或造成其絕種危機的主要原因：放牧家畜。
✪ 造成美國各種生物的生存受到威脅，或瀕臨絕種危機的主要原因（根據美國審計部辦公室的資料）：放牧家畜。

根據許多有關美國西部牧牛的研究指出，野生生物已經為此付上極高的代價。

「叉角羚羊從一百年前的1,500萬隻，減少到如今271,000隻；大角羊曾超過200萬隻，如今只有少於20,000隻；麋鹿的數量也在減少中；有幾萬匹野馬及驢子被人類捕捉，因為牠們會與牛隻競爭，最後許多都慘遭被屠殺的命運。同時，許多牧場經營者想盡辦法把被放回野外的狼關起來，完全不管這麼做其實違反了《瀕危物種法》。」

1999年，懷俄明大學的法律教授，同時也具有野生生物碩士學位的戴博拉・唐那休（Debrah Donahue）寫了一本書，提到一件很重要的事，那就

是若要保護生物免於滅種及維持生物多樣性，只要將家畜從靠近公眾的土地上移開就行了。對此，懷俄明州參議院議長，也是牧牛者的吉姆・推佛特（Jim Twiford）提出一項法案——裁撤該大學的法律學院。

真的如此嗎？

「美國牧牛者在超過全國一半以上的土地上放牧……這些土地提供了許多生存遭到威脅或面臨危機的生物的生存空間。牧牛業者之所以經常違反《瀕危物種法》，是因該法為了保護物種而限制牧場經營者的管理方式。」

——全國牧牛人牛肉協會解釋為何反對《瀕危物種法》

「物種滅絕及氣候變遷（證明了）目前全球飼養動物的方法耗費了太多自然資源。動物農業的過度成長及浪費資源，與地球生態系統背道而馳。」

——全球守望組織

危險年代的求生飲食

我曾跟一些牧牛業者談過話，他們總是一再重述前加州參議員魯班・阿亞拉（Ruben Ayala）的話，這位前參議員解釋自己為什麼不贊成《瀕危物種法》：「恐龍絕種了，而我並不想念牠們。」

這些人的立場是，物種滅絕是生命的一部分，而且從史前時代就是如此，這也是自然的進化；我們不需要為物種滅絕而擔憂，因為這些物種今天死去了，只表示它們不是適者，所以無法生存。

這種說法只是事實的部分假象而已，因為根據生物學家的說法，「今天，物種滅絕的速度是史前時代的1,000倍到10,000萬倍——這也是前所未有的事。」

不過，我瞭解為什麼牧牛業者低估了物種滅絕的嚴重性。根據1997年美國西南大學美國魚及野生動物部門所發表的有關瀕危物種的重要研究指出，大約有一半物種是因牧牛而遭到瀕危的威脅。

造成美國、熱帶雨林及其他地方物種滅絕速度直線上升的主因，就是野生生物的消失。「科學家關懷聯盟」分析人類活動對環境的影響發現，

製造454克左右的牛肉對野生生物造成的危害,是製造約454克義大利麵條的20倍。

改吃以植物為主的飲食,能拯救許多此刻正面臨威脅的物種。這也代表我們不再自認凌駕於其他生物,有權利對它們為所欲為,包括主宰它們的生殺大權;這也代表我們已準備好接受自己謙卑且光榮地扮演保存與維護物種的角色,而不是成為讓自己滅亡的征服者。

滅種是不可逆的:我們無法創造已不存在的事物。然而,大自然有著令人驚異的復原與**補充**能力。只要我們減少對環境的殘害,大自然便能自我修復。只要有更多人改吃以植物為主的飲食,我們對地球的需求就會更少,而且在不必犧牲其他地球家庭成員的情況下,會變得更滿足,更健康,也更興旺。

即將消失的家園?

現代工廠式農場及飼養場製造肉品的方式,讓人類付上了健康、人道及環境的龐大代價。我希望每個人都能意識到這種代價有多大,但我無法批評那些不瞭解,或者只是隨著他們所聽所學而做的人。感謝肉品業者錯誤的訊息活動,以及他們壓制各種批評聲浪所做的努力,因此絕大多數人都不知道選擇吃什麼會產生多大影響力。

我不埋怨那些根據自己聽到的事實而採取行動的人,我要批評的是那些危害地球以及人類未來的同時,卻又告訴我們他們自己有多棒的那些業者。此外,我要批評的是**媒體**,他們有責任告訴社會大眾事實,但大多時候他們卻沒有。

1992年,來自七十一個國家的1,600位資深科學家──他們有一半以上都是諾貝爾得主──簽署並發佈了一份名為「全球科學家致人類的警告」的文件,該文開宗明義的說:「人類與自然界正處於衝突的階段」,接著又繼續指出:

> 製造454克左右的牛肉對野生生物造成的傷害,是製造454克義大利麵條的20倍。

「人類的活動對環境及重要資源造成嚴重且無可挽救的危害，今天，我們若是不反省自己的所作所為，將會對人類社會以及動植物世界的未來造成巨大的危機，也可能會讓整個生物界無法再以我們所熟知的方式延續生命。因此，如今當務之急，就是從根本上進行改變，以避免目前正在發生的衝突……

人類正面臨前途即將消失的危機。我們還有十年到數十年的時間能阻止這些威脅的發生，否則就再也沒有機會了。我們是簽名於後的一群資深科學家，在此警告全人類，我們管理地球及地球上生命的方式必須有重大改變。

若是人類能避免這種重大悲劇，那麼我們在世上的家園就不致發生無可挽回的慘劇。」

你我可能會認為，科學家發佈如此有力且具歷史意義的聲明，應該會成為報紙的頭版新聞吧，可是當「全球科學家致人類的警告」發給媒體後，美國及加拿大幾家大報竟視為「沒有新聞價值」。

消息發佈當天，《紐約時報》的頭版頭條是有關搖滾樂由來的故事，至於加拿大大報《全球及郵件》的頭版新聞，則是1張用汽車排列成**米老鼠**形狀的偌大照片。

這類事情總是讓我十分沮喪。

同樣地，在千禧年過後不久，「全球守望」發佈了一份有關海洋漁業的報告。他們發現過度捕撈魚類的結果，不只大量殺死已成年的魚，也會殺死年幼的魚，因而加速海洋食物網絡的瓦解。《多倫多之星》原本寫了篇特別報導，後來他們收到1則更新的新聞，對他們來說更為重要，於是便撤掉了那篇報導。至於那則他們認為更具新聞價值的故事，是流行音樂團體「辣妹合唱團」其中1名成員要離開該團。

雖然這一切實在讓人沮喪，不過還是會發生些讓人再度振奮的事情。有時媒體會跟上腳步，做些你打死都不期待他們會做的事，讓你再度恢復對人的信心……

並且對人類再度產生盼望！

生物學家預估「正常」程度的滅絕，約是每年消失10至25種的生物，然而現在全球每年至少有7,000種，甚至是幾萬種生物消失。

危險年代的求生飲食

在最不可能的地方覺醒

幾年前，我接到一通讓我十分驚訝的**媒體人**的電話，事情的發展讓我完全沒有心理準備。

有一天，我坐在家裡，大概是在忙自己的事吧，然後電話響了。話筒的另一端，是一位聲音非常有活力的女性，而且不是我認識的人，她說她目前替某個電視節目工作，希望有機會做一個關於我個人及我正在從事的工作的專訪。

自從《新世紀飲食》出版以後，只要有機會，我都會盡可能努力傳遞書裡的觀念，所以對於外界的採訪邀約，也會盡力配合，無論大報或小報、廣播電台、電視節目。

不過，在有過半夜二點上地方小電台的廣播節目，或是凌晨三點出現在家庭購物頻道，以及名不見經傳的社區節目的經驗後，我決定有選擇性地接受採訪。

「請問你們節目的名稱是？」我問對方。
「叫『生活品味』（Lifestyles）。」
「我從來沒聽過。」
「這是全美都看得到的節目。」

喔，喔，喔，是個全國性節目，真有意思。或許還不賴吧，但也有可能很爛。「生活品味」聽起來很單純，但你永遠都搞不懂這些大電視公司，我得瞭解多一點。「這個節目在你們那兒是幾點播出？」

在她告訴我詳細狀況後，我掛上電話，拿了份報紙準備找找看節目在我們這裡播出的時間。這似乎是件很容易的事，沒有什麼困難才對。但當我找到電視節目表時，整個人嚇了一跳，因為報上寫的節目名稱是「有錢人與名人的生活品味」（Lifestyles of the Rich and Famous）。

我簡直不敢相信會有這種事！我立刻回電話給對方，告訴她報紙是怎麼寫的。

「嗯，沒錯，那是我們節目的全稱。」

或許，我應該更加圓滑、也更老道一點，但是，我在這方面向來沒有什麼天分。

「我很討厭你們的節目，」我告訴她，「你們美化了人們最膚淺的一面——你們崇尚炫耀式的消費，你們的座右銘應該是——『買到地球毀滅為止』。」

「我很遺憾你會這麼想，」她似乎不太擔心地說，「不過身為節目代表，我認為這是個很正面積極的節目。我們從不讓人感到沮喪，像『時事』（Current Affair）或『硬拷貝』（Hard Copy）那樣。我們希望能夠鼓舞觀眾。」

我沒被說服，而且找機會告訴她自己的想法。人類所知的任何宗教或超自然信仰都說，我們無法從獲取物質中得到快樂，是什麼樣的節目竟然教人完全相反的道理？在全球生態岌岌可危之際，是什麼樣的節目竟然還會美化永無止境的消費歡愉？

「我真不敢相信妳會打電話給我，」最後我這麼說，「我跟妳是完全不一樣的人，妳確定妳不是在找另一位作家哈洛德‧羅彬斯？」

「不，我找的是約翰‧羅彬斯，《新世紀飲食》的作者。」

「是我沒錯，可是我不明白妳為什麼要找我。」

「讓我解釋一下，」她說，「我們每年都會做一集不太一樣的內容。我們會採訪一位對人道團體有貢獻的慈善家，那些運用自己財富來幫助其他人的人。」

「這很好，」我回答道，「我希望你們每週都這麼做，可是你們那個爛節目卻一年只做一次。」

她突然笑了起來，這讓我在那瞬間被搞糊塗了；我從頭到尾都十分嚴肅——二十五年前，我離開了她節目所標榜的生活品味，過著極其簡單及與地球友善的生活——對我來說，她的節目根本就不可能聽到人類為失去控制的消費所造成的沉重負擔而呻吟的聲音。

然後我突然想到，一定有什麼事。她一定以為我跟31冰淇淋公司還有關係，所以我一定很有錢。也就是說，我猜，這解釋了她為什麼會打電話給我。

我試著很有耐心地告訴她，我已經離開那種生活很多年了，而且從那

時起我一直是自力更生，跟31冰淇淋沒有任何瓜葛。我以為告訴她這件事情以後，採訪的事就算了。但我錯了！相反的，她好像被什麼給激勵了似的，拼命邀我上節目。

我決定單刀直入，想把事情做個了斷。「妳可不可以只要告訴我一件事，妳到底是為了什麼原因非要我上節目不可？我又不是有錢人，而且老實說，我覺得你們的節目很噁心。」

她嘆了口氣，但仍堅持：「唉，沒錯，我瞭解你的意思。可是有同事看過你的書，而且我們認為那是我們讀過最重要的書了，所以才會想利用這個節目，把書裡的訊息傳遞給更多沒機會看到的觀眾。」

原來這才是她打電話給我的原因！

這聽起來有道理多了！

我得承認，自己有點受寵若驚──不過即使她的出發點很好，我還是不想接受採訪。

我試圖向她解釋我住的環境：

我們家很小，小到我跟我太太的臥房實際上也是客廳及廚房。我們唯一的一輛車是已有十五年的車齡，開了約32.1萬公里的Datsun牌休旅車。只要它還能跑，我們就很開心了。我認為我們的生活形態與他們會有興趣拍的東西，實在是差了十萬八千里。

「沒關係，」她保證，「我們會想法子來解決這個問題──總會想出辦法的。」

我不知道自己在想什麼，結果我竟然答應了，而且還約好對方來拍攝的時間。

到了那天，我們大掃除了一番，不過並沒花太多時間。用吸塵器只要花十分鐘，就可以打掃乾淨了。

然後他們來了。在屋外的街道上，一輛大型車子停了下來，車身上有著一段俗到不行的話：「有錢人與名人的生活品味。」我知道，因為我透過百葉窗偷瞄了一下。

這時我腦子裡出現的第一個念頭是：「鄰居會怎麼想啊？」

車子的門開了，跑出一大票工作人員，稍後我才知道他們是負責燈

根據1997年美國西南大學美國魚及野生動物部門發表的有關瀕危物種的重要研究指出，大約有一半物種是因牧牛而遭到瀕危的威脅。

光、攝影、音效，外加一位製作人及導播，以及一位被稱為「金花鼠」的人，他的工作是負責買漢堡給其他人當午餐。另外還有堆得像山一般高的器材。我環顧自家客廳兼廚房（我們得把床移走），覺得這裡絕對、絕對、絕對無法容納那麼多人。

有一個很胖的傢伙，後來我才知道原來他是**攝影師**，率先走到門口。

他敲敲門，我把門打開。

「對不起，」他說，「很抱歉打擾你。我們正在找約翰‧羅彬斯的家，但是我們好像迷路了，而你們家的門牌號碼跟他們家的一樣。」

我的天啊！

我就知道會發生這種事，我心想。不過，我知道自己這時候最好妥善處理這件事。「就是我，」我開心地說，「請進，把這兒當做自己的家一樣吧！」

他的臉垮下來。

「這裡，」他懷疑地問道，「是你住的地方？」他轉身朝向車子及其他人。「是這裡沒錯，」他大聲叫道，然後笑了起來，「不太像我們常去拍的地方。」

他們一進到屋內，我試著當好主人。「請坐。」我對那位**攝影師**說，並指指屋裡僅有的幾張椅子。

我們有4把塑膠皮椅子，是幾十年前在席爾斯百貨買的，而且把它們當成小餐桌來用。這麼多年來，我們有隻棕色名叫「棕傢伙」的暹羅貓，認定這幾張椅子是牠專屬的貓抓柱，所以椅子上的塑膠皮都被牠扯破了。剛開始我還試著阻止牠這麼做，可是一點用也沒有，所以後來我就放棄了。牠很享受把椅子撕成一條一條的，所以現在這幾把椅子的填充物看起來比塑膠皮還多。這些年來，我視這幾把椅子為某種藝術形式的表現，而創作的**藝術家**是隻貓。

不過，那位攝影師似乎不認為如此。「不，謝了，」他很拘謹地說，「我寧可站著。」或許他那麼不願意坐下來，是因為「棕傢伙」選在那個特殊的時刻，在那些有如自己創作的椅子上加了點料，而那些料很明顯表示牠並不怎麼欣賞我給牠的食物。

不久，所有人都進來了。這很不容易，但他們與所有器材剛剛好都擺得進來。然後我見到那位最初打電話給我的女士，一位很可愛的女性。過了沒多久，我們便開始工作了。

危險年代的求生飲食

接下來幾天，他們的採訪對我而言實在是苦不堪言，他們也拍攝了跟我談話的「拯救地球」資金籌集人，拍了很多「拯救地球」辦公室的畫面。只要我把這些工作人員介紹給同事或朋友認識，他們總是用很奇怪的表情看著我，然後以一種不確定的口氣問道：「你不會真的希望我相信，這些人是那個節目的工作人員，對吧？」

經過一個早上的拍攝工作，到了「金花鼠」該去買午餐的時候了，可是他們決定，而且我認為這是他們很尊重人的做法，就是他們跟我們在一起的這幾天，全都要「吃素」。

我太太迪歐每天為我們做很棒的中餐，是從我們院子摘的，或當地農夫市場買的新鮮有機蔬菜。

攝影師告訴我，他做這個節目這麼多年，拍過各式各樣壯觀的莊園、私人島嶼及大廈，但從未被拍攝者邀他們一起吃午餐，一次都沒有！

我告訴他，這真的很悲哀，但至少我很高興，現在我讓他有種截然不同的經驗。

隨著時間流逝，我在鏡頭前談了許多有關環境現狀，以及我們消費的態度正在殘害世界及未來的生命。我提到人類最迫切需要的，是創造生活形態及公共政策，這樣可以讓地球減少負擔，也不會製造太多廢物，或使用太多能源。我很沮喪地指出富人與窮人之間不斷加大的差距。當然，我也提到以植物為主的飲食，以及它能帶來的許多好處。

終於到了與大夥說再見的時候。我發現這個經驗還挺有意思的，整個團隊在工作期間全都跟著吃素，而且也對我愈來愈尊重。

攝影師及其他工作人員說，他們在工作期間很開心，也學到很多，未來也會少吃點肉。

那位最初打電話給我的女性顯得很興奮，她說我絕對無法想像這對她來說有多麼大的意義。她一面抱住我，一面對我說，這次做的節目是她人生中最棒的一件事。

「我感到既高興，又驕傲。」她說。

我很感動，在他們全部離開之後，我整個人的情緒延宕了好一會兒，直到我突然想到不知最後出現在電視上的結果會是如何。畢竟，他們拍了

造成美國、熱帶雨林及其他地方物種滅絕速度直線上升的主因，就是野生生物的消失。

好幾個小時的膠捲，然後在剪接室裡剪輯出一集。我無法想像節目播出來會是什麼樣子！

因此節目首播當天，我是懷著恐懼不安的心情打開電視的。

結果，他們做得非常棒！而且那集是該節目最受歡迎的一集，在世界各地播出了大概有幾千次。節目主持人羅賓‧李區（Robin Leach）稱我是「非盈利的先知」，我自己還蠻喜歡的，特別是想到其他人是怎麼稱呼我的時候。

本來我一直認為有一段內容會被剪掉，可是他們卻保留了下來——我說我很崇拜梭羅，並且引用他的話說：「我以減少欲望，讓自己成為一個富有的人。」

其中有一幕是攝影機掃過整個房間（他們用一種特殊鏡頭，讓坐在電視前的你以為我家看起來好像比較大），然後羅賓‧李區說了一句至今我仍搞不懂的話，他說：「他們家所有的家具都是再生家具。」

最後，螢幕上出現從外太空望向地球的美麗照片。

我想你一定看過那張照片，我們寶貴的**藍綠色**星球飄浮在群星之間，像是精緻的珠寶。我們美麗的地球，它的弧度比撞球的圓弧還要完美，令人訝異的幾何圖形。我們的世界，沒有任何政治疆域，只有海洋與陸地，是如此脆弱與美麗。

他們把這張照片放在螢幕上好一會兒，而不是不停地更換影像，就像今天常在電視看到的做法，而且他們還在華麗的星球影像後面配上好聽的音樂。

然後，羅賓‧李區對著所有觀眾，說出我想不到會在節目上聽到的話：「這個人的人生是在證明他所相信的一切，『死的時候擁有最多玩具的，才是真正的贏家。』」（譯註：美國俚語，指的是一種享受今生、沒有來世的人生觀）這句話其實並不是人生的全貌。這裡是一張從外太空看整個地球的全貌圖像。」

我並不想對此著墨太多，因為我知道這不過是個電視節目罷了。但當他說這段話時，我還是被感動了，因為這段話像是提醒著我這個時代最重要的問題。

如果像「有錢人與名人的生活品味」這種節目都會播出幾分鐘如此發人深省的話，也是美國人最需要聽到的話，那或許我們還有希望。

或許我們不必等到最後一條河川被**下毒**，最後一畝肥沃的土地被開闢

成道路，或最後一座森林被改成購物中心的那一天，才能真正瞭解錢無法被當成食物。

若是我們能實踐施比受更為有福的真義，那一天就不會太遠了。若是我們能意識並欣賞許多有勇氣日復一日，不只是為了承擔更大責任，而是為了使世界更美好的有志之士，那一天就即將來臨了。

或許我們很快就能學會不只是尊重並注意很會賺錢的人，也會懂得尊重並注意為了栽種使身體與地球更健康食物的人，以及修復遭到損壞的生態體系及保護瀕臨絕種生物的人。

或許，許多人正為了全人類繁盛與**永續**的生命做努力紮根的工作——即使是在看起來最不可能的地方，就像葉子從厚厚的水泥地長出來，有些事物正嘗試著打破人類創造出來，置於我們與地球之間的隔閡。

大自然具有無窮的力量，這種力量足以改變形勢，為乾涸的大地帶來雨水，誘使蜜蜂接近花朵，為數不清的物種激發出新生命。

或許我們還沒踏上遺忘的**單行道**。或許我們正站在十字路口，面對人類有史以來最重要的選擇，在兩個方向之間做選擇。其中一個方向是完全不嘗試改變目前的做法。若是不做任何嘗試，等於是選擇了汙染與滅絕，分歧日益增加，絕望日益加深的世界；在這個世界裡，人類的欲望將得到最大的滿足，同時也將活在前所未有的恐懼中。

另一個選擇，則是積極投入世界。

在這條道路上，人生將會活得更有責任，也更喜悅，整個社會將洋溢著對自己、對他人、對活生生地球的愛。在這個方向裡，我們能讓自己及其他人的孩子擁有乾淨的空氣與水，藍色的天空與充足的野生生物，穩定的氣候與健康的環境。

若是你對人類的未來心懷恐懼，你並不孤單；若是你夢想有更美好的世界，你也並不孤單。如今，人類是否能學會珍貴與瀕臨危險的地球和諧共存，我們是同時懷抱著痛苦與可能，絕望與希望。今天每個人多多少少都知道自己正面臨兩種不同的選擇，並且都瞭解這個選擇的後果。

站在這樣的十字路口，我們朝向與地球為善的生活形態踏出每一步，不論是這些步伐所行過的土地，或這些步伐所朝向的方向，都相當重要。我們踏出的每一步，都是在為接下來的一步，以及再接下來的一步奠定基礎。當然，我們不能只靠些小事就能扭轉乾坤、拯救地球，但只要有愈來愈多人做更有意義的事，有愈來愈多人以身作則，其他人將發現自己勢單

力薄；每一步都是在為下一步做準備，只要有愈來愈多人找到適合的方式表達對地球的愛，其他人將會感受到這股關懷及完整的力量。

我非常瞭解整個社會無知、貪婪及否認的力量有多大。我也知道，或許我們無法改變一切。但是我也明白人們內心深處有多麼渴望對生命的愛。因此我知道，我們有可能改變一切，並創造出保護地球生物系統的永續結構，而終將成為修復地球的一員。這個世界的黑暗勢力十分強大，但再怎麼強大，也比不過人類心靈的力量。一旦我們懂得珍惜這個美麗的星球及它所創造的一切，就知道該如何讓自己滿足，限制自己的需求。榮耀生命的神聖乃是人類的本性。

今天我們此刻正面臨著嚴峻的**危機**，這是地球生命存亡絕續的時刻。在這樣的時刻，踏上榮耀自己並榮耀地球的道路，是身為地球公民的責任。不過，我們的責任當然不僅於此。

同時還有歡樂，以及恩典。

危
險
年
代
的
求
生
飲
食

Chapter **15** 阻止饑荒
的蔓延

今天全世界有超過10億人吃不飽。
難道位於衣索比亞的麥當勞,
正是造成全球饑荒的原因?

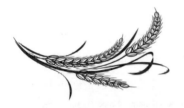 **1**974年在羅馬舉辦的第一屆世界糧食會
議中,美國國務卿亨利・季辛吉(Henry
Kissinger)承諾最晚在1984年,地球上的男
人、女人及小孩將不再餓著肚子入睡。

然而從那之後,許多事情都有了變化,當年全世界只有40億人口,如
今卻已經超過60億。

1970年代全球平均**糧食**產量一直持續地在成長,然而在1984年到達巔
峰之際,也就是在季辛吉希望全球饑荒問題能夠終止的那年,糧食產量卻
開始每況愈下。地下水層水量逐年被消耗殆盡,而用來灌溉的水也日益缺
乏,有關糧食生產的各項指數亦持續降低。

與此同時,全球農地品質也愈發惡化。

2000年「國際糧食政策研究組織」根據衛星照片、地圖,以及其他資
訊,完成一份對全球農地極具洞見的研究,證實全球農地品質確實是愈來
愈糟。

全球40%的農地由於**侵蝕**與養分耗盡,品質變得愈來愈差,未來是否
能繼續耕種值得堪慮。「世界銀行」副總裁,也是國際農業研究中心主任

伊士美‧瑟拉革丁（Ismail Seragldin）說：「這個研究結果顯示，未來世界在各方面是否能自給自足，將成為非常嚴重的問題。」

今天，全世界有超過10億人吃不飽，發展中國家有將近⅓兒童處於飢餓狀態，而且很容易感染疾病及**拉肚子**，並造成永久性身體與精神殘疾，甚至是死亡。

然而與此同時，麥當勞卻以一天新開5家分店的速度積極拓展——其中有4家不在美國本土。

難道位於衣索比亞的麥當勞，正是造成全球饑荒的主要原因？

真的如此嗎？

「畜養肉牛者使用的穀物，可以用來解決全球的饑荒——這種說法是種迷思。」

——全國牧牛人牛肉協會

「根據估計，全球每年每6人中就有1人處於飢餓的狀態，由於肉品製造商並未有效率地使用糧食，使得有關食肉的爭議愈演愈烈——若是人類可以直接吃糧食，這種消費就會顯得有效率多了。肉品的生產持續增加必須仰賴更多的飼料作物，而這樣的狀況，只會製造出富裕的肉食者與全球貧窮者之間的糧食競爭。」

——全球守望組織

在傳統養殖系統中，家畜可以將草以及人類無法吃的東西轉化為可吃的食物。即使在今天，仍有些地區（包括大部分的非洲）依舊仰賴這種動物轉化植物的能力，才不會與人類競爭糧食中的蛋白質。然而，為了提升肉品的產量，工業國家的家畜業者卻大量使用穀物及豆類等特別飼養技術來餵家畜。

如今，工業國家的豬及家禽都住在大型室內設施，吃的是穀類加豆類的飼料；大部分的牛都是在飼養場裡大啖穀類以及豆類，並在那裡度過他們最後的時光。

危險年代的求生飲食

總的來說，全球大約有40％的穀物是用來餵家畜。肉吃得愈多的國家人民等於是把自己糧食貢獻給家畜，把牠們給餵肥了。今天美國家畜所吃的糧食總量，是全美人口消費糧食總量的2倍。

拿愈多糧食去餵家畜，人類能吃的糧食就愈少。華盛頓州立大學動物學系主任艾因斯明格教授是美國牛肉業的專家，他在《動物科學期刊》上寫道：「毫無疑問的是，人類的饑荒可透過讓動物少吃點穀物而得到紓緩……為了吃家畜製品而餵牠們吃穀物，完全不合乎經濟效應。」

誰吃？誰不吃？

今日，全球各國的有錢人均相繼追隨美國的腳步吃肉，是這個趨勢造成全球貧窮的糧食安全危機嗎？由於各國肉類消費不斷地增加，就連自己所生產的穀物也拿去餵動物，反而讓自己能吃的穀物變少，必須向國外進口——1984年全球平均糧食產量不再成長並且開始往下降。在這樣的世界裡，人類要如何存活下去？

全球人口最多的國家，也就是中國，在1978至1997年供應給家畜吃的穀物從8％竄升至26％。1990年代初期，中國穀物完全只有出口；今天，拜吃肉人口愈來愈多之賜，中國是世界上僅次於日本第二大穀物進口國。

「由於中國人吃由穀物飼養的動物愈來愈多，使得整個國家的穀類需求量亦不斷增加。這……可能很快使中國凌駕於日本，成為世界最大穀物進口國……因而擾亂了世界糧食市場……這意味著全球食物的價格都會上漲……一旦中國向國外進口糧食，勢必會將全球糧價炒高，並使全球13億『一天僅靠著1塊錢美元維生』的人陷入危機。」（全球守望組織）

若是穀價不斷上漲，有錢人卻照吃肉不誤，會讓窮人陷入萬劫不復的境地。近年來穀價始終維持在合理穩定的狀態，是因全球都是汲取地下水

全球大約有40％的穀物用來餵家畜，肉吃得愈多的國家人民等於是把自己的糧食貢獻給家畜；美國家畜吃的糧食總量，是全美人口的2倍。

來灌溉，但這麼做的結果卻造成全球農產區水量快速下降——包括中國、印度及美國，這幾個國家提供全球一半的食物。國際水管理組織，也是全球率先研究水的團體預估，不久之後，印度穀類將因地下水耗盡而減少¼的產量。

三十年前，前蘇聯的穀物尚能自給自足，到了1990年代，它卻成為全球第三大穀類進口國，如今俄羅斯家畜吃的穀物量，是該國人民的3倍；二十年前在俄羅斯實在很難想像，現在竟然會有那麼多人飽受饑荒之苦。

由於吃穀物的家畜愈來愈多，已造成許多國家向國外進口糧食。二十年前，泰國只有1％的穀物拿來餵家畜，如今已攀升至30％。同時，泰國人口亦不斷增加，整個亞洲都處於缺糧的狀態，幾百萬人因缺乏食物而死亡，許多人更是眼睜睜地看著自己孩子**餓肚子**。

凡達那‧希瓦（Vandana Shiva）是「科學、技術與自然資源政策研究基金會」的主任，這是個研究全球食物議題居領導地位的單位。她說，我們正目睹「全球的麥當勞化……只要全球穀物的買賣愈多，第三世界就會有愈多人挨餓」。

中東地區也是肉食人口居高不下，必須大量倚賴進口的糧食。二十年前埃及產的糧食尚能自給自足，家畜只吃了全國10％的穀類；如今該國家畜吃的穀類佔了全國穀物的36％，而且每年還必須從國外進口800萬噸的穀物；現在約旦的穀物有91％都是進口的，以色列是87％，黎巴嫩有85％，沙烏地阿拉伯則是50％。

家畜業者為了謀利，大量使用穀物餵養家畜以生產肉品，造成所有第三世界國家都得進口糧食。一旦有愈來愈多國家往其他國家採購糧食，勢必會讓全世界窮人能取得的食物更少。

很明顯的是，各國愈來愈依賴其他國家的糧食。美國提供全球一半國家的進口糧食，運送到一百個以上的國家，然而美國糧食產量向來受氣候條件的影響很大，包括乾旱。一旦全球發生氣候警戒或天氣不穩，美國糧食便可能會減產。由於歐加拉拉地下蓄水層的嚴重耗損，專家預估在不久之後，美國糧食產量就算不會全部減少，也會大幅降低。由於飼養家畜造成穀物消費量的增加，使得全球農業經濟大幅衰退，造成世上愈來愈多人的不幸。

「富人肉吃得愈多，往往會造成窮人的問題，因為有愈來愈多農地拿

去飼養家畜，生產主食的農地反而愈來愈少。在經濟上競爭穀地的結果，往往是富人得勝。」（全球守望組織）

從1960年至今，中美洲沒有土地的人增加了4倍。國際性重要組織，包括世界銀行及美洲發展銀行借貸給他們數十億美元，但這些貸款並沒有改變其財富高度集中的問題，更沒有改變富人使用資源而損害窮人利益的現況——這些貸款往往是用來支持家畜業的經營。

過去拉丁美洲國家曾以為提高牛肉的產量，便能解決貧窮國家勞苦大眾的困境。

但是，拉丁美洲有超過一半的牛肉製品是出口到富裕國家，至於留在國內的牛肉價錢則是貴到只有有錢人才買得起。1960至1980年，薩爾瓦多出口的牛肉增加超過6倍。同樣也是在這段期間，有愈來愈多小農失去生計，被迫離開自己的土地。

今天薩爾瓦多有72%的嬰兒吃不飽。

那麼，賣牛肉所得的錢到哪兒去了？

當然不是流到窮人手中，而是流入極少數擁有土地的人口袋。在哥斯大黎加，少數有錢人坐擁超過全國一半以上農地，放牧200萬頭牛隻；在瓜地馬拉，跟大部分拉丁美洲國家一樣，3%的人擁有全國70%的農地；墨西哥的財富集中在大約三十個家族手中，而該國有一半人口每天只靠著不到1塊錢美元過活。

三十五年前，墨西哥還沒聽過什麼是高粱，如今，種高粱的農地卻幾乎是種麥的2倍。究竟是什麼原因造成墨西哥農田幾乎全面改種高粱？答案是餵家畜。

二十五年前，墨西哥家畜大概只消耗了該國6%的穀物，如今卻高達50%。此外，在瓜地馬拉，由於許多農地及資源都拿去作生產肉類所需的食物，造成75%的五歲以下兒童營養不良。他們生產自己無力購買的肉品。瓜地馬拉有一半以上的孩子因營養失調而活不到四歲，而該國每年出口約1萬8000公噸的肉到美國。

我們在第三世界國家都可看到同樣趨勢。他們複製、提供以肉食為主的美國的飲食習慣，讓貧窮國家利用資源製造肉品的比例達到史無前例的新高。

一個個國家為了富人的肉品需求而拼命壓榨窮人主食的生產。

1960至1980年哥斯大黎加牛肉生產量增加了4倍，如今該國原始熱帶雨林為生產牛肉而犧牲殆盡，該國平均每戶人所吃到的牛肉比平均美國每家的貓還少。

大部分哥斯大黎加的牛肉都輸出到美國，該國有愈來愈多土地都用來生產牛肉，而人民卻有愈來愈多人吃不飽。

透過世界銀行及其他國際性團體的協助，巴西十分積極增加其農業生產量，但這些農產品主要都是作為飼養動物及出口之用；二十五年前巴西已不再種植大豆，但如今大豆卻是該國最主要的出口農產品，而且大部分都是用來飼養日本及歐洲家畜；二十五年前，巴西有⅓的人口營養不良，如今卻增加到⅔；今日巴西產的穀物主要都拿去餵家畜，該國是全球最大牛隻貿易國，然而大部分農民卻營養不良。

真的如此嗎？

「為了讓更多窮人與飢餓的人有糧食可吃，納稅人及各種團體會付錢，並將糧食分配給他們。」

——全國牧牛人牛肉協會

「中美洲有⅔生產糧食的農地，都拿去種飼養家畜所需的飼料了。大部分窮人沒錢吃肉，都被有錢人吃掉或出口到外國去了。」

——法蘭西斯‧摩爾‧拉佩（Frances Moore Lappé），
《一座小行星的飲食》作者，食物與發展政策組織創辦人之一

整個第三世界國家的肉品生產壟斷了最好的農地，不僅逐漸損害當地的食物供應，也暗中破壞人民自給自足的努力成果。今天在低度開發國家有好幾百萬人因為土地、勞力及資源被拿去飼養家畜，讓有錢人有肉吃，而陷入飢餓的窘境。這就好像是把一個人丟在月球上，卻不管他何時才能不再受到飢餓的折磨——同樣的殘忍。

全世界每二秒鐘就有一個兒童死於飢餓，只因我們個人的輕忽，視肉類為社會地位的象徵。

危險年代的求生飲食

餵牛，而不是人

華頓・貝羅（Walden Bello）是「食物與發展政策組織」的執行長，也是全球食物現況的頂尖專家，他指出：

「每次你只要一吃漢堡，就是在與成千上萬從未謀面的人建立關係；不只是在超市或速食餐廳的那些人，還包括華盛頓特區世界銀行的官員，以及中南美洲正在挨餓的農民。事實上，這個世界有足夠的食物讓每個人吃飽。不過悲哀的是，大部分食物及土地資源都被拿去生產牛肉及其他家畜——為了有錢人的食物——儘管有幾百萬兒童及成人處於營養不良及飢餓的狀態……

在中美洲，主要的作物生產已被牧牛所取代，牠們佔據了2/3耕地。由於世界銀行只著眼於美國速食業及冷凍食品的市場拓展，十分鼓勵農地的轉換使用，而養牛牧場的擴張剝奪農民利用土地耕作的權利。也因為牧牛所能製造的工作機會有限（牧牛每40.5公畝地所能創造的就業機會，比種咖啡少13倍），使得愈來愈多農民飽受飢餓之苦……

這跟我們吃的漢堡有什麼關係？全世界有錢人吃美國速食及肉食的習慣，等於是讓全球食物體系從窮人手中奪取食物。」

過去，就算地球人口數仍然在持續成長，但總是還能夠清出許多農地讓更多作物生長。只可惜這樣的景況已不復見。歷經一萬年持續性的擴張，全世界的農地——各大洲最基本的作物——在1981年達到了最高峰，此後便下跌5%。

艾德・愛爾斯是「全球守望」的總編輯，他在1999年形容全球城市的擴張是如何造成農地的縮減：「大部分人口集中的地區，是因為那塊土地適合耕作，因此各城市便以極不均衡的驚人速度，迅速在整片肥沃的土地上蔓延。提供良好土壤及水質的河川，同樣也提供了運輸管道，這對貿易

瓜地馬拉有一半以上的孩子因營養失調而活不到四歲，而該國每年出口1萬8000公噸的肉到美國。

我們已知的事實

⭐ 全世界吃不飽及營養不良的人口：12億。
⭐ 全世界吃太多及營養過盛的人口：12億。

⭐ 飽受飢餓與體重過重的人均有的經驗：高罹病率及高殘疾率、平
　均壽命縮短、低生育率。

⭐ 孟加拉飽受飢餓之苦及體重過輕的兒童，他們的健康狀況受到損
　害的有：56％。
⭐ 美國吃太多以及體重過重的成人，健康狀況受到損害的人有：
　55％。

278

來說十分重要，因此人們喜歡定居在靠水的地方——即良好的農地——的趨勢也愈來愈強。過去二十五年來，全球超過404,690公頃最富饒的農地都被住宅區、工業園區及人行道所覆蓋。」

2000年「聯合國二十一世紀營養問題委員會」指出，除非人類做出重大改變，否則未來二十年將有10億名兒童因熱量攝取不足而造成永久性殘障。該委員會表示，要想扭轉此悲劇的第一步，就是鼓勵人們多吃傳統穀類、水果及蔬菜。

對於生產美國牛肉會造成人類饑荒的說法，牧牛人牛肉協會十分不以為然。他們發動攻勢，企圖說服大眾及政府官員。

「大部分餵給牛吃的穀物，」畜牧業者說，「都是飼料穀物，而不是人吃的穀物。」

這倒是真的，但我們實在沒理由把栽種飼料穀物的土地、水、資源及勞力等，不拿來種人吃的糧食。

畜牧業者還告訴我們：「如果這些穀物不拿去餵家畜，也未必會有更多的穀物讓飢餓的人吃。」事實上，若是這些穀物不拿去餵家畜的話——

我們已知的事實

⭐ 今天地球上存活的牛隻：超過10億。

⭐ 全世界牛隻的重量與全世界人類的重量相比：差不多是2倍。

⭐ 全世界用來放牛及飼養其他家畜的土地佔了全球土地的：$\frac{1}{2}$。

⭐ 在理想狀況下，飼養一頭牛需要多大的草地：約101公畝。

⭐ 事實上，我們用遠超過「最低限度」的草地在飼養牛：約2,023.4公畝。

而且／或者用來製作這些穀物的資源——它們還是有其他用途，包括讓飢餓的人吃。

全國牧牛人牛肉協會強調，放牧是使用土地的絕佳方式：「若不是拿來牧牛的話，美國超過4046.9萬公畝的牧地不會有任何產值。這些牧地最多只有15％可種植作物。」實際上，在這15％的農地種植人吃的穀物及其他作物的食物價值，相當於把所有牧地都拿來放牧的食物價值；而且，如果剩下85％的農地沒拿來放牧的的話，還可以回歸大自然，讓無數正受放牧影響而瀕臨危機的生物得以存活。樹木回歸大地，除可減少大氣層中的二氧化碳，還能美化環境，提供氧氣，也可讓多變的氣候穩定。

根據全國牧牛人牛肉協會的說法，生產約454克美國牛肉需要約2公斤穀物，這對世上吃不飽的人來說實在是太浪費了。根據美國農業部經濟研究及農業研究部門的數據顯示，在飼養場生產約454克牛肉所需的穀物，比2公斤要多得多——是7.2公斤左右。

然而，畜牧業者卻不這麼想，他們的說法是：「他們聲稱生產約454克牛肉需要約5.4至7.2公斤的穀物，是完全錯誤的。這種說法是建立在錯誤的假設，也就是肉牛從出生到進入市場這段期間都是吃穀物。」

事實上生產約454克牛肉需要約5.4至7.2公斤穀物的說法，並不是建立在肉牛從出生到進入市場這段期間全都是吃穀物的假設，而是根據美國農業部研究關在飼養場一百天的動物，每天吃約9公斤穀物所計算出來的。這些動物在飼養場時的體重大約會增加約136公斤，其中至少有54.4公斤左右，也就是40％，是人類吃的牛肉（至於其他60％則是不能吃的部位）。因此，餵這些動物吃約907.2公斤的穀物，可生產約54.4公斤的牛肉。根據這些數據，生產約454克牛肉差不多需要約7.7公斤的穀物。

　　2000年「全球守望」的創辦人李斯特·布朗（Lester Brown）強調，牛身上每增加約454克的肉，就得多吃3.1公斤左右的穀物。由於牠們身上有40％的肉是人類能吃的，這表示生產約454克的牛肉，確實需要比約7.7公斤還多一點的穀物。

　　儘管全國牧牛人牛肉協會低估生產牛肉所需付出的代價，相較之下，其他同業的態度就很就事論事了。奧勒崗州立大學動物農業學系的彼得·奇科指出：「牛肉成為浪費的象徵，浪費資源的美國人正在破壞地球環境，只為了過著奢侈的生活，即使世界上大多數人正飽受瘟疫及饑荒之苦……根據嚴謹的科學證據顯示，如果我們能更有效地使用玉米及黃豆作為食物，就能讓更多人可以直接吃到食物，而不是拿去餵豬或家禽，讓這些食物變成人類吃的豬肉、雞肉或蛋。」

「魚」廂情願

　　隨著地球人口增加及農地逐漸縮小，人類開始積極從海洋尋找食物。

我們已知的事實

⭐ 1公頃左右的農地能生產多少人需要的食物熱量：

如果農地種的是甘藍菜：23個人。

如果農地種的是馬鈴薯：22個人。

如果農地種的是米：19個人。

如果農地種的是玉米：17個人。

如果農地種的是小麥：15個人。

如果農地養殖的是雞：2個人。

如果農地生產的是牛奶：2個人。

如果農地生產的是蛋：1個人。

如果農地生產的是牛肉：1個人。

⭐ 如果要讓全世界每個餓死或因飢餓而生病的人活下去，需要多少穀物：1,200萬噸。

⭐ 只要有多少美國人少吃點牛肉，就可以少消耗1,200萬噸的穀物：10%。

1950到1990年，全球遠洋漁獲量從1,900萬噸攀升至8,900萬噸，但1990年以後，這個數字就沒再往上爬了，這是人類史上首次不必再依靠海洋來獲取更多的食物。

事實上，今日全球多數的魚都被抓完，或數量驟減——這將對全球飢餓問題造成嚴重後果。

1997年，聯合國糧食及農業組織指出，全球十五個主要海洋中，有十一個海洋因過度捕撈而使漁場驟減，已有34％的魚瀕臨絕種危機。一年之後，《科學》期刊指出海洋生物的毀滅，遠比任何人想像的還要嚴重。

漁獲量逐漸減少，漁業工廠也愈來愈無法達到應有的產量，**漁船網撒**得愈來愈深，捕到罕見魚類的機會也愈來愈高，而且，漁夫變得喜歡捕撈小魚。

「全球守望」的艾德·愛爾斯形容這種連鎖反應說：「通常這些小魚是大魚的食物，所以當漁網捉到食物鏈最底層的小生物時，大一點的生物就會因為失去賴以為生的食物而死亡。同時，當漁民大量捕撈小魚時，也會捉到愈來愈多年輕的大型魚——如此將會破壞魚群的未來，也是在耗損現今存活的魚類。人類為了眼前的食物而做出這樣的事，不僅是在偷竊下一代的食物，也是在迫使海洋生物死亡或瀕臨絕種。」

美東餐廳的老主顧可能已經注意到，近來由於箭魚正面臨絕種危機，為了讓牠們有復育的機會，已經從菜單上消失了。目前有將近2/3的箭魚是在北大西洋捕獲的，不過牠們都太小了，根本就沒辦法繁殖。

大多數的人都以為魚類就像小麥一樣，是可以再生產的資源，而不像熊貓或是老虎是瀕臨絕種的生物，不過，隨著人類使用科技將海裡所有的魚一掃而空，情況變得益加複雜，有愈來愈多生物相繼被推往滅絕之路。

正如《瑞秋的環境與健康周刊》（Rachel's Environment and Health Weekly）所說的：

「現代拖網業者使用軍方研發的科技，在深達1.6公里左右的水底捕捉漁獲。他們捉到的魚在十年前沒什麼人要吃，或沒什麼用處，如今淺海漁場的漁獲量驟減，業者將捕魚的拖網裝上輪子及捲軸，全面性地置放在海底深處，把海裡大大小小的生物都捉起來……

雷達讓漁船可以在大霧及黑暗中繼續捕魚；雷達能精準地偵測出魚群在哪裡；GPS（衛星導航系統）可以準確無誤地指出魚群位置，讓漁船返回豐富的漁場。過去神祕的軍事地圖揭露了擁有豐富養分水域的深海洋流的位置，那兒有很多魚群。業者使用更新、更牢固材質做成的大型拖網，再結合電子導航的現代漁船，將海裡的生物一網打盡——這正是當今漁業作業的現況。因此，海裡的魚群便逐漸消失了。」

1992年，美國阿肯薩斯州養雞大王唐·泰森買下北極——阿拉斯加及其他3家漁業公司。這些公司擁有一種工業用超級拖網，每個造價高達4,000萬美元，長度有如一個足球場那麼大。他們把超過304.8公尺的尼龍漁網

二十年前，巴西有1/3的人口營養不良，如今增加到2/3。巴西產的穀物主要都拿去餵家畜，是全球最大牛隻貿易國，而大部分農民卻營養不良。

放在水裡，把漁網所及的一切生物全部打撈上岸，平均每個漁網可撈到約360公噸的魚。

人類對鮭魚一直都很好奇。鮭魚有一部分時間是待在溪裡，一部分時間則是待在海裡，牠們的嗅覺比狗靈敏1,000倍，因此會利用這項特長返回自己出生地，不過最近幾年，牠們返鄉的數量開始驟減。

1994年，人們花了數億美元幫助華盛頓州蛇河的鮭魚返鄉，但終究還是功敗垂成。那年秋天只有800條契努克鮭魚（chinook salmon）游回來，而且最後只有1條紅鮭成功達陣。

這是樁不折不扣的悲劇，而且不只是鮭魚的悲劇而已。健康及大量野生鮭魚在於維護整個生態系統，包括河川、湖泊及森林的功能上，扮演了舉足輕重且無法取代的角色。鈴木大衛解釋說：

「鮭魚成年後會待在海裡。牠們從位於森林及山裡小溪的出生地，游了超過幾千公里才游到海裡。

牠們身上的碳及氮同位素會在海裡留下獨特的『記號』，所以科學家可以偵測得到，而且過了幾年後，鮭魚屍體也會留下這2種重要微量元素。成年鮭魚歷盡千辛萬苦，從海裡返回出生的溪流，然後在產卵後死去。各式各樣的肉食者——熊、老鷹、狼——會捕捉鮭魚，然後把牠們的屍體留在陸地……

牠們滋養了整個森林的魚類、哺乳類及鳥類。在水裡，死去的鮭魚會被黴菌吃掉，如此一來可滋生細菌，讓溪裡的昆蟲、橈腳類動物及其他無脊椎動物得以維生。就像森林裡倒坍的樹木，鮭魚腐敗的肉能提供後代養分。一旦小魚苗從砂礫跑出來，為牠們準備的盛宴早已安排妥當：剛出生的鮭魚體內有25至40％的碳及氮，是來自於父母的屍體。

根據同位素研究顯示，牠們體內30％的氮與碳是來自水裡的水藻及昆蟲，18％是來自於河裡的植物，而這些元素全都直接來自鮭魚。」

- ✪ 全美頂尖魚肉醬（魚肉醬就是去骨魚肉，可以做成魚棒、合成「蟹肉」，以及其他產品）製造商：泰森食品。
- ✪ 柯林頓前總統任命的第一任農業部長麥克‧艾思比（Mike Espy）被迫下台的原因：不適當地接受泰森食品的「禮物」。
- ✪ 1997年12月29日泰森食品因違反聯邦饋贈法被判處多少罰金：400萬美元，外加200萬美元的調查費用。
- ✪ 美國政府接受泰森拖網漁隊金錢的援助：2億美元。
- ✪ 若過度捕撈的現況持續下去會造成什麼結果：海洋生態全面崩解。

　　為了生存繁衍，森林需要鮭魚。生物學家告訴我們，每一季熊大約會吃掉森林裡700隻死掉的鮭魚，熊（以及老鷹、狼與渡鴉）在吃鮭魚之後排出的糞便會將殘留的鮭魚散佈在森林各個角落，提供樹木生長所需的基本氮肥。事實上樹木年輪（測量樹的年齡）的寬度，與海洋裡碳與氮的含量有關，反映了那年有多少鮭魚返回生長地。

　　雖然1931年北美灰熊在美國奧勒崗州就絕跡了，不過牠們躲藏的地點仍被保留了下來，而且為人所研究，因此我們知道牠們身上有90%的氮及碳是來自海洋。

　　若我們以為魚類及整個自然界只能滿足人類眼前的需求，那麼終將為自己的輕忽而付上慘痛的**代價**。

雪上加霜的養殖漁業

　　為了彌補野生魚類的短缺，以供應日益增加的人口需求，有愈來愈多魚是經由人工養殖的。現在在美國及世界食物經濟結構中，養殖業是成長最為快速的一環。

　　1985年，全球作為人類食物的魚大約只有5%是養殖的，到了2000年，養漁場的魚已佔了整體魚肉消費市場的1/3。此後美國人吃的魚及彩虹魚、一半的蝦與1/3的鮭魚，都是養殖場養出來的。

不幸的是，養殖業者承諾將減少對海洋生態造成的壓力，如今被證明是令人失望的。養殖蝦、鮭魚、鱒魚、鱸魚、黃尾鮪魚及其他肉食性魚類，確實已增加了對其他海洋魚類的需求，好作為這些養殖魚類的食物。生產約454克養殖鹹水或蝦，需要耗費約2.25公斤的野生海洋生物。

2000年的時候，史丹佛大學國際研究中心的資深研究員羅莎蒙・奈勒（Rosamond Naylor）為《自然》（Nature）期刊所寫的封面故事提到：

「養殖漁業是……造成全球漁場崩解的原因。」

奈勒與這篇文章的其他作者以該機構研究全球漁業的結果補充說，養殖漁業造成某些鯡魚、青魚、沙丁魚及其他在海洋食物鏈中的底層魚類面臨消失的危機。

另一方面，養殖漁業也會造成海洋魚類的減少，在養殖場高密集的生存條件下，病菌及寄生蟲很容易散佈給野生魚類。1975年大西洋還有80萬種野生鮭魚，到了2000年卻減少至8萬種。

「全球自然及北大西洋鮭魚保育組織基金」指出，有三個原因造成野生鮭魚數量的減少，其中之一就是來自鮭魚養殖場的病菌及寄生蟲。

就像發生在牛、雞及豬身上的情況一樣，在被限制的環境裡養殖大量魚類，對魚類來說會造成異常壓力，讓牠們更容易感染養殖場及附近水域的疾病。

就如同在工廠式農場養殖雞的情況，養殖業者大量使用抗生素及其他化學藥劑，用化學藥劑殺死細菌，用除草劑阻止池塘裡的植物生長，並使用其他藥物來對付各種病菌及寄生蟲。

養殖漁業是動物養殖業中最密集的養殖形式。

4萬隻魚全被塞進一個籠子，每隻魚的一生都生活在半個浴池大的水裡。野生鮭魚的遷徙必須經過超過約1609.35公里的路途，但是被關在籠子裡的魚卻哪兒都去不了。在吃了磷蝦之後，野生魚類有時身體會變成**粉橘色**；然而為了讓籠子裡的魚變得更吸引人，牠們常被餵食人工色素，也會被注射疫苗及荷爾蒙。

1997年，聯合國糧食及農業組織指出，全球十五個主要海洋中，有十一個海洋因過度捕撈而使漁場驟減，有34%的魚瀕臨絕種危機。

當消費者看到包裝好的鮭魚，包裝上還畫著活跳跳的鮭魚圖案、青色山脈及閃閃發亮的溪流，當然不可能知道這些魚愈來愈多是來自養殖場。1990年，全世界人所吃的鮭魚只有6％是來自於養殖場，到了1998年，卻已經躍升為40％。

鮭魚之所以是健康食物的主因，在於它富含大量Omega3脂肪酸。不論是鮭魚本身或其他魚類、動物都無法製造Omega3脂肪酸，但野生鮭魚可經由吃某種水藻製造出這種重要的營養成分，並將它儲藏在脂肪裡。野生鮭魚是Omega3脂肪酸最豐富的來源，而養殖場的鮭魚體內幾乎沒有這種重要成分。

這與工廠式農場養殖的牛與家畜的情況極為類似：在飼養場吃穀物長大的牛比放牧牛肉的Omega3脂肪酸含量要少得多；吃穀物長大的牛的牛奶、奶油及乳酪裡也明顯缺乏Omega3脂肪酸；超市裡賣的雞只有自由放養的雞下的蛋Omega3脂肪酸含量的5％。

養殖場的魚很像工廠式農場的家畜，貨源都很豐富，只可惜牠們不是你想吃的食物——

就像工廠式農場裡的牛、豬以及雞隻一樣，業者餵魚吃的都是一些潛藏危險的有毒化學物質。2001年，加拿大、蘇格蘭以及美國的獨立研究均發現，養殖場的魚已經被高度汙染，牠們體內的多氯聯苯含量是野生魚的10倍。

「這個結果是非常、非常清楚的，」溫哥華的遺傳學者及環境毒物專家麥克·伊斯頓（Michael Easton）博士說，「養殖場的魚及所吃的飼料已被多氯聯苯、有機氯劑及多溴二苯醚高度汙染，而且被汙染的程度比野生魚高。簡言之，這是非常嚴重的事。」這些汙染物會影響中樞神經系統，免疫系統，並可能導致癌症。

許多人認為養殖場的魚生長在良好的環境裡，不過養殖漁業與工廠式農場有一點很相似，那就是——大量排泄物的問題。舉例來說，蘇格蘭養在籠子裡未經處理、分量相當於800萬人製造的排泄物，汙染了整個蘇格蘭沿海水域——而整個蘇格蘭人口也不過比500萬多一點。

不只是鮭魚，在過去幾十年裡，密集養殖的人工蝦場正以驚人的速度成長。

以厄瓜多來說，該國有約20.2萬公頃的養蝦場，養殖的蝦有80％都出口到國外，其中一半是外銷到美國。不過為了養蝦場的成長所付出的代價

也非常驚人，包括沿海汙染問題，當地居民被迫遷移，以及沿海紅樹林都被砍光了。

紅樹林是許多魚類的棲息地，當它們被改成養蝦場後，沿海就再也不容易捉到魚了。過去菲律賓有約50.5萬公頃的紅樹林，如今卻只剩下約3.6萬公頃，至於其他紅樹林都被改建成生產出口到國外的養蝦場。

養殖漁場對生態的破壞實在是太大了，特別是養蝦場。《新國際人》（New Internationlist）發表過2,000份報告，比較養殖漁場與由雨林改建的牧牛場對環境的危害何者較大。

當然，目前最重要的課題是生產更多食物給人吃，但是密集養蝦業者總是在傳統種稻區開闢養蝦場——而稻米是全球多數人的主食，因此，每增建一個新的養蝦場，就會讓1塊稻田消失，也讓當地的居民失去賴以為生的食物。

截至目前為止，養殖漁業完全是跟著家畜業者的腳步，為提供有錢人的食物而讓地球、動物及窮人付出代價。正如尚·米樹·卡索（Jean-Michel Cousteau）所說的：「（養殖漁業）意味著我們用窮人自海洋中獲取的基本飲食——大量的小魚，用這些小魚養出更大的魚，讓工業國家上流階層得以享用。」

1997年，有2,200萬噸野生魚類拿去餵飼養場的豬與牛，這個數字比全美國人的體重加起來還要多。

願所有人都能飽足

「在法律崇高的平等概念下，絕不容許富人與窮人睡在橋下，在街上行乞，以及偷竊麵包。」（安納托·法蘭斯Anatole France）

阻止不斷蔓延的饑荒可說是人性最大的考驗之一：這代表我們必須克服宿命論的看法，也就是長期的、持續不斷的饑荒是無法避免的；這也代表我們必須改變長期以來大量財富只集中在少數人的現象；同時，這也代表我們的生活確實建立在人人息息相關的事實之上。

當人類終將擺脫沉重且可恥的饑荒問題，是因為我們決定不再把食物

及製造食物所需的資源視為商品，而是把食物當成基本普遍的人權；也因為我們已經瞭解只有任何人不再恐懼飢餓，才能找到真正的和平。

當人類終究擺脫沉重且可恥的饑荒問題，是因為我們改吃以植物為主的食物，好讓更多人都能吃飽。有個愈來愈明顯的事實是，解決全球饑荒的方法無他，就是多吃蔬菜、少吃肉。始終讓我非常感動的是，改吃以植物為主的食物不僅能減少全球的饑荒問題，也能讓人類對環境的傷害降到最低，長期保持健康，同時也是最安全、最能表達民胞物與之情的機會。

若要阻止全球饑荒的蔓延，我們必須學著相互合作並肯定人類的價值。這代表我們必須透過各種方式組織社會，確保人人都有機會與大自然和諧共存，過著健康豐富的生活。這也代表我們必須按照自我的要求，檢視公共政策及個人生活方式，帶著期待世界會更好的訊息，盡可能與人們接觸。

「當地球上再也沒有饑荒的那天，會讓人類的心靈昇華至無以復加的地步。我們無法想像當這偉大的革命成功的那天，這個世界會充滿著何等歡愉。」（菲德烈克‧賈西亞‧羅卡Frederico Garcia Lorca）

危險年代的求生飲食

基因工程
的禍福

Genetic Engineering

Part 4

Chapter **16** 潘朵拉的
食物儲藏室

基因工程製造出來令人期待的「金色的米」，
裡面加了病毒、黃水仙以及 β-胡蘿蔔素的基因。

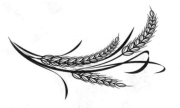

使用基因工程製造的食物能解決人類饑
荒、健康及環境問題嗎？基因工程會讓
種子的基因藍圖產生永久性改變。科學家希
望透過修改種子的遺傳構造，從這些種子中發育成植物，而這些植物的後
代，將永遠帶有修改過的特徵。

比方說，在美國率先上市的基因改造食物是「佳味」（FlavrSavr）番
茄。卡爾京（Calgene）公司（現在是孟山都Monsanto的子公司）將番茄基
因裡熟成酵素的密碼隔離出來之後，發現改變基因以抑制酵素釋出的方
法。卡爾京公司希望透過這種方式生產的番茄能延長留在藤蔓的時間；等
到番茄被摘下來後才不會繼續熟成，而能保持質地的堅實。

卡爾京公司在1995年風風光光推出基因改造番茄，並計畫在市場上推
出各種高價饕客型產品，不過情況並不如預期的成功。最後這些番茄不只
是收成減少，抵抗力也不佳，而且與該公司預期相反的是，這些番茄既軟
又容易碰傷，很難以新鮮農產品的樣貌吸引**消費者**。

起初卡爾京公司貼在番茄上的標籤，還特別標出是基因改造食物，希
望這種有科學氣息的標籤不僅能提高商品的需求量，也能抬高價錢。不過

一旦消費者開始對這種標籤有所疑慮，不只是卡爾京公司，就連其他基因工程公司也由此學到教訓。

從此基因工程公司再也不敢在產品上貼標籤；此外，他們還與政治夥伴聯手，反對在基因改造食物加貼類似標籤。

當「佳味」番茄轟轟烈烈地告知消費者是基因改造的食物後，原本卡爾京公司的下一步，是打算推出同樣也是基因改造的番茄，不過他們為這種商品取了個很親切響亮的名字：「麥克葛格瑞」（MacGregor）。採用這個新名字的目的，顯然是為了模糊它是基因改造食品的事實，因為該公司已知道隱瞞事實有多麼重要。

基因食物有各種不同名稱，它們有時又被稱作「基因改造」、「基因改變」、「異種」或「生化科技」食物——都是同樣的意思。當然，雖說這些名稱大同小異，卻代表不同的情感連帶。許多基因食物公司都很喜歡「生化科技」這個字眼，並花了幾千萬美元舉辦活動推銷這個觀念，讓美國人只要一提到這些公司時，就會聯想到「生化科技」，而不是聯想到像「基因改造生物」（genetically modified organism）或「GMO」之類的「情緒性指控的標籤」。

即使消費者並不知道「麥克葛格瑞」番茄是基因改造食品，但它最後還是失敗了。

卡爾京公司的基因「奇蹟」完全破產，因為基因改造番茄有許多超出預期的負面效果：基因番茄乍聽之下好像很像一回事，但它最大的問題在於營養價值不足，此外，只要吃了這種番茄的人，腸道裡的細菌會對抗生素產生抗體。

1996年，也就是佳味番茄（或麥克葛格瑞番茄）上市一年後便從市場消失了——同年，卡爾京公司被孟山都公司併購。

黃金米

幾百年來，育種專家試圖改變植物的特性，好讓它們產生預期的效果，但卻無法完全改變植物既有的特性。橘子可與其他不同品種的橘子雜交，卻無法與大猩猩雜交，你別無選擇，只能讓「蘋果跟蘋果交配」。

另一方面，通常在基因改造過程中是取出某個物種的基因，再將它置入另一物種裡，以製造出預期的特性。例如繼佳味番茄之後，下一個在市場上販售的基因食物，是將北極魚（比目魚）的基因置入草莓裡，這種草莓很耐凍，但最後也失敗了。

雖然科技發展仍然處於相對不成熟的階段（第一次大規模種植商業用基因玉米是在1996年），但是許多人卻已夢想基因食物將能解決人類的種種渴望。

我們曾期待基因改造食物能解決全球的饑荒，因為這或許能在不使用殺蟲劑的情況下，提供更健康的食物，幫助第三世界跨越工業革命對環境的危害，而擁有更光明、健康、永續的未來。

2000年《時代》雜誌有一期的封面故事標題是〈穀物的希望〉。這篇文章興致勃勃地形容基因工程製造出來「金色的米」，它之所以被稱為金色的米，是因為裡面加了病毒、黃水仙以及 β-胡蘿蔔素的基因，過去還沒有任何改良米是這麼做的。《時代》雜誌指出，黃金米對全球一半以米為主食的人來說有如天賜之物。每年大約有100萬名兒童因嚴重缺乏維生素A而死亡，另外有35萬名兒童則是因此而瞎眼，人類身體可以將 β-胡蘿蔔素轉化為維生素A。

基因改造作物能減緩營養不良的問題，似乎是個既令人吃驚又讓人感到振奮的好消息。

《時代》雜誌引述前美國總統吉米・卡特（Jimmy Carter）提醒正處於危急關頭的人所說的話：「承擔責任的生化科技，不是我們的敵人，飢餓才是。」

就在眾人為黃金米的誕生而興奮不已時，有些事實卻被忽略了。其中之一，就是沒人能保證黃金米可以在饑荒區的土地生長，因為只有如此才能解決問題。

「國際米研究組織」的研究員指出，如果想在農地生產黃金米，恐怕得耗費幾百萬美元以及數十年的時間才做得到，而且種植黃金米需要大量的水，但是這些嚴重缺乏維生素A的地區未必有足夠的水可用。這才是最大的問題！

全球80%的農地都是基因改造作物，而它們唯一的優點，其實是可以抵抗特定廠牌的除草劑！

此外，若是仔細檢視黃金米帶來的騷動亦可發現，其實我們有更便宜、不必冒著吃食基因食物**風險**的方法，來降低缺少維生素A的問題。舉例來說，聯合國糧食及農業組織從1993年起與「海倫凱勒國際組織」及其他非政府組織共同合作，開始在孟加拉進行一項計畫。他們引介一套改善耕作技術的方法，發展家庭式耕作，指導沒有土地的家庭在自家牆上種植含有維生素A的植物（南瓜及豆類）。

這個計畫很快有如滾雪球般展現出健康效益。1998年，這個計畫至少幫助了300萬人在家裡栽培含有豐富維生素A的食物。許多獨立分析報告均指出，即使是在很小的土地上也能長出含有維生素A的食物，而且人們吃的蔬果種類愈多，能攝取的維生素A及其他維生素也愈多。這個計畫對窮人的健康非常有益。

不過，鼓吹基因食物的人卻**暗示**說，若是不揚棄基因食物很噁心的觀念，終將造成第三世界國家兒童的眼盲。可是2001年3月4日《紐約時報》雜誌及《聖路易郵報》均指出，一個十一歲大的孩子每天必須吃27至54碗黃金米，才能攝取到最低限度的維生素A。

與此有關更大的問題是，雖然黃金米對健康的好處似乎很明顯，但它只是基因改造食物中微乎其微的一個例子。許多研究如黃金米之類「神奇穀物」的計畫，是在少數慈善團體或公共基金的獨家支持下進行的，可是這類計畫並不符合標準程序，因為許多重大基因工程計畫都是基於私人利益，都是像孟山都這類公司資助的。

生技公司為了讓大眾產生混淆，一再透過公關活動提及黃金米的好處，以加深人們對基因食物的接受度，而忽略了他們實際上是說一套，做一套。

只想賺錢的生技產業

孟山都公司是於1901年由一位製造糖精，也就是第一種人工增甜劑的化學家所創辦的，它也是當今全球最大的基因工程公司。

「我要強調，」該公司執行長巴柏·薩皮洛（Bob Shapiro）在1999年曾說，「我們絕不會忘記自己對生物科技的承諾，因為我們相信這對農業

293

潘朵拉的食物儲藏室

與營養、人類健康及特定地區對食物及纖維的需求來說，都是安全、永續且有用的做法。」

乍聽起來，他們的目標似乎是要幫助第三世界。不過，就跟捷利康（AstraZeneca）、杜邦（DuPont）、諾瓦提斯（Novartis）、安萬特（Aventis）等公司一樣，孟山都也是一個利益導向的公司。這五大生技公司幾乎100％壟斷了基因工程種子市場，並且佔有全球60％的殺蟲劑市場；不過，近來拜各界對基因食物恐慌之賜，如今他們只有23％的商業種子市場率。

不論這些公司的公關活動如何自圓其說，他們一切的努力都只是為追求利益，他們不像**黃金米**的開發者目的是為了讓世界更好，他們只是想賺錢而已。

菲爾‧貝雷諾（Phil Bereano）是華盛頓大學科技通訊系的教授，同時也協助成立「責任基因會」。他提出疑問說：「在這些公司，誰能決定要設計何種基因工程？是那些出錢的人……那些人說了算。他們發展的是最能賺錢的計畫，而不是與真正人類需求有關的計畫。」

大部分的人，至少美國（基因工程的發源地）大多數人都相信科技可以讓食物更健康，增加食物產量，讓食物嚐起來更美味，減少使用殺蟲劑，或在食物中加強某些有益人類或環境的特性。只是截至目前為止，基因工程公司並沒有這麼做。

那麼他們是怎麼做的呢？他們究竟在種些什麼作物呢？1999年，絕大部分（差不多有80％）土地種的是經由農化公司基因改造過的黃豆、玉米、棉花及**芥花**，以抵抗他們生產的除草劑。除草劑可以殺死植物，或干擾植物進行光合作用，並以「殺光雜草」著稱。

直到今天，農人在播種之前，而不是之後，仍會噴灑除草劑。所有的除草劑都一樣，除了會殺死雜草，也會殺死作物，所以他們必須想別的法子來對抗雜草。後來，自從基因改造作物出現後，即使整個生長**季節**對基因改造、抗除草劑作物大噴特噴，作物也不會死。

生技公司為了讓旗下產品看起來像是對大眾有益，於是不斷告訴大家說，基因改造作物不太需要使用殺蟲劑。聽起來好像很棒，但其實並非如此。在據稱能抗除草劑的作物上噴滿大量除草劑，當然不可能讓它們毫髮無傷——全世界80％的農地都是基因改造作物，而它們唯一的優點，就是可以抵抗特定廠牌的除草劑。

至於其他20％種植基因改造作物的農地呢？這些土地的作物被設計成每個細胞都會自行製造殺蟲劑。其中最典型的例子，就是孟山都公司取了個很討喜名字的「新葉」馬鈴薯。「新葉」聽起來很像有機商店會賣的有機食品，不過孟山都公司製造「新葉」馬鈴薯的技術，能將吃馬鈴薯的甲蟲殺得片甲不留，說起來「新葉」實在應該向農業部登記為殺蟲劑才對。

在食物噴灑有毒物？

　　2000年，全球有3237.52萬公頃的土地是拿來種植抗除草劑的基因改良作物，其中包括了大豆、玉米及芥花等等。這個種植面積甚至比整個英國還大，而且，每個製造並銷售基因改良作物的農化公司也都在製造及銷售除草劑。

　　全球最大的5家生技公司，同時也是全球最大的5家除草劑公司，而且當然也是全球各種殺蟲劑的領導品牌。這絕不只是巧合而已！他們為了自家生產的農藥有持續擴張的市場，因而發展出基因改造作物。

　　全世界銷售第一名的除草劑——就是孟山都公司所出品的「農達」（Roundup）。2000年，這個牌子的除草劑幾乎為孟山都公司賺進了30億美元，而該公司預估日後的銷售數字會更驚人。

　　是什麼原因呢？

　　因為孟山都公司旗下名為「農達雷地」（Roundup Ready）的基因改造作物，包括大豆、玉米以及芥花，已經佔有全世界一半以上基因改造作物的市場。

　　「農達雷地」經基因改造後，對「農達」除草劑具有重複抗藥性，可噴灑在農地殺死雜草而不會殺死「農達雷地」的作物。這種作物的唯一好處，就是讓農人在種「農達雷地」時非用除草劑不可。

　　1998年，孟山都公司花了將近10億美元，在世界各地蓋了許多新工廠，生產更多「農達」除草劑，而且完全不受它的專利權在2000年即將到期的影響。這當然不是問題，因為孟山都公司有個很聰明的計畫，可以無限期延長除草劑的獨佔專利權。這個計畫說來很簡單，因為農人在種植「農達雷地」時必須簽約，要求他們只能買孟山都公司的除草劑。儘管孟

山都公司對黃金米及終結饑荒等發表過一些頗為高尚的言論，但其實背後別有居心。

「農達」除草劑到底安不安全？以殺蟲劑的標準來說，它相對於有同樣毒性的DDT、拉草、丁基拉草等孟山都公司也生產的除草劑來說，還算是安全的——但這並不就表示它沒有毒！事實上美國魚類及野生生物部門曾指出，有74種植物可能因大量使用嘉磷塞，也就是「農達」最主要的成分，而有潛在危險。只要使用百萬分之十的嘉磷塞濃縮液就可以殺死魚類，阻礙蚯蚓的生長並提高致死率，同時還會毒死有助植物吸收土壤養分的微生物。

1990年代初期，嘉磷塞在加州（也是美國唯一追蹤這類統計數字的州）最可能致病的殺蟲劑中排名第三，其症狀包括眼睛及皮膚發炎、低血壓及嘔吐。

1997年，孟山都公司在紐約州檢查總長指控「農達」含有惰性毒，而且在已經造成9人死亡之後，被迫撤下「農達」廣告「絕對安全」以及「對環境無害」等字樣。各種研究亦指出，曝露於嘉磷塞會增加罹患非何杰金氏淋巴瘤的機率——這是種好發於年輕人的癌症，也是全美罹病率第三高的癌症。

孟山都公司促銷「農達雷地」種子的關鍵就是告訴農人，只要把種子浸泡在「農達」一、二次，就可解決任何雜草的問題。該公司印製的廣告還說，「農達」是你「唯一需要的除草劑」，即使那時加州大學生化及分子生物學的尼蘭德（J. B. Neilands）教授已指出：「孟山都公司打算把大量『農達』用於旗下『農達雷地』基因改造作物（變種作物），且其用量之大，絕對超出我們的想像。」

因為「農達雷地」的作物都是使用「農達」除草劑，因此殘留在作物上的除草劑含量比過去法令規定的標準高。

為了讓該公司除草劑大賣，美國農業部放寬原規定作物農藥殘餘量標準的3倍。雖然許多科學家抗議農業部放寬殘餘量標準的做法是讓該公司賺更多錢，也等於是宣示政府認為商業利益遠高於公共安全，可是農業部依舊維持放寬的做法。

全球有3237.5萬公頃的土地是拿來種植抗除草劑的基因改良作物。每個製造並銷售基因改良作物的農化公司也都在製造及銷售除草劑。

危險年代的求生飲食

「農達」除草劑各種浮誇的廣告及宣傳手冊，均自豪地聲稱可以「淨化土地」──這裡「淨化」的意思是指土地上什麼都不種，只能種大豆、棉花及芥花。

這成了「農達」的銷售重點，而許多農人也決定大膽一試。但「淨化」的意思變成如此，實在是有點奇怪，這些土地充斥著大量化學物質的結果，變得只能維持少數健康、茂盛及多樣的生態系統，由於土地沒有腐爛的植物（除了作物本身），且沒有一點寄生蟲、昆蟲及細菌，因此愈來愈依賴化學肥料。

諷刺的是，我們竟然在自己的土地及食物上噴灑有毒物質，廣泛使用根本不需要的複雜技術。

其實，有更簡單的方法能解決雜草的問題，包括不整地栽培、覆蓋護蓋，以及混作。當然，沒有一種對環境生態無害的方法可以申請專利，用來賺錢，適合種植單一作物，或依賴化學物質，因此並不符合孟山都公司及其他基因改工程農化公司的利益。

孟山都公司老是說，透過淨化土地清除雜草，可以解決營養失衡的問題，讓情況變得大不相同。

「印度科學、技術與資源政策研究基金會」的凡達那‧希瓦指出，殺光土壤上所有的雜草，其實等於是剝奪窮人所需的重要養分，她說：「在印度，至少有80到90％的營養是來自農業『雜草』。（農業綜合企業）認為雜草偷了他們的作物，所以在土地上噴灑（農達或其他除草劑），而這些土地上大約有200種不同植物，是當地婦女常拿來作為食物、藥材，或是飼料的。」

希瓦繼續表示，許多缺乏維生素A的人不是因為吃不到黃金米，而是因為土壤吸收了太多化學藥劑。「目前在印度約有40,000名兒童因缺乏維生素A而眼盲，只因工業農業大量破壞了野生植物，而它們是農業地窮人取得維他命A的重要來源──都是生技業者增加了這類愚行。」

與此同時，保育團體也告訴我們說，大量使用「農達」對野生生物會造成嚴重的危害。

除草劑殺死的植物，其實是其他生物的食物。「英國皇家保育鳥類學會」提出警告說，大量使用「農達」或其他除草劑會殺死昆蟲賴以為生的植物，以及鳥類會吃的植物種子。他們說，這將造成多種鳥類的滅絕──包括雲雀──牠們業已因工業農業而日益減少。該保育團體的執行長葛拉

漢‧韋恩（Graham Wynne）指出：「在基因改造抗除草劑的作物上使用強力除草劑來淨化土地，將導致農地缺乏野生生物，並為幾百萬業已日漸稀少的鳥類及植物帶來災禍。」

不只是孟山都公司，其他農化業者也開始積極生產能抵抗自家除草劑的基因工程作物。

舉例來說，以生產「固殺草」（Glufosinate）除草劑的「農業進化」（AgrEvo）公司希望藉由除草劑的大賣能賺進至少5億美元，因為基因工程改造作物對「固殺草」具有抗藥性。

「農業進化」公司聲稱「固殺草對環境生態無害」，但美國環境保護局卻指出，只要一點點「固殺草」，就會讓水及海洋中無脊椎生物中毒。「固殺草」是水溶性的，會滲入地下水裡。

同樣地，卡爾京及孟山都公司開發出的基因改造棉花（稱為BXN棉花），能抵抗直接噴灑於其上的有毒除草劑溴苯晴（bromoxynil，但銷售時用的是Buctril這個名字）。美國環境保護局認為溴苯晴可能會致癌，且性質類似畸形原（導致生出缺陷的物質）。

美國環境保護局發給孟山都公司在BXN棉花上使用溴苯晴的許可，是假設這種化學物質不可能進入人類的食物鏈，可是有段時間，美國南部飼養場的牛隻吃的青貯飼料裡竟有高達50％的棉屑；也就是說，現在溴苯晴可能會透過肉類而進入人類食物鏈！

全球饑荒怎麼辦？

1996年後的三年，全球種植基因改造作物的土地成長了近25倍，尤其是1996年，也是基因改造作物大量進入市場的第一年——不過這種大幅成長的情況幾乎只出現在三個國家。

1999年，美國生產基因改造作物的土地就佔了全球72％，阿根廷佔了17％，加拿大則佔了另外將近10％；這三個國家佔了整個基因改造作物土地的99％。

孟山都公司及其他生化科技的支持者不斷告訴大眾說，基因工程能解決全球人口不斷成長所造成的糧食短缺。不過，儘管2000年全球有約

4,046.9萬公頃種植基因改造作物的土地，光是美國就有¼土地是用來種基因改造作物，但這個產量仍無法阻止饑荒的蔓延。種植基因改造作物的農地並未因此提高產量，或增加其營養價值——我們沒有更多食物提供給不幸的人吃。事實上，大部分農地都在種餵家畜吃的基因改造大豆及玉米。

在諸多有關基因改造食物的爭辯中，1999年美國馬里蘭州安那波里斯的「環境研究基金會」發行的《瑞秋的環境及健康周刊》發表了一篇振聾發聵的文章，該文指出：

「孟山都及其他基因工程公司生產的基因改造作物，不可能解決全球食物短缺的問題。而且與此相反的是，如果基因改造作物是為了讓飢餓的人有飯吃，那麼孟山都及其他公司就應發展出具有以下特質的種子：❶能在不夠肥沃或幾乎長不出東西的土地成長的種子；❷在沒有昂貴機械、化學藥劑、肥料或水的情況下，每單位土地面積可生產更多擁有高品質蛋白的植物；❸他們應該支持小農而非大戶農家；❹種子的價錢應該很便宜，而且無須任何特殊證照便可以取得；❺種植這些作物是給人吃，而不是給動物吃。

但是，如今沒有任何一種基因改造作物能夠，或是發展出符合上述我們所期待的條件。相反的是，大部分新的基因工程種子……所生產的作物都是拿去餵動物，而不是提供人類所需的蛋白質。基因工程革命對於解決世界的饑荒，完全沒有任何作為。」

如果基因改造植物真的可以扭轉饑荒，你可能會希望它們的產量能夠高一點。

但沒有任何證據顯示它們的產量比較多，有愈來愈多證據指出，它們的產量反而是愈來愈少。

威斯康辛州立大學農藝系教授艾德・歐普林格（Ed Oplinger）在過去二十五年來負責一個有關改良大豆的實驗計畫，他在1999年比較大豆產量佔了全美大豆總產量80%的十二個州，發現其中基因改造大豆只佔了4%，比傳統改良大豆要少了許多。

有段時間，美國南部飼養場的牛隻吃的飼料含有溴苯晴，美國環境保護局認為其會致癌，性質類似畸形原（導致生出缺陷的物質）。

當其他研究者在同樣條件下，比較孟山都基因改造大豆（就種植土地面積而言是世界第一）及其他傳統改良大豆，發現基因改造大豆的產量約少10％。

美國內布拉斯加州立大學在2000年進行的研究發現，基因改造大豆產量比傳統改良大豆少了約6到11％。

當然，基因工程改造作物產量的減少，並不表示這種技術永遠不會有更高的產質。

育種及遺傳專家史帝文・多芬（Stephen Dofing）指出，研發抗除草劑植物，比增加產量植物要容易，因為研發抗除草劑植物只要改變單一酵素或途徑，但要研發增加產量的植物卻涉及幾千幾百個基因，而且必須與這些基因本身或環境有所互動。不過只要假以時日，基因工程仍有可能增加自然的收成。

雖說如此，基因工程仍未增加自然的收成。全球首屈一指的饑荒及基因改造作物專家凡達那・希瓦博士並不認為可以達成這個目標，她反對生物科技能讓人人都吃飽的論調，理由是：

「就各個層面而言，生物科技都是在騙人。首先，他們生產的作物並未提供給第三世界作為食物……大豆都拿去赤道以北的先進國家餵豬及餵牛了……所有農業投資都是在致力於增加化學藥劑的銷售及控制壟斷市場……一切都是在私領域進行，而且這些公司不是在從事慈善事業，而是在銷售物品。他們生產食物的價錢只會愈來愈高。」

同樣地，來自非洲十八個國家代表在聯合國糧食及農業組織會議上，對於孟山都公司的廣告發表了一篇言辭剴切的聲明：

「我們……強烈反對窮人以及飢餓的形象，被跨國公司拿去促銷既不安全又會對環境生態造成傷害，而且對我們來說還沒有經濟利益的技術。我們不認為這些公司或基因技術能幫助我們的農人生產所需的食物……相反的，他們是在危害我們自給自足的能力。」衣索比亞代表更補充說：「對於濫用我們的窮困，而將利益轉移至歐洲大眾身上，我們在此表達強烈的不滿。」

但這些聲明並未讓孟山都公司有所覺醒，他們還是繼續宣傳，基因工程是解決全球饑荒的不二法門。

我們可以確定的是，孟山都及其他生技公司仍將持續宣傳基因改造食物可減緩全球饑荒問題的說法。2000年，「生技公司聯盟」開始進行一項斥資5,000萬美元的市場行銷活動，以防止大眾對基因改造食物的疑慮在美國擴散開來。

真的如此嗎？

「生化科技是現在人類得以掌握未來的最佳利器。若是人們無法認同它，那將是充滿饑荒的世界不可承受之重。」

——孟山都廣告

「發明基因工程改造作物不只是為了它產量大，也是為了它可以申請專利。這些作物的經濟價值並不在於幫助自耕農餵飽自己，而是為吃太多的有錢人餵養家畜。」

——艾莫瑞·羅文及杭特·羅文（Amory and Hunter Lovins），

「洛磯山學會資源政策中心」創辦人

贊助這項高達3,200萬美元電視及廣告宣傳活動的公司，包括孟山都、道氏化學（Dow Chemical）、杜邦、瑞士的諾瓦提斯、英國的捷利康、德國的BASF及法國的安萬特。

大部分新的基因工程種子所生產的作物都是拿去餵動物，而不是提供人類所需的蛋白質。基因工程革命對解決世界的饑荒，沒有任何作為。

這些廣告充斥著經過柔焦處理的土地及滿臉笑容的兒童，然後以感性的口吻說：「能讓明天更好的解決之道」，希望能說服大眾，生技食物能夠終結饑荒。

自殺種子

種子是很奇妙的東西，這麼小的生命竟然能長成完整的植物，然後又可以製造出成千上百個種子；種子是生命最原始的謎團，也是大自然得以延續最優雅的方式之一——就連在埃及古墓沉睡千年的種子，依舊可以發芽長大。

幾個世紀以來，農夫把今年收成作物的種子存下來，作為來年播種之用。可是孟山都公司卻說他們為了解決饑荒，所以發展出讓種子無法繁衍後代的「技術保護系統」。

這種一般所知的「終結者技術」，是由美國農業部及Delta & Pine Land公司（孟山都的子公司）共同贊助的。這項技術改變了種子基因，讓子代種子無法發育，若農夫採用這種技術的話，將無法保存自己的種子，因此到了次年必須向孟山都採買新的種子才能播種。

梅文‧奧利佛（Melvin J. Oliver）是分子生物學家，也是「終結者技術」的主要發明者。他沒有試圖說服大家這項技術的目的是要終止全球饑荒，而是說：「我們的使命是在面對外國的競爭時更有競爭力。」

批評者把基因工程改造種子稱為「自殺種子」。「透過販賣自殺種子，跨國生物科技公司讓全世界最窮的農民不得不成為新形態的基因奴隸，」世界發展運動的艾瑪‧莫斯特（Emma Must）這樣說道，「目前，發展中國家作物有80％都是用農民自己留下來的種子種的。使用不育作物無法保留種子，這將意謂著——『不是生存，就是死亡。』」

1999年10月，面對社會大眾對「終結者技術」的強烈反彈，孟山都公司心不甘、情不願地表示暫時還沒有上市終結者種子的計畫。這對反對者來說，或可視為是一次勝利，但與此同時，孟山都公司卻開始進行與「終結者技術」的相關研究，企圖發展新的技術來終止種子無法繁衍後代的其他基因重要特徵。

當我第一次知道孟山都公司有關終止種子繁衍能力計畫的時候，簡直是不寒而慄。我之所以感到驚愕，不純粹只因為他們竟然會這麼做；更令人憂心的是，當其他生技公司看到這種技術所帶來的利潤，也開始有著同樣的計畫願景。

以捷利康公司來說，他們為能一再使用該公司化學藥劑的基因植物申請專利。同樣地，諾瓦提斯也為植物能抵抗諸多病毒及細菌感染的基因工程技術申請專利。

唉！真想不到！想要恢復這些基因不抵抗病毒的唯一方法，竟然得靠諾瓦提斯公司賣化學藥劑。

從1999年開始，有12家公司替基因改造後便無法繁衍，或得依賴化學藥劑的種子申請二十四項以上的專利。如果他們不打算發展這些技術的話，當然不可能會花那麼多錢去申請。這些農業綜合企業深知，若能透過實質方法來推廣基因工程技術，並藉以掌控任何國家的糧食供應，將可帶來驚人的利潤。

對這些企業來說，終結者及其他無法繁衍後代的種子，只是單純的投機生意，目的是為了賺錢。在這個例子中，它甚至與農民的經濟利益，或消費者的營養問題無關。

「孟山都的目的」，《瑞秋的環境及健康周刊》指出：「就是有效控制作為當今全球糧食的主要作物。」

孟山都公司農業部門的共同董事長羅勃・福萊利（Rober T. Fraley）似乎也同意這個說法。

在該公司又成立另一家種子公司之後，他說：「這不只是所有種子公司的統一，而是整個食物鏈的統一。」這個說法，顯得孟山都公司的口號更饒富意味了：「做得好，就是做好事。」

有那麼嚴重嗎？

有關基因改造食物的安全，始終是個充滿爭議的問題。鼓吹生物科技的人總說，基因食物的風險總是被誇大了。「目前全球有二萬五千個有關基因改造食物的實驗，但是沒有任何一個實驗有危險，」英國生技企業愛

德凡達控股公司（Adventa Holdings）的發言人說，「大家可能以為，如果這種技術很危險，一定早就出過什麼差錯了。」

同樣地，在2000年美國總統競選活動之中，當時的候選人喬治·布希（George W. Bush）說：「柯林頓總統時代的農業部長——丹·葛里克曼（Dan Glickman）說，『經過嚴格科學的一再測試』，證明基因改造產品很安全。」

真的如此嗎？並不是。

「科學家關懷聯盟」資深研究員珍·瑞瑟勒（Jane Rissler）是植物病理學專家，她花了四年時間設計美國環境保護局有關生技的規章，其中超過十二項是生技政策，她也是全美基因改造食物之於環境風險的專家。瑞瑟勒博士仔細檢測這些實驗及研究後說：

「根據我的觀察，其實從這些『沒有問題』的實驗裡根本看不出什麼，」她與同事瑪格麗特·梅倫博士（Margaret Mellon，美國農業部農業生技委員會顧問）如此寫道，「在許多案例中，負面的影響是極其細微的，即使透過儀器掃描也顯示不出來……這些實驗並無法提供安全的追蹤記錄，也就是『眼不見為淨』。」

若是科學家真的看到什麼負面影響的話，他們恐怕會感到非常的震驚。幾年前，有家德國生技公司開發出一種很普通的土壤微生物，叫克雷白氏菌（Klebsiella planticula），它可以分解木屑、玉米莖、伐木業及農業廢棄物，並在分解過程中製造出乙醇。這似乎是個很偉大的發明，基因改造的克雷白氏菌能分解腐爛的**有機物**，並在分解過程中製造出可取代汽油的燃料，能減少溫室效應產生的氣體，而且，據說分解後的剩餘物可加進土裡，作用跟堆肥一樣，可說百利而無一害。該公司在美國農業部的許可下，於美國奧勒崗大學進行微生物檢測。

就該公司預期的目標——減少腐爛有機的殘餘物，並且製造乙醇——來說基因改造的微生物是很成功。直到有位博士班學生麥可·荷姆斯（Michael Holmes）決定把分解過的剩餘物加進真正的土壤裡，才發生了始料未及的結果——所有混合克雷白氏菌的種子都會**發芽**，但是它們最後卻都死了。

是什麼原因殺死了這些種子？

由於克雷白氏菌會與天然土壤裡的微生物互相競爭，而阻礙了土壤繁殖力。一般來說，植物會透過一種叫「菌根菌」的黴菌，從土壤中攝取氮

及其他營養。這種黴菌長在土裡，可幫助植物根部得到養分。一旦活生生的土壤裡加入克雷白氏菌，會使得菌根菌大量減少。一旦土裡沒有健康的菌根菌，植物根本就無法存活。

對我而言，研究者透過追蹤克雷白氏菌以阻止植物生長的機制，是科學驚人力量的展現：每1小匙土壤有著幾千種不同微生物，而它們彼此有著千絲萬縷的關係，但是科學家在這些實驗中發現了一些別的事，一些讓他們感到毛骨悚然的事。他們發現，一旦基因改造微生物被置入土壤之中，便會長期存留在裡面；也就是說，克雷白氏菌已變得屹立不搖——且無法毀滅。

指導麥可．荷姆斯研究克雷白氏菌的奧勒崗州立大學土壤病理學家伊蓮．英格曼（Elaine Ingham）說：「當數據第一次出現時，環保局指控我們沒有正確地執行計畫。不過他們徹底檢驗之後卻發現，整個實驗沒有任何問題——雖然他們很努力想找出問題……若是我們沒有進行這項研究的話，克雷白氏菌將會被官方認可而上市。」

遺傳學家鈴木大衛深深明白這是個不祥的預兆，他說指出：「基因改造的克雷白氏菌可以毀滅地球上所有植物——這個事件實在是讓人感到不寒而慄。」

與此同時，孟山都及其他生技公司正忙著發展各種基因改造有機物，希望能讓它們上市。我們要怎麼知道這些產品是否安全呢？鈴木大衛說：

「我們無從得知。即使我們大量使用這些產品多年，也無法獲悉它們是否安全。」

這樣的結果當然無法使我們安心，更無法讓我們對人類的未來有信心，但最令人驚訝的是，這種不幸確實有可能會發生。當然，我曾經盼望孟山都公司不至於做出危害地球的事。當然，經營這些公司的人或負責監督的政府官員，絕不可能讓如此危險的事情發生。我也曾經以為基因工程所造成的危害，不可能有那麼嚴重。

但是，這已經不是我第一次期待，日後事實能證明負面的看法只是我

一個令人毛骨悚然的事實是——一旦基因改造微生物被置入土壤之中，便會長期存留在裡面。

的一廂情願了。這也不是像孟山都這種公司第一次製造新產品，並承諾將帶給人類更美好的生活，然而事後卻證明不是那麼回事。畢竟這是同一間公司，帶給人類多氯聯苯及橘劑——他們是最早開發出人工糖精的公司，後來人們卻發現人工糖精會**致癌**。當然，這回孟山都公司說，大家一點都不用擔心⋯⋯

「這些（基因改造）產品絕對安全。或許絕大多數（吃這些產品的人）並不知道它安不安全，但重點是你們不需要知道。」（布萊恩‧赫雷 Bryan Hurley，孟山都發言人）

沒有保險公司願意接受投保

生技業者一再告訴我們基因改造作物絕對安全，例如生技企業團體說：「透過生物科技製造的作物與食物十分精密。它們事先都經過深入且仔細的審查，是人類史上任何作物或食物都不曾有過的事⋯⋯每樣能在市上販售的基因食物，至少當它們送到消費者手上時，都可安心食用。」

然而保險業者卻不認為如此，至今沒有任何一家保險公司願意接受生技公司的投保。

「為了保護自身的商業利益，這些公司要如何才能夠規避損害賠償呢？」鈴木大衛教授提出質疑，「就是透過保險。事實上，在當代社會任何事物是否安全的指標，就是看保險業者是否願意承保。只要你付了足夠保費，幾乎任何東西都可以投保。但是若是連保險業者也不願把錢壓在生化科技製造的產品上，表示風險一定很高或充滿不確定性，所以他們才不願意賭。」

時至今日，仍然沒有一家保險公司願意承擔因環境或人類食物鏈中基因改造有機物所導致的損失及悲劇，保險業者不願將保險費投注在可能與此相關的損失。

生技業者雖然一再保證基因食物可以安全食用，但是至今仍沒有一家保險公司願意接受對生技公司的投保。

危險年代的求生飲食

歐洲共同體對這個問題亦表達嚴重的關切，1999年，倫敦《獨立報》
聲稱：

「歐洲各國政府正為有如原子彈落塵般危險的基因改造食物擬定計
畫。這個由歐洲共同體規畫的5點緊急回應計畫，主要是針對若基因改造植
物將導致疾病擴散，或野生生物的死亡……

計畫的目的是為預防人類健康的災難，並阻止基因改造植物的失控繁
衍，而防礙了原有物種的生長。」

Chapter 17 善與惡的末日之戰

基因蘊含了許多意義，
它充滿承諾的優勢能改善人類生活，
同時也可能毀壞並導致無數的痛苦！

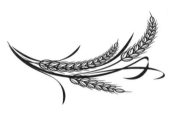

我並不怎麼喜歡老是去思考基因工程的發展可能會導致什麼樣的後果，要是能夠思考科技可以為人類帶來什麼樣的光明未來的話，肯定會讓人開心許多。

我可以想像，若是人類的力量與潛力發揮到極致的話，科技將會帶來多麼美好的生活。

生技公司說，他們打算在**香蕉**等食物裡注射疫苗，如此就能拯救幾百萬條生命。未來我們的魚會長得愈來愈快，豬的排泄物會沒有毒，牛會製造較少甲烷；像黃金米這類食物會含有更多如維他命之類的養分，而含有較少如膽固醇及飽和脂肪之類的東西。科學家還從乳齒象及尼安德塔人等**絕種**多時的生物裡取出DNA，希望能讓他們再度復活。

如此聽來，科技的發展已沒有任何限制。基因工程及生技公司似乎掌控了人類到達「許諾之地（the promised land）」的關鍵。

鈴木大衛博士的基因研究實驗室，是加拿大最大的相關研究單位，而他與別人合著的基因入門教科書，更是全球最廣泛被使用的教材。他引介了2種截然不同的論點指出：

「基因蘊含了許多意義，它充滿承諾的優勢能改善人類生活，同時也可能毀壞並導致無數的痛苦……

提到『工程』這個字眼，人們浮現在腦海的印象可能是道路、橋梁或是建築物，在設計及建造方面都有非常精確的詳細計畫，但是身為一個遺傳學者，我可以告訴你們，基因工程是建立在嘗試與錯誤上的，而不是精確性。

舉例而言，如果我想從果蠅身上取出基因然後置入黃水仙花，並無法把基因取出來，然後再精準地放在我想要的位置上，這個技術無法這麼做，有些遺傳學家會用像分子散彈槍之類的工具，把基因炸進細胞裡。他們完全無法預期真正的結果會是什麼！」

大多數人都以為，生物特性可透過特定基因的移動，將某個生物特性轉移到其他生物身上。

不過事情沒那麼簡單！舉例來說，老鼠身上的某個基因可能會製造生長激素，但把同樣的基因置於其他生物身上，卻未必會產生**生長激素**，甚至會產生完全不同的反應，但我們事前並無法得知。當基因從某個生物轉移到其他生物時，究竟會產生什麼結果，完全是無法預期的。

遺傳學讓我們得以瞭解基因在特定生物的表現特徵。一旦跨越了物種界線──即使基因工程技術可以移植基因，但是根據鈴木大衛的說法，我們「完全不知道最後結果是什麼」。

由於環境條件對基因在植物身上的特性有很大影響，使得基因工程充滿了不確定性。即使是同樣的基因，也可能會產生截然不同的結果，它必須考量土壤條件、氣候、使用的化學藥劑及其他環境變數。這也是為什麼有些植物經過幾年小型實驗觀察之後，能呈現出預期且安全的效果，但若是生長在相異的條件下，卻會產生完全不同的後果。

鈴木先生很擔心人類在尚未充分瞭解自己在做什麼之前，便莽撞地使用這種既充滿不確定性又威力十足的科技。

「生物科技讓持這種論調的人都像是神經病，」他如此表示，「不幸的是歷史告訴我們，所有一切──包括石化製品、氟氯碳化物、有毒廢棄物及核動力──過去我們以為，甚至堅稱是有益的，最後都證明具有高度危險。每當人類開始認同某種極具威力的新科技時，歷史經驗就是最好的警訊。」

善與惡的末日之戰

基因工程專家把老鼠「眼睛的基因」置入果蠅的DNA裡，讓果蠅擁有特大號眼睛。

這也沒什麼不好，但這雙特大號眼睛幾乎佔滿果蠅整個身體。科學家無法預期或控制會產生多少特大號眼睛，或眼睛會長在哪裡。事實上，他們製造出在翅膀及腿上長出眼睛的果蠅；果蠅的特大號眼睛都看得見，而且很顯眼，但我們不知道牠們身上是否還產生其他什麼改變。同樣地，一旦將基因改造植物置入地球生態系統，使用幾千萬公頃土地來種植，很可能會造成第一次實驗中不曾出現的重大缺陷。

當然，我們在這裡提出基因工程的不夠精確以及不確定性，就任何技術而言，其實都是很常見的──但不同的是，由於人類是在成千上萬的土地上種植基因改造植物，而且未經長時間測試，因此很可能會造成難以想像的後果。

支持基因工程技術的人說，生物科技是人類有文明以來最天衣無縫，也最具有連續性的發明，不論是麵包、釀酒或選擇性育種都是如此。他們並不隱瞞這種方法與傳統育種都可能會有危險。

這種說法倒頗有說服力，不過，傳統育種是在發展並突顯生物既有的特性，而基因工程卻是從某種生物或數種生物中取出基因，然後置入迥然不同的生物體內。

人類把比目魚的基因置入番茄裡；把人類基因置入鮭魚中；把細菌以及老鼠的基因置入青花菜裡頭……；1999年，「農達雷地」變種作物佔了全美大豆市場的一半以上，亦佔有全美置入病毒以及牽牛花基因玉米市場的⅓。

這種跨越物種界限雜交、違反大自然的做法既獨特，更是史無前例，這也使得基因改造的過程變得十分危險。

在自然界，跨越物種雜交是很不容易的事。

狗無法與貓配種，更別說魚跟番茄雜交！但基因工程卻透過製造「媒介」，克服原本自然界難以跨越的疆界。這也是打從地球有生命幾百萬年來，前所未有的越界之舉；從病毒及細菌汲取基因，顯然是為了打破物種疆界，讓各種不同生物的基因流通。

基因改造食物的賭注太高，這種技術的問題在於「失敗率太高」，而且所造成的傷害非常非常大。

在基因工程進行輸送的過程中，把基因及附在上面的媒介被注射進接受基因的生物體，就算是大功告成了，不過這麼一來，也可能會增加傳送基因特徵至另一種生物的風險，而且不只是這樣，傳輸基因特徵到其他生物的媒介，可能會把這個特徵傳輸到其他生物上。

仔細想想這有如夢魘般的畫面可能會發生，實在是令人恐懼。有時我真的很不願意這麼想，我只想相信一切都會沒事。但人類確實已製造出許多混亂，也搞砸一切，但我相信，我們肯定會想出辦法來解決。

或許吧。

若是我們還是不斷竄改生命的基因密碼，難道不該在起初就瞭解自己在做什麼嗎？如果我們種了4046.9萬平方公里的基因改良作物，並打算在四年以後上市，難道不該更仔細考慮一下是否會有風險嗎？

真的如此嗎？

「最大的錯誤就是以為一切可以慢慢來，因為商業競爭之快，是一般難以想像的。」
——亨德列克·維法利（Hendrik Verfaillie），孟山都公司資深副總裁暨財務長

「我認為科學踰越了不應褻瀆的疆界……你無法取消新形態的生命……它會綿延不絕地存活下去。生物圈將不可避免地遭受過去幾世代人類不曾聽聞亦無法想像的攻擊，我只希望這一代無須為此而有罪惡感。」
——艾文·查高夫（Erwin Chargaff），哥倫比亞大學生化系榮譽教授，
「查氏法則」發明者，發現DNA雙螺旋科學基金會創辦人

生技業者老是說，懷疑他們的人都是情緒性的反應，而不是理智的判斷結果，還說擔心基因食物不安全或是不健康，根本就是非理性以及誇大的說法。

不過，只要我瞭解得愈深，就愈發現這其中有許多科學上難以預料的不確定性，健康上的風險，以及對環境的危害。

對我而言，那些提出質疑的人並沒有被情緒蒙蔽，反而是那些莽莽

撞撞帶頭往前衝，為了克服大自然最古老、未被褻瀆的疆域而沾沾自喜的人，才是被情緒蒙蔽了理智。

約翰・費根（John Fagan）是分子生物學家，他接受「全美健康組織」的資助從事基因工程相關研究超過二十年了。不過在1994年，他退回了超過60萬美元的贊助，也撤銷了另一筆高達125萬美元的計畫，加入全球性抗議活動，警告世人有關基因工程的危險。根據費根博士的說法：

「基因工程可以在實驗室裡非常精準地切斷並接合基因，但是將這些基因置入活生生的生物體的過程，卻是極不嚴密、不精確，也是無法掌控的。這種操作過程可能會造成突變，損害生物功能。一旦外來基因置入生物體裡，可能會造成無法預期的副作用。突變及副作用會讓基因改造食物產生毒性及過敏原，而減少它的營養價值。」

理查・史脫曼（Richard Strohman）是知名的分子生物學家，他是加州大學柏克萊分校素富盛名的分子生物學系前系主任。這位專家也同意費根博士的說法，認為基因工程賭注太高，這種技術的問題在於「經常失敗。一旦將這種生物放回自然環境或人群，根本無法確定會發生什麼——就我看來，在這個行業裡，你永遠無法確定任何事——所造成的傷害會非常、非常大」。

史脫曼及其他人指出基因接合技術的危險。當科學家喀嚓一聲，從某個生物身上剪下一點點DNA，然後置入另一個生物體內，並不是只有DNA跟著移過去，包括像病毒的基因寄生蟲也會跟著過去。原本基因寄生蟲受制於遺傳物種的界限，只會存在於**特定物種**。這也是大自然建立物種界限的原因之一，如此才能保持生物的完整無缺及不被侵犯。然而基因工程的發明，讓人類踰越了理應存在的基因轉移疆界。在許多科學家眼中，這是個非常深沉的問題，因為過去幾年來有愈來愈多研究指出，在基因平行轉移（跨越物種界限）的過程中，已製造出愈來愈多新的**病原體**，而且是在基因工程的基礎上產生。

在過去二十五年內，許多新疾病有如雨後春筍般地出現，包括伊波拉、愛滋病、C型肝炎、萊姆症、漢他病毒等，而且毫無疑問的是，將來勢必會有更多新的疾病出現。我們對這些新興疾病所知無多，只知道它們對人類造成極為驚人的傷害。而且我們也知道，許多新的病原體都是在基因

危險年代的求生飲食

平行轉移的過程中出現的。這表示它們原來是存在於其他生物體內，最後卻猛然撲向了人類。

所幸這種情況在自然界鮮少發生，因為若是發生的話，勢必會是一場大災難。

1918年盛行的流感造成全球超過2,200萬人死亡，一般認為是基因平行轉移的後果。如今**愛滋病**被認為原來是黑猩猩身上的病毒，經由人類吃了黑猩猩或從黑猩猩身上輸血，才會得到這種病；目前狂牛症也被認為是基因平行轉移了被宰殺的羊感染的蛋白質。

在此危急存亡關頭，你可能會認為這些基因應該能從人類身上移開。有時，它們是可以被移走；但同樣地，有時它們是移不走的⋯⋯

真的如此嗎？

「身處這種行業，我們應該感到安慰⋯⋯畢竟，我們是技術專家。我們知道自己是對的，那些『反對者』根本就不瞭解科學，而且顯然是別有目的──或許是想摧毀資本主義。」

──巴柏・薩皮洛，孟山都公司執行長

「不論是從科學史角度，或是就整個地球的生命而言，（基因工程）讓我們社會面臨無法預料的情況。基因工程讓人類有能力重新設計活生生的生物，一般要經過30億年演化才能產生的生物⋯⋯

截至目前為止，生物演化的速度十分緩慢，而且新的物種必須花很長時間才能夠適應環境。如今，所有基因在一夜之間輸送到全新的夥伴身上，而且會產生什麼樣的後果，根本沒有人知道⋯⋯

率先走在基因工程發展前頭，不只是不智，更是危險，還可能會培育出新的動物或植物疾病，造成癌症的新源頭及新的流行病。」

──喬治・華德（George Wald），

哈佛大學生物系教授，諾貝爾醫學獎得主

基因工程未經長期測試、人類認可或知識的檢測，還是個極具實驗性質的行業。

遺傳的輪盤

　　許多醫學權威都強調，有¼的人會對一種或多種食物過敏——最常見的是乳製品、蛋、小麥及堅果。我們不知道為什麼有些人會對食物過敏，有些人則不會，但過敏的後果可能非常嚴重，還會造成許多問題，像終生的過敏性休克。

　　1996年，先鋒良種公司（Pioneer Hi-Bred）的研究員，試著將巴西堅果的基因植入大豆，因為一般認為基因改造大豆與非基因改造大豆「實質相當」。

　　先鋒良種公司並沒有進行必要的人體過敏原測試，不過當內布拉斯加州立大學的研究員以對巴西堅果過敏的人的血液為樣本，測試對基因改造大豆是否會過敏時卻發現，這些人吃了這種大豆可能會產生嚴重，甚至是**致命**的過敏反應。最後，先鋒良種公司終止了這項計畫。

　　在《新英格蘭醫學期刊》的相關討論中，許多研究者都強調，只在實驗室裡用動物進行測試，並不足以發現基因改造生物可能造成的過敏，只有經由人體測試才能發現。

　　這個例子還算**幸運**。因為是先鋒良種公司自己進行測試，才發現巴西堅果可能會造成過敏，然而，隨著愈來愈多人從細菌及病毒取出基因，並將其置入基因改造食物來看，基因改造食物遲早會對毫不懷疑的大眾造成危害。

　　事實上，這種情形可能早已發生，只是我們無法追溯過敏原是什麼。

　　如今美國農業部規定，任何生物基因若是來自已知及常見的過敏原，必須要做過敏測試，但「農達雷地」大豆置入牽牛花及許多病毒的基因，卻不需要做過敏原測試，因為牽牛花及病毒裡沒有人類已知的過敏原，問

一旦外來基因置入生物體裡，可能會造成無法預期的副作用。突變及副作用會讓基因改造食物產生毒性及過敏原，而減少它的營養價值。

題是它們當然沒有過敏原，因為沒有人吃過它們。誰知道自己對牽牛花過敏？由於美國食物隨處可見大豆，因此我們可以想像已有許多人因基因改造食物而**受害**。

目前我們只能推測基因食物產生了哪些負面反應，由於這些食物沒有標示，因此很難監督吃了之後會造成什麼影響。羅拉及羅賓‧提奇亞帝（Robin Ticciati）在1998年出版的《基因工程改造食物：它們安全嗎？你來決定》（Genetically Engineered Foods：Are They Safe? You Decide）中提出質疑：

「萬一我們在二十年後才發現基因改造食物不安全的話，該怎麼辦？萬一我們在下個世紀才發現某些怪病是來自淋在生菜沙拉上的（大豆或芥花）油，該怎麼辦？萬一孩子上星期狼吞虎嚥的薯條會造成下一代出生缺陷，該怎麼辦？萬一我們知道操縱食物裡的DNA，會對成長中的胎兒產生影響，該怎麼辦？萬一基因改造食物含有未知的過敏原，而且將帶來無法治癒的反應，該怎麼辦？」

某間生產基因工程種子的大型公司發言人指出，提奇亞帝把他們比做「害怕過馬路的人」，因為「萬一」剛好有輛汽車經過，然後撞到了他們該怎麼辦。對此，該公司的回答是：「我們在越過人行道之前，當然會看看兩側來車。難道你們不會嗎？」

L色氨酸的故事

數十年來，已有數百萬人使用食物補充品L色氨酸來幫助放鬆及睡眠，這種補充品的製造過程與某種特別的細菌有關。事實上，若要說是這種細菌製造了L色氨酸，一點也不為過。

不過，到了1989年的時候，製造L色氨酸的日本昭和電工利用基因工程技術，製造出一種特殊的細菌——液化澱粉芽孢桿菌（Bacillus amyloliquefaciens），讓它可以大量生產L色氨酸，很快地，數千名食用L色氨酸的人開始罹患某種嚴重疾病——嗜酸細胞過多症（Eosinophilia Myalgia

Syndrome, EMS），造成至少37人的死亡以及數千人永久性的殘缺，比方說癱瘓。

由於那批經由基因改造細菌製造的L色氨酸，與其他L色氨酸在標示上沒有任何不同，因此並未及時發現病症的來源，而且當調查人員開始指摘該公司的不是的時候，他們也沒有銷毀所有基因改造的細菌。

調查人員在這批L色氨酸裡發現了極毒的化合物（Peak E、Peak 97及EBT），可是未經基因改造細菌所製造的L色氨酸卻沒有發現同樣的毒性物質，事實上，根本沒有人因為吃了未經基因改造細菌製造的L色氨酸，而得到嗜酸細胞過多症。

昭和電工利用基因改良細菌生產的L色氨酸，跟所有基因改造食物一樣，被認為與透過正常程序製造的L色氨酸「實質相當」，而且未經任何官方單位的檢測。

後來美國禁止販售L色氨酸，但是，L色氨酸事件卻變成了日後悲劇的前兆——細菌常被拿來生產維他命。1996年，英國核准廠商使用基因改造細菌製造核黃酸。他們以0.1％作為汙染與否的標準，但在這個例子中，如此並不足以鑑別核黃酸裡是否有L色氨酸，因為L色氨酸裡的有毒化合物在上市產品中只佔了0.01％。「在當今國際性安全規範之下，」遺傳工程專家，也是作家的路克・安德森（Luke Anderson）指出：「含有（經基因改造）L色氨酸的產品可能會通過安全檢測而讓人吃到。」

由於缺乏標示，今日消費者完全無從得知維他命或其他補充品是否有添加基因改造細菌。美國伊利諾州一家食品公司「現在」（NOW），也開始擔心他們的非基因改造補充品有問題。該公司商品服務主任詹姆士・羅薩（James Roza）說：

> 「這是很大的挑戰。我們不只擔心像玉米、大豆這些原物料遭到汙染……也很擔心他們在製造玉米及大豆的過程也使用基因改造技術。」

我真希望能告訴你某個廠牌的維他命很安全，因為我很確定他們沒有用基因改造食物，但是我做不到。諷刺的是，你可以買到比較安全的車；或是每公升汽油可以行駛較長距離的車子；你也可以買到**高效能**的冰箱；但是因為缺乏標示，你完全無從得知自己買的維他命或補充品是否含有基因改造物質。

危險年代的求生飲食

毒牛產的奶

有一段時間，乳牛業者使用牛生長荷爾蒙（BGH）來刺激乳牛的產乳量。這種荷爾蒙非常昂貴，因此未被普遍使用，直到孟山都公司開始供應一種稱為rBGH（合成牛生長荷爾蒙）的基因改造荷爾蒙，並以Posilac為名開始銷售，現在全美約有¼的牛注射過這種荷爾蒙。

無庸置疑，rBGH能增加牛奶產量，不過，它卻有好幾個值得爭議的地方。其中之一，就是這種技術是否有其必要，便值得商榷，因為自從1950年開始，美國牛乳的產量已遠遠超過全美消費量。事實上，在1986至1987年，聯邦政府便付錢要農人把乳牛殺掉，讓乳牛業停止生產了五年，有超過150萬頭牛慘遭屠殺。

不過，即使是使用如此極端的手段，我們依舊沒有辦法解決牛奶過盛的問題。

另外還有一點引起爭議的是，注射孟山都公司rBGH的牛隻所產的牛奶，其IGF-1（insulin-like growth factor，第一型胰島素生長因素）的含量是普通牛奶的2至10倍。

這點非常值得注意，因為根據許多研究顯示，六十歲以上男性體內若有高含量的IGF-1，其罹患前列腺癌的風險是一般男性的8倍，而罹患乳癌的女性則是一般女性的7倍。

孟山都公司的顧問表示，注射rBGH的牛隻所產的牛奶很安全，因為IGF-1可經由高溫被殺死，然而美國食品藥物管理局的研究員卻指出，IGF-1無法經由加熱被殺死。

孟山都公司還說，這種荷爾蒙很安全，因為IGF-1會被消化酵素摧毀，無法進入人體內的腸道，但非孟山都公司雇用的研究員卻指出，IGF-1可能無法完全被消化，因此部分IGF-1還是會進入腸裡，佈滿整個腸壁而進入血液。

真是讓人納悶！

因為缺乏標示，你完全無從得知自己買的維他命或補充品是否含有基因改造物質。

此外，注射基因改造荷爾蒙的牛隻其罹患乳腺炎的機率會提高25％，跛足的機率也會增加50％。為了遏止注射rBGH的牛隻有健康問題，孟山都公司建議應在牛身上大量使用抗生素。巧的是，該公司剛好也有賣他們建議使用的抗生素。

基因食物的健康風險

吃基因改造食物會引起潛在的風險嗎？

2001年《洛杉磯時報》有篇報導指出，其實孟山都公司內部對「農達雷地」大豆的安全性也有疑慮。

值得注意的是，美國食品藥物管理局在准許這批大豆上市之前，並沒有要求他們做更多測試。目前美國大豆有一半都是孟山都公司的「農達雷地」，市場幾乎都被基因改造食物所壟斷，造成幾千萬人在不知情的狀況下每天都吃。

根據孟山都公司的測試，「農達雷地」的大豆含有大腦所需的膽鹼，比一般大豆少29％，而胰蛋白酶抗化劑含量卻比一般大豆多了27％，同時還含有可能阻撓蛋白質消化的潛在過敏原。通常大豆製品都會標示出裡面有大豆異黃酮素，人們也常因這點而吃大豆製品，不過據孟山都公司的測試，基因改造大豆的苯丙氨酸含量較低，這是種影響大豆異黃酮素的必需胺基酸。

至於外源凝集素的含量，這是種極常見的過敏原，它在基因改造大豆裡的含量，幾乎是一般大豆的2倍。

吃了含有高劑量胰蛋白酵素及外源凝集素的大豆會怎麼樣？至少會有兒童發育遲緩的問題，而且還可能產生無法預期，甚至會造成危險的過敏反應。

蘇格蘭亞伯丁「羅威研究中心」的資深研究員阿爾帕德‧帕茲泰（Arpad Pusztai）發表過270份科學研究，是全球研究外源凝集素的權威。他曾餵**老鼠**吃基因改造的馬鈴薯，並自認是基因接合生技「狂熱的支持者」，不過老鼠在吃了基因改造馬鈴薯之後卻出現意料之外且令人困惑的變化，因為包括牠們的肝臟、心臟及大腦都變小了──同時免疫系統也變

危險年代的求生飲食

差了。「餵老鼠吃基因改造馬鈴薯，造成老鼠最主要且明顯的改變，就是牠們部分或主要器官的重量都變輕了，」帕茲泰說，「特別值得憂慮的是部分肝臟的萎縮……免疫器官，像脾臟及胸腺也受到影響。」

此外，老鼠的發育也明顯受到損害，有些老鼠在吃了馬鈴薯十天後，身上便長出腫瘤，大腦也明顯萎縮。

我不常閱讀與動物相關的研究，因為這類研究都很殘忍，也不正當，而且到底對人類有什麼好處，我也很懷疑。儘管如此，帕茲泰的試驗還是令我感到震驚。

「毫無疑問的，我完全收回過去所說過的話，」帕茲泰說，「我花在這個實驗的時間愈長就愈不舒服。」

他在參加英國最重要的電視節目「在世上採取行動」（World in Action）時，直接了當地被問道他個人會不會吃基因改造馬鈴薯，他說：

「不會，」而且還加上一句：「把我們的夥伴當成實驗老鼠，真的很不公平。」

因此，帕茲泰博士無預警地、莫明其妙地被開除了。不久之後，大家才發現，原來「羅威研究中心」的資金有部分是來自孟山都公司。

緊接著有20位來自十三個國家的獨立研究員，證實了帕茲泰博士的研究數據無誤，迫使「羅威研究中心」讓他復職。與此同時，英國也禁止種植基因改造作物有三年之久。

目前英國法令規定，所有基因改造食物都要註明清楚，而該國主要大型連鎖店也會標榜賣的是「非基因」食物。令人驚訝的是，基因工程業者竟在美國加快發展的腳步，因為美國聯邦政府帶頭支持基因食物，而不是拼命檢驗或規範相關企業。《柳葉刀》（Lancet）是享譽全球的醫學期刊，它不客氣地指出：「令人吃驚的是，美國食品藥物管理局竟然完全沒有改變對基因食物的立場……政府不該在未經嚴格測試，確定是否對健康有影響的情況下，允許這類產品在市面上流通。」

管理部門瘋了

在美國有三個政府單位以不同方式管理基因改造作物及食物：食品藥

物管理局、農業部及環境保護局。你可能以為這些單位會保護大眾，並注意一般常見物品，但根據《瑞秋的環境及健康周刊》指出：

「這三個單位的主管都曾發言力挺基因工程，而非公正地判斷此種嶄新、強而有力的新科技。這三個單位所訂定的政策包括：

- 官方不需要保存使用基因工程種子農場的相關記錄。
- 從農民那兒買基因改造作物，並將其販賣給食物製造業者及連鎖商店的公司，不需要把基因改造作物與傳統作物分開，這麼一來，消費者就無法避開基因改造食物了。
- 任何種子、作物或食品都不需要標示出是否是基因食物，因此消費者在店裡完全沒有任何資訊可判斷何者是基因食物。」

這些政策產生了二個重要問題，他們讓消費者無從得知基因食物有多迅速會出現在自己的**晚餐**裡；此外，這些政策阻止了流行病學家追蹤吃基因食物對健康的影響；若有任何影響的話，沒人知道是誰吃了新的基因改造食物，而誰沒有吃。

美國政府的基因改造食物政策竟然如此輕率，實在令人詫異。在基因改造食物首次上市之前，食品藥物管理局認為這些食物與其他傳統食物「實質相當」，因此應被視為一般傳統食物，並受到同樣的規範。目前除了幾個營養成分改變的例子，或某些蛋白質確定會造成過敏的案例之外，基因改造食物不需要有上市許可、公眾告知或任何標示。

美國政府讓生技業者自行決定在何時，或是否需要與食品藥物管理局商量。所有產品的安全測試都由業者自行處理，若是他們懷疑測試結果，可向食品藥物管理局通報。因此那些公司當然會站在利益的角度，決定自家產品是否會造成危害。

如果與基因工程相關的公共政策的目的是為了減少生技公司的管理費用，那麼這些政策確實達到目的了。

但是保護大眾不受到傷害的目的呢？

注射基因改造荷爾蒙（IGF-1）的牛隻其罹患乳腺炎的機率會提高25%，跛足的機率也會增加50%。

食品藥物管理局率爾讓孟山都及其他生技公司自行決定產品是否「安全」。如果這些公司認為產品很安全，上市之前就不必經過測試。

　　我們能相信這些公司嗎？

　　有些獨立研究員在看了孟山都公司對「農達雷地」大豆做的測試報告之後，發現該公司測試的大豆並不是市面上販賣的大豆。那些大豆沒有使用過除草劑——雖然「農達雷地」大豆應該用過「農達」除草劑。有家獨立測試單位重新做了一次試驗，在一般環境裡種植基因改造大豆並噴灑殺蟲劑，結果發現其大豆異黃酮含量減少了12至14％。別忘了，大豆異黃酮可減少心臟病、骨質疏鬆及乳癌的機率。

　　蘇珊・渥德利（Suzanne Wuerthele）是位毒物學家，她在食品藥物管理局服務了十三年，她說：「即使諸多素有名望的科學家及數據都證實基因改造科技有問題，但理應保護人類健康及環境的相關單位卻還是拼命鼓吹它的好處。我最擔心的是人類面對的是前所未見、極具有威力的科技，而且它的發展之快，幾乎讓人無法想像後果是什麼。」

　　制定這些政策背後的理由是什麼？食品藥物管理局及生技業者說，標示或測試會「誤導」大眾，暗示大家基因改造食物與非基因改造食物「很不一樣」。他們不斷告訴大眾說，基因改造食物跟自然生產的食物「實質相當」。食品藥物管理局始終沒有改變立場，即使許多政府單位的科學家都強烈質疑其安全性，即使孟山都的「新葉」馬鈴薯（每個細胞都會製造殺蟲劑，為了殺死吃馬鈴薯的甲蟲）應該在食品藥物管理局登記為殺蟲劑才對。

　　很顯然的是，食品藥物管理局及生技業者說的是一套，做的又是一套。在談到基因改造食物是否應標示時，他們說這種食物「實質相當」，不需要標示，也不用追蹤。可是一談到專利的問題時，他們的態度卻有一百八十度的轉變，認為基因改造食品應該申請專利，允許私人擁有，並為利益而販售。

　　1999年晚期，有個大型生物科技財團捎了封信給柯林頓前總統說：

　　「如果讓食品藥物管理局改變立場，認為生技食品必須特別標示出來的話，可能會讓大眾誤以為生技食物跟傳統食物『不同』，或認為這種食物有潛在危險……在生技食物上加貼特殊標籤，會導致消費者產生混淆，以為這些標籤是要預防他們購買……改變現行政策要求加貼特殊標籤，將

會嚴重影響消費者對生技食物的印象，並降低食品藥物管理局此刻的公信力。尤甚於此，這種政策的改變，無疑證實了現代生物科技的反對者先前的指控及主張。」

在這封信上署名的有三十八個團體，包括美國作物保護協會（一個製造殺蟲劑財團所組成的團體）、美國肉品協會、全美火雞聯合會、生物科技業協會、聯合蛋業協會、國際乳品以及全美雞肉協會等。

鼓吹基因改造食物的人對批評者的意見很不友善。2000年，生技擁護者，也是前共和黨副總統候選人傑克‧坎普（Jack Kemp）唸了一大串要求安全測試及標示基因食物的人士大名，並批評他們是「有欠考慮、反對進步、左翼、故步自封……反科技分子。」

我經常無法理解，為何美國政府會這麼買生技業者的帳？而在保護人民上卻是如此怠忽職守？為什麼大眾要求生技業者證明基因工程是必要且安全的，但政府卻一再地攔阻？為什麼這些產品上市卻不用大眾認可或標示清楚？為什麼不想吃基因改造的食物、新病毒及細菌或含有蟾蜍或魚基因的蔬菜，竟變得如此困難？

那些曾在政府負責管理相關政策部門，像食品藥物管理局、環境保護局及農業部等來來去去、位居要津的人士，日後都被孟山都、杜邦等生技公司高薪禮聘，簡直是不知羞恥。例如：

米克‧坎都（Mickey Kantor），他曾是美國商業部部長，也曾是柯林頓總統的貿易代表，後來成為孟山都公司董事之一。

威廉‧洛克蕭斯（William Ruckelshaus），環境保護局前任局長，後來也成了孟山都的董事。

克雷頓‧葉特（Clayton Yeutter），前任農業部長，後來成了隸屬於道氏農業企業的麥可根（Mycogen）公司的董事。

馬夏‧赫爾（Marcia Hale），過去曾是美國總統助理及跨部會事務部主任，他在離開白宮後成了孟山都公司國際政府相關事務部主任。

賈許‧金恩（Josh King），前任白宮生產部主任，後來成了孟山都公司全球情報部主任。

這種介於政府部門及生技業的旋轉門，在2001年喬治‧布希當上總統時都還存在。

環境保護局的新任第二把交椅琳達‧費雪（Linda Fisher），過去曾是

孟山都公司政府及公共事務部的副總裁。布希總統的新任國防部長唐諾‧倫斯斐（Donald Rumsfeld）曾是被孟山都公司併購的某家公司（席爾製藥Searle Pharmaceuticals）的總裁。新任大法官約翰‧艾希克羅夫特（John Ashcroft）從孟山都公司拿到的錢，比前次選舉任何一位議員候選人拿得都多，他亦不斷鼓吹應對歐洲施加壓力，迫使他們接受基因改造食物。布希的新任健康服務部長湯米‧湯普森（Tommy Thompson）擔任威斯康辛州長時，曾利用州政府基金設立了耗資3億美元的生技園區，並曾接受孟山都公司贊助，舉辦過多項鼓吹基因改良作物優點的活動，是接受贊助的眾多州長之一。最重要的是，布希的新任農業部長安‧佛南曼（Ann Veneman）曾是隸屬孟山都公司的卡爾京生技公司的董事。

佛南曼下台不久，繼任的部長丹‧葛里克曼做了件出乎意料的事。他在《聖路易郵遞》的一篇評論中說，政府內部對基因食物的態度普遍是支持的，即使身為全國農業部門最高首長，他坦承自己對維護公眾利益無能為力：

「我所看到的是……大家都認為這種科技非常好，若是有人認為它不好，簡直是不道德的……由於有大筆資金投注於相關產業，若是反對的話，就是不合群的搗亂分子，就是愚蠢。在農業部他們都是這麼說的……如果你打算針對某些議題提出較為開放的觀點，就會覺得自己簡直像外星人，而且不忠誠。所以，我也只能人云亦云，說些跟大家一樣的話。」

諷刺的是，就在葛里克曼形容自己在農業部是如何被擁護科技的壓倒性氛圍籠罩的同一天，《紐約時報》的特別報導揭露，打自雷根時代以來，政府便已跟孟山都公司合作了。

「1986年晚期，孟山都公司4名負責農業科技的主管曾到白宮拜會副總統喬治‧布希，進行一場不尋常的遊說……接下來幾個月，白宮在幕後悄悄幫助孟山都公司——他們渴望擁有政治力以便與華府建立關係——得到他們想要的。這種情況在那三個相關部門一再發生，而且是一而再、再而

在一般環境種植基因改造大豆並噴灑殺蟲劑，發現其大豆異黃酮含量減少了12至14%。

三地發生。孟山都公司想從華府得到什麼？就是擴張他們的勢力。這也是孟山都及其他生技公司所得到的……在華盛頓老經驗的人都說，這些新興企業施加於管理單位——環保局、農業部，最後則是食品藥物管理局——的壓力，絕對令人歎為觀止。

正如胡佛研究中心的資深研究員，從1979到1994年在食品藥物管理局負責生技相關業務的亨利‧米勒（Henry Miller）說的：『在這方面，美國政府相關單位所做的，正是大型農業企業希望，也要求他們做的。』」

標示vs.毀謗之戰

1995年，只有少數基因改造作物是為了商業利益而栽種。四年後，全球幾乎有4,046.9萬公頃的農地種植基因改造作物，光是美國就超過約2,832.8公頃。到了2000年，美國有超過一半的大豆及棉花，以及⅓的玉米是經過基因改造的；同年，加州許多芥花也是基因改造作物。

由於消費者對如此快速的轉變沒有任何抗拒，因此食品藥物管理局堅持基因改造食物不必特別標示，若原來就有標示，這種情況就不會發生。根據歷次民調顯示，有80至95％的美國民眾希望它們上面有清楚標示。

美國民眾亦強烈支持注射基因工程牛生長激素的牛奶必須有所標示，但是食品藥物管理局卻說，這等於是在汙名化rBGH，讓人以為這種牛奶不健康。

負責食品藥物管理局政策的官員麥可‧泰勒（Michael R. Taylor）在進食品藥物管理局前是一家律師事務所的合夥人，代表孟山都公司向該局申請rBGH的使用許可，在他離開食品藥物管理局之後又回到孟山都公司。

孟山都公司在這方面有不良記錄：

他們在加拿大申請rBGH使用許可期間，加拿大衛生官員說，該公司曾試圖行賄，而政府部門的科學家亦證實受到來自高層的壓力，要求他們違反科學判斷讓rBGH通過申請。加拿大十分熱衷推動生技政策，就跟美國一樣，不過到了1999年，該國衛生當局經過八年研究之後，基於對人類健康的憂慮，駁回孟山都公司rBGH的申請，加入歐盟、日本、澳洲及紐西蘭等國禁止使用rBGH的行列。

然而在美國，使用基因改造荷爾蒙的牛奶不只合法，而且也不用標示；而且不只不用標示，孟山都公司還爭取到連牛奶裡沒有荷爾蒙也不可以標示。

後來有幾家公司生產沒有rBGH的牛奶，包括德州的Waco純奶公司、愛荷華州德文港的瑞士山谷農場，並且在廣告上清楚標示出沒有rBGH，沒想到孟山都公司竟控告這幾家公司，強迫他們不准再告訴消費者這個事實。孟山都公司大興訴訟的舉動，代表毀謗訴訟的新轉折，這是第一次說實話卻招致**反彈**。孟山都公司認為，表達事實的主張可能會造成錯誤的宣傳效果，因為這會讓消費者誤以為孟山都的產品不合乎標準，如此一來會有損公司的收益。

近來在美國，不論是rBGH牛奶或其他基因改造食物都有標示。參與這個極富爭議的問題極深的生物學家布萊恩・古德溫（Brian Goodwin）瞭解這個問題的後果：

> 「你絕對不會讓某種新藥品在沒有清楚標示、不知是哪家公司製造、在哪裡製造、在什麼條件下製造，以及它們的批次是什麼的情況下，便允許它上市。
>
> 基因改造食物應該被視為是藥物，因為它們具有潛在性的傷害。事實上，它們比藥物還要危險，畢竟在我們一生當中吃的食物要比藥多太多了。即使基因食物只有少量副作用，但這些副作用會隨著時間累積。因此我們有權利說：『我不要吃基因改造食物，因為這些食物對我的生命是否安全，我沒有信心。』」

身為民主社會的一分子，絕大多數人都假設自己有權利決定吃什麼，但是為了做到這點，我們必須知道自己吃了什麼東西。這表示食物必須要有清楚的標示，如果你無法辨別什麼食物是基因改造食物，當然很難去避免吃到它。

然而不希望清楚標示的人自有一套說法。為了說明為什麼不必特別標示，「英國新食物及製造過程顧問委員會」的負責人珍娜・貝恩布里茲（Janet Bainbridge）完全不尊重民主社會的選擇，而是以誇耀的口吻說：「多數人根本就不知道什麼是基因……有時我小兒子在很危險時還是想穿越馬路。有時你只要告訴大眾什麼對他們最好，就行了。」

對於部分不瞭解什麼是基因的人來說，她或許是說對了。但我敢說，只要看過任何一家基因公司的人，都知道他們有多麼魯莽與自私。當然，英國有愈來愈多人反對基因改造食物，即使是孟山都公司總部的職員對自己製造的產品也沒太大信心。

　　1999年12月，位於英國魏康高地的孟山都公司總部員工餐廳貼出的聲明，讓我相當震驚。那份聲明的內容如下：

　　「為了回應消費者日漸高漲的憂慮……我們決定在盡可能的範圍之內，不再提供基因改造的大豆及玉米。我們將繼續與供應商合作，使用非基因改造食材來與取代GM（基因改造）的大豆及玉米……

　　我們將採取上述步驟，向你，我們的消費者保證，你們可以對我們所提供的食物放心。」

危險年代的求生飲食

Chapter 18 皇帝的新食物

面對雜草的抗藥性愈來愈高，農民該如何對付呢？
噴灑愈來愈毒且價格分外昂貴的毒藥？

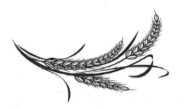

1999年有87,000袋，價值數十萬美元的有機玉米餅經例行性檢查之後，發現因含有基因改良DNA而全數被銷毀，這些有機玉米是在美國德州一處約2832.8公頃的農場裡，因受到附近種植基因改良玉米的農地異花授粉，而有了基因改良的DNA。

你以為經過這件事情以後，生技公司至少會道個歉吧，但是事情沒有我們想的那樣單純，他們不會道歉，他們只想多賺點錢、少丟點臉！你絕對不會相信，孟山都公司竟然控告那些作物受到異花授粉影響的農民，說他們偷竊該公司的專利。

加拿大薩克斯其萬省薩克斯頓的佩西·史邁瑟（Percy Schmeiser）在他566.6公頃的農場種植芥花有四十年了。1997年他發現情況有點不太對勁：當他在電線桿附近噴灑孟山都公司的除草劑「農達」時，發現除了少量的芥花之外，其他雜草全死光了。史邁瑟種植自己改良的芥花已經超過三十年了，他就像幾百年來的農人一樣，每年都會在收成後留下部分作物作為明年播種之用。剛開始他以為是自己不小心種出突變種，然後他有點擔心，可能是附近的某些農夫做了什麼。

接著孟山都公司的私人調查員不請自來，到他農場進行採樣，當然在這些採樣之中，有些很像孟山都的「農達雷地」的芥花。後來孟山都公司控告史邁瑟「剽竊」該公司種子，侵犯他們的專利，要求他把1998年所有作物賣的錢當做賠償，外加懲罰損失及訴訟經費，還要他在一份未公開的協議上簽名，要求他不得任意對外發言。

不過這次孟山都公司可是威脅錯人了。

史邁瑟當過好幾年布魯諾市市長，是薩克斯其萬省的國會議員，他是個堅忍不拔的登山家，曾三次試圖攀越艾佛勒斯峰。史邁瑟認為任何人都不該被欺負，於是他反控孟山都公司，並求償1,000萬加幣——包括侵犯、作物受汙染及誹謗。他甚至指控孟山都公司「傲慢、霸道、惡意處置，以及漠視環境」。

史邁瑟說，他從來沒有買過孟山都的種子，也不想種基因改造作物，他不是偷竊他人技術想藉此謀利的犯人，而是有罪的技術侵犯他的土地以及作物。

根據史邁瑟的說法，附近許多農人都在種基因改造芥花，授粉時花粉四處飄散。「水溝及路旁四處都是花粉；遮蔽區、花園，每個地方都是花粉……我們只是碰到『農達』基因改造芥花造成汙染問題的冰山一角。」

2000年10月2日，是印度聖雄甘地一百三十一歲的冥誕，他的家人頒給這位加拿大農夫甘地獎章。有30萬名印度農民聚集在一起，聆聽史邁瑟的演說，並表示支持。

我第一次聽說孟山都公司控告史邁瑟，是因該公司作物侵入對方農地時，簡直不敢置信。

這實在是太荒謬了！

不過我想起孟山都過去也曾控告過讓消費者知道不用基因改造牛生長激素的業者。

我有個朋友——我想你們都知道的那種人——在你很需要鼓勵時，絕對會很希望她在你身邊。她不論在什麼場合總是笑臉迎人，而她的聲音很容易讓人開心。當我跟她提到孟山都公司他們如何威脅人時，她斥責我「太消極」。

「我相信他們的用意是好的，」她提醒我說道，「他們只是需要被愛而已。」

我很同意她的說法，孟山都的人就跟所有人一樣，都需要被愛。但我

也認為，這麼一家冷酷無情的公司完全無視於公眾健康、自由選擇及生態平衡，還讓公眾陷入如此嚴重且不可避免的基因汙染，除了愛以外，他們恐怕還需要點別的。

他們需要被阻止。

漏出去的基因

在佩西‧史邁瑟的農場裡，顯然是孟山都的基因改造芥花與他的傳統改良芥花異花授粉，把基因改造過後的特徵傳遞到他的作物上，變得能抵抗該公司的除草劑。

慢慢地，這些原為商業利益種植的變種作物的基因特徵不只會傳遞到附近農地的作物，也會傳遞給野生植物及雜草。

2000年，政府設立的「全國農業植物學會」在英國發佈第一個基因改造超級雜草，這是種透過基因改造的芥花及野牛蕪菁異花授粉的植物。《獨立報》指出：「某些從基因改造的父母傳到抗除草劑基因的『科學怪人』植物可以繁衍下去。」

由於基因工程的出現，科學家提出警告說，經基因改良的抗除草劑作物將其基因流出去，可能會讓抗藥性進入原來除草劑可以殺死的雜草。直到最近，我們仍不知這種情況是否已經發生。事實上，這個結果恐怕會發生得比任何人想像的都快。

1998年，也就是基因改造作物上市二年後，加拿大農民說他們土地上的雜草已具有抗藥性，讓他們無法清除雜草，這也證實了他們對基因改造工程的疑慮。抗除草劑基因已傳送到基因改造作物土地的雜草，製造出繁殖力強又可抵抗除草劑的超級雜草。到了2000年，有關雜草（特別是麻類及莧科）之於「農達」的抗藥性研究報告已極為普遍。

面對雜草的抗藥性愈來愈高，農民該如何對付呢？許多農民都是選擇噴灑愈來愈毒且價格分外昂貴的毒藥。

> 由於基因工程的出現，科學家提出警告說，經基因改良的抗除草劑作物將其基因流出去，可能會讓抗藥性進入原來除草劑可以殺死的雜草。

基因改造生物將其特徵傳輸到其他生物的問題，並不僅限於植物，全球有超過50間實驗室正在進行基因移入魚類的研究。這些實驗室從雞、人、牛，以及老鼠身上取出基因，然後再置入鯉魚、鯰魚、鱒魚以及鮭魚裡頭。

這類實驗的最大問題，就是可能會造成「特洛伊魚症候群」。

把人類的成長**基因**（或其他生物的成長基因）置入魚裡，會讓牠們長得特別大，這也是這種基因工程的主要目的。不過如此一來也會產生始料未及的後果：植入這些其他生物（有時也包括人類）的成長基因於細胞的大魚，打亂了自然界的平衡——天然的魚喜歡與特別大的魚交配，這讓基因改造魚具有選擇優勢，製造出更多下一代，但也讓下一代的死亡率提高許多。

「食物安全中心」的法定負責人——約瑟夫・孟德森（Joseph Mendelson）說，我們擁有的是：

「達爾文的腦袋——我們擁有競爭優勢的基因改造魚，還可以讓牠們繼續繁衍，但是，牠們的後代卻不斷死去……科學家發現，把60隻基因改造魚跟60,000隻天然魚放在一起，只要短短四十年，就會造成整個物種的滅絕。」

一般十八個月大的鮭魚大約是226克重，如今科學家利用基因工程養出來的鮭魚長得很快，還不到十八個月就已經重達3公斤左右。許多科學家說，如果這些基因改造鮭魚逃走的話，野生魚類的數量將會因與牠們交配而絕種。

愛德溫・羅得（Edwin Rhodes）是全美海洋魚類部門的水產調整者，他說：「我們必須完全確定基因改造魚不會與野生魚有所互動。」

然而，通常養殖場只是用網子把魚圍起來，所以這些魚常因海浪或飢餓的野生魚把網子弄破而逃走。

養殖場的魚有多常逃走？

一般來說，1,000隻裡有10隻會逃掉。在挪威，每年養殖場大約有100萬隻魚會逃跑。事實上在挪威某些地區，逃走的基因改造魚的數量，大約是野生魚的5倍。

此外，有家生產重達249.4公斤左右的契努克基因改造鮭魚的公司，因

其內部機密文件外漏，而文件中指出該公司在進行育種過程中造成魚的頭部畸型及其他嚴重異常，因此被迫中止研究。

科學怪食物

今日人類的處境，讓我想起核子時代的誕生。那是人類站在另一個新科技起點的時代，當我們首次知道核能時，都對它的潛力感到興奮。孟山都公司總是野心勃勃，他們推出一種鈽能咖啡壺，不用添加任何燃料便可持續加熱一百年。

人類對可能性的狂熱，讓我們相信核能可以帶來「便宜到不行」、「用之不竭的能源」，但是，這種情況當然沒有發生。反倒是核能廢料製造出許多有毒廢棄物，導致長期儲存必須付出安全風險。若是考慮到環境為此所付出的長期代價——雖說目前還沒有付出太高代價——但使用這種能源的代價之高，是難以想像的。

如果我們可以重新來過，瞭解現在所知的一切，絕不會對「和平的原子彈」有那麼高的期待，因為它讓人類的前景黯然無光。如果我們可以重新來過，瞭解現在所學到的一切，絕對會更謹慎小心。

今天我們面對來自基因工程的挑戰，可能較諸以往更為深遠，因為它將會影響生命藍圖。

醫學生物科技就是典型例子，它的目的在於創造；但農業生物科技卻不同，其目的在於將創造物置於大自然；一旦環境中有新的生物、細菌及病毒，影響可能比核汙染還要嚴重。基因改造生物能夠繁衍、遷移、產生突變，還會將自己新的特徵傳送給其他生物。

科學家在嚴格控管的實驗室取出基因並改變DNA，可以發現治癒駭人疾病的方法。

然而，在醫學研究聲稱可完全控制條件的承諾下，全球農場開放空間的實驗結果卻迥然不同。醫學研究的進步靠的是嘗試與錯誤，各種錯誤能帶來新的洞見與理解，但是利用基因工程技術改變生命形態的時候，一旦有任何閃失，沒人知道會造成什麼災難，而這種災難可能會一再重演，而且永不消失。

科學怪人的故事在人類夢想史上，佔有舉足輕重的地位已經超過一百年的時間了，這是個關於一位瘋狂科學家為了個人及人類的新鮮感，而在實驗室裡狂熱製造新生命的故事。科學怪人之所以這麼有名，是因為它警告人類，如果我們對自己發明的科技過於傲慢及執著，這樣的科技終將毀滅自己。

近來人類的經驗，不只是核能，還包括CFCs（破壞臭氧層的含氯氟碳化物）均強烈反映出人類應更謹慎行事。但基因工程，這種人類有史以來最具威力的發明，正被業已製造出災難的公司以迅雷不及掩耳的速度，快速發展之中。

當瑞秋‧卡森出版其經典之作《寂靜的春天》，並開始在美國從事環境運動以來，孟山都公司在報上登了一整版廣告取笑她的立論，攻擊她的人格，並說使用殺蟲劑會造成昆蟲界的災難，最後將導致整個世界滅亡的說法，根本就是胡扯。

如今，我們正循著孟山都公司的計畫，讓整體農業建立於農化藥品及殺蟲劑，結果讓所有害蟲對化學藥品產生抗藥性。現在我們用幾百公斤的毒藥茶毒農地，但即使如此，農作物被蟲子吃掉的數量，仍然跟中世紀時沒什麼兩樣。

孟山都公司也生產橘劑與多氯聯苯，而且在它們還沒被禁用之前，該公司仍告訴大眾說它們很安全。今天，孟山都公司仍在北美生產許多被禁用的殺蟲劑，然後出口到法令不像美國這麼嚴格的國家。那些國家在水果及蔬菜上使用殺蟲劑，然後這些蔬果又循環似地被賣到美國，讓沒有任何懷疑的消費者吃進肚子裡。今天所有來自熱帶國家，例如墨西哥的非有機蔬果，很可能都帶有被禁用殺蟲劑的殘餘，只不過這些殺蟲劑是在美國製造的。

孟山都公司曾經被美國法院判處至少四項罪名，包括：輕忽事實、廣為散播錯誤訊息，以及必須賠償他們在德州因白血病而致死的員工1億800萬美元。

美國環境保護局評鑑孟山都工廠是全國最大的毒物排放廠。

這就是口口聲聲說要統一、控制整個食物鏈的公司。這就是我們把人

科學家發現，把60隻基因改造魚跟60,000隻天然魚放在一起，只要短短四十年，就會造成整個物種的滅絕。

類有史以來影響最大的科技寄託在他們身上，卻沒有任何政府可以監督他們的公司。

細胞裡的殺蟲劑

2000年，孟山都稱為「抗蟲」的作物幾乎佔了全世界約4046.9萬公頃基因作物農地的¼（其他¾則是種植抗除草劑作物，主要是孟山都的「農達雷地」基因改造品種）。

「抗蟲」作物的基因是來自一般土壤的有機物蘇力桿菌（Bacillus thuringiensis，通常被稱為「Bt」）。Bt是種自然殺蟲劑，可以殺死食葉毛毛蟲。

孟山都及其他公司把Bt基因置入玉米及棉花，製造出可殺死歐洲玉米蟲及吃棉花的蛾的作物，這種作物每個細胞都有Bt基因，因此會製造Bt毒素，只要咬一口作物，毛毛蟲就死了。

但有個問題。

數十年來，Bt在有機農場及其他低投入農耕裡均扮演重要的角色。想少用化學藥劑的農人偶爾會使用Bt，以阻止作物上遍佈食葉毛毛蟲。因為農人使用Bt都很謹慎，昆蟲並沒有產生抗藥性，然而基因改造作物會不斷製造Bt毒素，而且是每個細胞都會製造。這表示昆蟲長期曝露在毒性裡，

而且是在持續的壓力下發展其抗藥性。因此，不論昆蟲吃的是作物的哪個部分，唯一能生存下來的昆蟲，就是具有抗藥性的昆蟲。開發出Bt作物生產線的道氏化學公司科學家，在1998年表示，Bt將在十年之內失去效力，因為已有許多昆蟲產生了抗藥性。

這個結果是早就可預期的。

一旦昆蟲有抗藥性，Bt對有機農業來說就沒用了。基因改造的Bt作物會破壞數十年來維繫有機農業及低殺蟲劑農業的基礎，也就是使用自然殺蟲劑的好處。

1999年，「國際有機農業運動聯合會」加入「食物安全中心」以及「綠色和平組織」的行列，對美國環境保護局提出法律訴訟，因為環保局允許基因改造Bt棉花、玉米及馬鈴薯「惡意破壞」全世界「最主要的生物殺蟲劑」。

為了減緩昆蟲的**抗藥性**，如今環境保護局要求農人必須在基因改造作物周圍種植非Bt作物，並稱其為「避難區」。在這裡昆蟲可以安全地吃作物而不會產生抗藥性，並希望牠們與已有抗藥性的昆蟲交配，以降低抗藥性的擴展，不過Bt的抗藥性是很重要的基因特徵，因此最後這些反抗藥性的措施並沒有成功。

這些Bt作物的價值是什麼？1999年孟山都執行長巴柏・薩皮洛說，種棉花的人種該公司的抗蟲棉花可少用80%殺蟲劑。如果真是這樣的話，那麼對業已受創的環境生態及人類來說，倒是件令人欣喜的事。

但是，唉，事情沒那麼簡單！

孟山都稱為「抗蟲」的植物，實際上是「殺蟲劑製造者」。由於Bt植物的毒性比自然產生的Bt活躍，會傷害更多野生昆蟲。以草蜻蛉來說，這種益蟲會吃掉作物上的害蟲。1998年瑞士有研究發現，如果餵草蜻蛉吃那些吃了Bt玉米的**玉米蟲**，很多都會死掉。

瓢蟲是另一種益蟲。

瓢蟲跟草蜻蛉一樣可以控制蚊子的數量，對於抑制蚜蟲也有重要的功能。不過1997年發表於《新科學》的蘇格蘭報告指出，若是餵瓢蟲吃那些吃了經Bt基因改造，具抗蟲性馬鈴薯的蚜蟲，牠們產的卵會比較少，而且壽命會減少一半。透過種植抗Bt害蟲並殺死那些害蟲自然的天敵，會對未來的農業造成難以估計的傷害。

還有蜜蜂。根據統計，夏天時蜜蜂會在紐約州1兆朵的花上授粉。可是

有份研究指出，一旦蜜蜂開始大量接觸活躍的Bt植物，其分辨不同花朵氣味的能力便會減低。

你可能聽過帝王蝶的事。1999年，科學期刊《自然》刊出一篇研究指出，Bt玉米上的花粉殺死了帝王蝶毛毛蟲，牠們吃的乳草通常都長在玉米附近或玉米裡。每年夏天Bt玉米的花粉會吹到乳草，而帝王蝶毛毛蟲就是因為吃了這些葉子而死亡。

2000年，全球種植Bt毒素作物的面積，比全球有機農地的面積還大。在其他案例還沒有爆發之前，孟山都公司仍不斷向社會大眾吹噓說這些作物有多棒。

天然生成的Bt會被土壤裡的微生物分解，但由於Bt作物裡的Bt更為活躍，也更耐寒，可保存在土裡的時間更久，可殺死更多昆蟲。因此，一旦農民在收成後開始改種Bt作物，於毒性的累積會對土壤裡有益的細菌、黴菌及其他微生物造成嚴重危害。我們已看到這種史無前例、極度活躍的Bt對土壤造成什麼後果了。

不只是如此。

一旦玉米及其他作物的細胞加了Bt，毒素也會使得糧食產量降低。我們是否瞭解這些毒素及基因產品會對人類腸道的細菌及其他生物（微生物）造成影響？我們是否瞭解濃縮的Bt會在食物鏈的肉品及乳製品裡大量累積，對人類健康造成戕害？

Bt毒素——細菌在自然情況下製造的——對人類來說是相對安全的。細菌製造出來的Bt是以「前毒性」的形式存在，只有在昆蟲的消化系統裡縮小或「活化」時才有危險。不過，有些基因改造作物製造的毒素本身就很活躍。

人類對於曝露於這種毒素的經驗仍十分有限，直到今天我們也只知道，這種毒素只存在於特定昆蟲的消化系統裡。

此外，因為吃Bt作物而曝露於大量Bt裡面，也是前所未有的事。過去沒有人會吃到那麼大量或任何形式的Bt，一旦Bt進入人類日常的食物中，每吃一口食物，等於是曝露在毒素裡。若是食物來源的每個細胞都有殺蟲劑，當然無法只是在飯前把食物洗乾淨就能解決問題。

今天所有來自熱帶國家，例如墨西哥的非有機蔬果，很可能都帶有被禁用殺蟲劑的殘餘，只不過這些殺蟲劑是在美國製造的。

孟山都公司的巴柏・薩皮洛在談到令人驚豔的Bt棉花時，卻漏提了一件事——

我明白他為什麼對此保持沉默，因為這件事會讓他和公司所代表的一切，以及他們正在做的事，引起社會大眾更多的疑慮。孟山都公司的Bt玉米及棉花透過基因工程讓作物自行產生殺蟲劑，而且讓基因散播到附近農田或樹林，真的是非常危險。我相信如此會導致連薩皮洛也不想看到的結果——也就是「全球守望」的艾德・愛爾斯所說的「瘋狂科技所造成的夢魘——製造有毒化學物質」。

我們總認為昆蟲是有害的，並深信著：如果沒有昆蟲的話，日子會過得更好。

但就像土壤的黴菌可幫助植物吸收土壤養分，人類腸道的細菌可製造維他命B一樣，昆蟲在整個生態中扮演了特定角色。如果Bt作物使瓢蟲、帝王蝶、草蜻蛉及蜜蜂的數量減少，並對其他無數昆蟲及微生物造成損害，人類將為了工廠式農場能以便宜的穀物餵養家畜，及農業綜合企業能在棉花田少雇幾個員工而付上慘痛的代價。

每當生命結構愈支離破碎，人類的生命就會愈發脆弱。生物圈Ⅱ，亞利桑那州沙漠裡耗資2億美元的實驗，有八個人被封在巨大的泡泡裡，最後還是失敗了。問題出在土壤裡的生物、細菌及其他微生物。生物圈Ⅱ那個泡泡的環境，變得讓人類無法居住。

有沒有可能在我們急於生產基因工程改造食物的同時，也使得地球這個生物圈Ⅰ破壞了其維生的能力？

有件事是可以確定的。

那就是你已經知道帝王蝶、草蜻蛉及瓢蟲的死亡或瀕臨死亡的事實，是因為基因改造作物的Bt毒素與傳統改良作物實質相當。

入侵雜貨店和餐館

由於缺乏標示的緣故，只有少數美國人知道雜貨店有多少食物含有基因改造成分。

當我第一次瞭解美國超市有⅔的食物含有基因改造成分時，簡直是不

敢相信；當我第一次聽說這些食物的市場佔有率有這麼高時，本來還以為是誇大之詞。後來我才知道，原來這是真的。

有三個原因造成基因食物在超市的佔有率如此之高，而且一般大眾完全不知道是怎麼回事。第一個原因是，美國有超過一半的大豆及⅓的棉花是基因改造的。第二個原因是，在製作食物的過程大量使用大豆及棉花（大豆油佔了美國蔬菜油市場的80％），同時各種**玉米糖漿**則被當做製甜劑而被廣泛使用。第三個原因是，在美國基因改造食物不必標示，所以消費者吃了愈來愈多而不自知。

舉例來說，如果洋芋片裡有加鹽的話，包裝上一定會註明。這種標示能明確地指出產品裡有多少鈉，讓消費者有足夠的資訊判斷；不過基因改造玉米的包裝上卻不必有任何標示。

2001年，美國食品藥物管理局制定的新政策並沒有修正上述缺失。事實上在新政策裡頭，任何基因改造食物都不必註明，反之，當局還制定了「非基因改造」自發性標示方案，要求業者必須自行擔保、測試及標示出食物是「非基因改造食物」。這無疑是增加了沒有使用基因改造作物業者的負擔。

食品藥物管理局如何解釋他們反對標示的立場？他們說，標示會誤導大眾，因為這等於是在暗示基因食物有問題。

目前在美國唯一能避免吃到基因改造食物的方法，就是吃有機食物。所有有機食物都不可能來自基因改造作物。但我們吃的食物不可能全都是有機的，因此應詳細閱讀食物的標示，記住哪些食物裡可能含有基因改造成分。

以下是必須注意的幾個重點：

◤ 植物產品

- **大豆**：大豆是所有基因改造作物中種植面積最大的作物。許多食物的製作過程及最後成品裡都含有大豆。你必須仔細閱讀標示。請注意大豆粉、大豆油、卵磷脂（一種乳化劑及穩定劑）、分離大豆蛋白以及大豆濃縮物的成分。同時也要注意組織性植物蛋白（TVP）、任何成分不明的蔬菜油及各種**乳瑪琳**。要確定絕對沒

問題的大豆製品，是那些用有機大豆或稱為「無基因改造成分」
（GMO-free）、「非基因改造成分」（non-GMO）的大豆製品。

- **玉米**：玉米是第二大基因改造作物——請小心玉米粉、澱粉、玉米
油、玉米增甜劑（包括：玉米糖漿或是含有高果糖的玉米糖漿）。
與挑選安全大豆一樣的原則是，標示有「無基因改造成分」（GMO-
free）或是「非基因改造成分」（non-GMO）的玉米製品才會真正安
全。
- **芥花油**：美國人吃的芥花油大都來自加拿大（當然，包裝上can三個
字表示它來自加拿大）。由於加拿大許多芥花（又稱為芥菜子油）
是基因改造作物，它是從2種不同植物的種子混合而成的，因此我
們幾乎可以斷定，任何含有芥花的製品都有基因改造成分，除非它
上面有「無基因改造成分」的標示。唯一的例外是有機芥花油，這
是一種被稱為「超級芥花油」的特殊產品，經由傳統改良品種方式
製造，能耐高溫，常用來炸食物，而且廚房不會起油煙。
- **馬鈴薯**：從2001年起，市面上唯一還找得到的基因改造馬鈴薯，叫
做波本露莎（Burbank Russet），不過你還是得留心馬鈴薯粉或澱粉
裡有沒有基因改造成分。
- **木瓜**：大部分非有機木瓜都是夏威夷的基因改造木瓜。
- **棉花子油**：美國有一半以上棉花都是基因改造過的，因此含有棉花
子油的相關製品裡幾乎都有基因改造成分。
- **南瓜**：現在在店裡看得到的南瓜及櫛瓜，都是基因改造作物。
- **其他食物**：有許多基因改良作物正在研發當中。若想知道非有機食
物的品牌名稱，可上www.safe-food.org查詢。

▌動物製品

全球有95％的大豆粕是美國種的，而與此數字不相上下的則是玉米，
兩者主要都拿來餵養家畜，造成今天任何一種非有機肉類、家禽、乳製
品，以及蛋類都含有基因改造成分。美國南部的飼養場及工廠式農場會季
節性地在動物飼料裡加入棉花青貯，增加這些動物曝露在基因改造成分中
的可能性。

「農達」業已經證實可讓大豆的殼變大，而這些殼通常被拿來當做動物飼料，因此現在美國肉食者吃動物製品的時候，等於是增加了吃進除草劑的風險。

在營養及基因改造大豆方面發表過許多卓越研究的馬克‧拉派（Marc Lappé）博士曾說：

> 「使用抗殺蟲劑作物絕對會讓牛肉、雞肉以及豬肉，比以前含有更多除草劑，青貯裡抗農達除草劑的剩餘物，會增加餵動物吃農達雷地大豆的效用。」

2000年，美國有幾百公頃種植大豆的農地，其中一半以上種的是「農達雷地」大豆，飼養場及工廠式農場大都是買這些大豆作飼料。未來，消費者對非基因改造大豆製品的需求會愈來愈高，而基因大豆及玉米的價格勢必會往下滑，而且比傳統改良作物便宜。若是發生這種情況的話，我們可以預測，飼養場及工廠式農場將會增加使用基因改造大豆及玉米的比例來省錢，而增加肉類及其他動物製品的風險。

如果政府規定基因食物一定要標示的話，直接吃到基因改造大豆以及玉米的數量勢必會大幅減少，可是如今我們消費肉類、家禽、乳製品及蛋類，仍然不知道吃進多少**濃縮**的基因改造物質。

標示無法保護吃肉及乳製品的消費者，除非這些產品也能標示出這些動物吃了什麼。

在英國，麥當勞保證絕對不使用餵食基因改造食品的動物，但在美國，肉品業者的做法卻恰恰相反。

在2000年晚期，《肉品市場及技術雜誌》的編輯丹·墨非寫了一篇評論，表示美國肉品業者多麼狂熱地支持生物科技，以及多麼不避諱地表達他們對懷疑者的恨意：

「大部分我接觸過的（美國肉品）業者高級主管，對於反生物科技分子的態度都很強硬。我們怎麼能怪他們呢？『生物科技很糟』的立場並不是建立在深思熟慮、理性的研究之上，而是在於對所有具有共同性與科技性事物的由衷反感……反對分子（反基因改造運動）是因為他們發現了一個很好的理由可以生活在抗爭裡，而這個理由就像是對原子彈恐懼的精神替代品。」

儘管美國乳製品約有25％來自於注射過rBGH的牛，現在在美國販售的大部分牛奶、冰淇淋、優格、奶油及**乳酪**，都含有基因改造物質。

不只是動物吃的飼料是基因改造的，某些動物本身也是基因改造動物。業者的目標是生產出「更能適應」工廠式農場過度擁擠的環境及骯髒不堪條件的牛、豬、雞。農業綜合企業夢想養的豬可以大得像河馬，溫馴如懶漢；沒有羽毛的雞不必拔毛，而且永遠不會亂啄。

人類基因曾被置入豬裡，但由於業者擔心「大眾接收度不高」，並沒有廣為宣傳。這些豬都有嚴重的關節炎及脊椎畸型，而且大部分都是瞎的。這簡直就是**恐怖電影**裡的情節，但它即將成為事實。

安迪·金貝爾（Andy Kimbrell）是華府國際科技評估中心的主任，他說上述這種情形已經發生了：

「美國農業部在沒有告知大眾的情況下，允許經過基因工程改造的動物進入屠宰場及我們的食物鏈。這些動物的每個細胞都有著外來基因，而且都是大型……公司實驗的一部分……這些動物身上有人類基因；牠們身上有各種不同的病毒。這些公司從來沒有徵詢過國會，也不曾公開過他們的計畫。

這些動物從1995年起就進入人類的食物鏈。」

由於缺乏標示的緣故，只有少數美國人知道雜貨店有多少食物含有基因。美國超市有⅔的食物含有基因改造成分。

如果這是真的，那麼今天美國人吃肉及肉製品不只是曝露在自己不知道，也比自己能接受的劑量高的除草劑殘留與基因改造物質，也可能吃了部分含有人類基因的動物的肉。

　　金貝爾與其他跟他有著同樣看法的人一樣，感到十分的憤怒：

　　「我們沒有機會投票決定是否能將人類基因置入動物，但這些基因卻透過基因改造工程置入動物體內……我們真的希望基因工程無限制地用在人類、動物及植物身上嗎？我們真的希望子子孫孫看到的動物王國就像機器一樣，不斷地被人類重組、複製並專利化嗎？」

Chapter 19 撞牆的生技列車

在進入千禧年前夕，「全球守望」預測，
2010年歐盟所有農地將有30%是有機的。

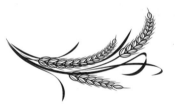

就在基因工程食物突如其來地出現之際，全球與我們的廚房裡卻發展出另一套截然不同的**食物觀**與耕作法。有機農業運動以無比的耐心與毅力，隨著季節變化緩慢而平穩地栽種植物，已成為一股強大的力量。近幾年來，有機農業已成為生產糧食的主力。

「由於消費者日益高漲的需求，以及對傳統生產方式的不滿，有機農業的發展蒸蒸日上。」（全球守望組織，2000）

就在快要進入千禧年時，全球有超過6879.73公頃的農地種植有機食物，雖然比基因改造作物農地少了1/5，卻是十年前的10倍，而且市場販賣有機食物的收入增加至每年220億美元。

引領全球有機風潮的是歐盟。

二十世紀最後十五年，歐盟各國有機食物耕作面積是過去的35倍。1999年，歐盟有3％，也就是約404.7公頃的有機農地。在某些國家，較知名的如瑞典、芬蘭、瑞士及**義大利**等國，其有機耕地面積甚至更高，大約

佔了所有農地的5至10％；在奧地利有13％的有機農地，而該國某些地區的有機農地比例甚至高達50％；二十世紀最後四年，英國有機農地面積激增至原來的10倍；在進入千禧年前夕，「全球守望」預測，2010年歐盟所有農地將有30％是有機的。

即使是非洲的烏干達，有機農地面積亦在增加。1999年，這個非洲小國生產全球10％的有機棉花；在埃及，這個視喝茶為日常習慣的國家，他們賣得最好的茶，是塞肯公司（Sekem）的有機認證茶。

加拿大有機農業的成長亦十分迅速，雖然該國有機農地比例跟其他國家比起來少很多──1999年加拿大有1.3％的有機農地。美國有機耕作面積也成長得很快，雖比國際標準落後許多，1999年全美**農地**只有0.2％是有機農地。

雖然美國與加拿大在這方面的表現殿後，不過南美洲有機產品的零售卻是穩定地以每年20％的速度持續成長。根據估計，該國1999年有機商品的銷售金額高達100億美元。

你可能會懷疑，為什麼跟其他工業國家比起來，美國有機農業的發展相對較為緩慢？

這與基因工程的發展之所以如此龐大與迅速，是同樣的道理──政府的支持與否。1990年代，美國農業部的研究計畫中，於有機農業的研究連1％的$\frac{1}{10}$都不到。

事實上，1997年的時候，美國農業部曾試圖建立全國有機標準，讓基因改造食物、輻照殺菌食物及含有**重金屬**的汙水汙泥，都列入有機的範圍，幾乎要將有機農業破壞殆盡，導致消費者對有機產品的標示失去信心。農業部則一心想推動這個極具爭議的標準並付諸實行，即使這背叛了有機傳統，傷害了重視有機食物的消費者，更違反了國會成立有機標準局以建立有機標準的用意。

美國史上最重要的公民運動之一，就是消費者站出來為自己的權益大聲疾呼。

他們寄明信片、直接在農業部網頁留言、寫既長又一針見血的信、打電話給選區的國會議員要求支持、寫信給柯林頓總統。製造天然食品及健康食品的公司印製傳單、海報、廣告、信件並架設網站，將相關訊息印在**紙盒**上，讓民眾可透過各種方式得知訊息。待批判的硝煙告一段落，農業部一共收到超過275,000份批評的信，極力反對這個政策，導致最後農業部

提出的標準，也就是放寬什麼是有機的標準草草收場，而朝嶄新、合理的有機標準邁進。

這點是非常重要的！因為在1993年歐盟設定了何謂有機的定義之後，接下來幾年歐洲的有機產品開始蓬勃成長。一旦建立了有機標準，消費者很快就會瞭解什麼是有機產品，進而信任這種產品；同時也打開了其他支持有機農業的大門，包括改種有機產品的早期津貼，以及大學農學系研究有機農業的補助。

2000年12月20日，美國農業部首次公佈官方有機標準，並於2001年2月19日起正式生效，這是有機運動的一大勝利。農化及基因工程公司對此表達激烈的不滿，他們直到最後一刻都還聲稱，有機商標的商品不比傳統食物安全，或是更有**營養**。

「有機貿易協會」的執行長——凱瑟琳・狄馬泰歐（Katherine DiMatteo）表示：「美國農業部公佈了一個嚴格的有機標準，將可促進有機產業的發展。」

腐土拯救地球

只是，並非人人都樂見美國有機農業蓬勃發展。

2000年，ABC電視台的「20/20」節目兩度邀請向來批判有機食物不遺餘力的約翰・史托索（John Stossel）擔任來賓，他完全贊同作家丹尼斯・艾佛瑞（Dennis Avery）的觀點，卻對艾佛瑞最新著作的標題《用殺蟲劑及塑膠拯救地球》（Saving the Planet with Pesticides and Plastic）隻字不提，更遑論提及近來艾佛瑞才受雇於由孟山都、農業進化、諾瓦提斯、道氏化學，以及捷利康所成立的「哈德森協會」（Hudson Institute）了。

艾佛瑞嚴正否認殺蟲劑會導致癌症或其他疾病，他說有機食物反而會害死人。

根據他的說法：「吃有機及自然食物的人，感染大腸桿菌的機會是其他人的8倍。」他說，這是因為有機食物的生長得靠動物排泄物，而人們已知它們會挾帶死去的微生物。他是如何證明這點呢？他說資料是來自疾病管制局的流行病學家保羅・米德（Paul Mead）博士。

但是，米德卻說這絕非事實。他表示自己曾經很明確地告訴艾佛瑞，他們並不同意他的說法。除此之外，疾病管制局食物傳染疾病部門的主任羅勃‧泰克絲（Robert Tauxe）也同樣指示出——艾佛瑞的說法「絕對不是事實」。

「20/20」節目告訴觀眾說，根據他們的測試結果，不論是傳統食物或有機食物都有殘留殺蟲劑。

不過，替ABC進行測試的科學家麥可‧杜伊（Michael Doyle）及李斯特‧克勞佛（Lester Crawford）卻告訴《紐約時報》說，他們並沒有替ABC公司進行任何有關殺蟲劑的農產品測試。相反的，克勞佛博士表示，他只測試了一些雞肉，而且是在傳統雞肉上發現殺蟲劑殘留物，而不是有機的雞肉。

「20/20」還提到1位少女因吃了感染動物排泄物的生萵苣而生病，由於節目中出現的萵苣是有機萵苣，讓觀眾產生深刻的印象。實際上，經過有機認證的栽種方式禁止使用排泄物及汙水。商業性栽種者才會把這些東西加進土裡，而不是有機農夫。

約翰‧史托索——「20/20」節目的共同主播，也是抨擊有機食物的來賓——在接下來一集節目中，當眾為竄改研究數據及偽造實驗結果向觀眾道歉。他被ABC公司修理了一頓，而該節目製作人則是被停職一個月。許多「要求新聞準確性」的團體都認為，史托索應該被開除才對。

為什麼史托索會這麼做？他的節目向來支持贊同化工業、輻照殺菌食物及大型農業綜合企業。過去他也常刻意忽略資料的正確性，一味鼓吹個人的右翼立場。

「我開始相信市場的魔力，並認為它就是消費者最好的保護者，」他曾如此說道：「我的任務就是解釋自由市場的優點。」

遺憾的是，他放任資本主義的狂熱，常常讓自己忽略了身為記者的責任——尋找真相並報導出來。

「公平準確報導」（FAIR）主任傑夫‧科恩（Jeff Cohen）表示：

「史托索很明顯是最有偏見的記者。」

有機農作物其實是禁止用排泄物和汙水灌溉，只有商業性栽種才會把這些東西加入土裡。

即使史托索已經公開道歉，但是看過那集節目的觀眾仍然感到非常迷惑，因為他們誤以為有機農夫喜歡用動物排泄物勝於化學藥劑，而且有機農產品會提高感染大腸桿菌的機會——艾佛瑞及史托索曾經在節目中明白指出這點。

其實，不論是有機或傳統農人都會使用肥料，其間的差異在於有機農夫受限於有機認證標準，不能使用未經處理的肥料；他們必須先處理成堆肥，或是在土收成前將它們埋在土裡夠久，如此一來帶原微生物，像大腸桿菌，便會經肥沃土壤或有機農場常見的生物**分解**而變得無害。至於傳統農人會使用未經處理的肥料，而且也不會在收成前處理成堆肥。

諷刺的是，根據美國農業部的研究發現，一般商用肉類業者在飼養場養牛及餵牠們吃穀物（不是牠們天然的飲食），是提高動物感染大腸桿菌的原因。

因為餵牛吃穀物的關係，牛的腸道會比較酸，適合大腸桿菌的生存。如果是放牧或吃乾草的牛便不會如此，因為牠們是透過有機方式培育的。在「20/20」節目播出幾個月後，「聯合國糧食及農業組織」發佈一份報告，否認艾佛瑞及史托索說有機食物容易感染大腸桿菌的說法。

346
危險年代的求生飲食

「以乾草為主食的牛，與吃穀物的動物（比起來），感染大腸桿菌的機會少了1％。可見有機農業能減少感染大腸桿菌的風險。」

殺蟲劑能減少出血性**大腸桿菌**及其他病原體嗎？農化藥劑在殺死昆蟲及雜草的同時，也會殺死帶原的細菌嗎？

不會。

根據加拿大曼尼托巴大學的研究，噴灑殺蟲劑確實能促進作物上致命細菌的生長。發現致命微生物在殺蟲劑中大量繁衍的葛雷・布蘭克（Greg Blank）指出：「許多（大腸桿菌）都增加了1,000倍」。

有機農業的好處很多，包括可減少土壤腐蝕、大幅改善土壤狀態、減少對環境的傷害、減少對水的汙染。

除此之外，有機農業對食物的營養也非常有好處，根據《應用營養期刊》（Journal of Applied Nutrition）的某篇研究，他們分析有機及傳統方式栽種的蘋果、馬鈴薯、**梨子**、小麥以及甜玉米二年後發現，其礦物質的含量是……

⭐ 有機食物比傳統食物的礦物質含量：

　　鈣：高了63%

　　鉻：高了78%

　　碘：高了73%

　　鐵：高了59%

　　鎂：高了138%

　　鉀：高了125%

　　硒：高了390%

　　鋅：高了60%

基因工程與有機耕作的重大差異，被艾朵・李歐普（Aldo Leopold）形容為「土地的倫理」，他延伸社區觀念，認為所有生物與人類共享地球資源，他認為「我們的生態環境逐漸邁向維持整體、穩定及美麗。若是它走向別的方向，那就錯了……當我們看到自己居住的土地有如社區，也就是我們開始以愛與尊重來使用它的時候」。

基因工程與有機耕作的差異非常驚人：一個是視自然為人類可開發利用的資源，一個則是視自然為人類居住、提供人類生命並充滿生氣的社區；一個是人類從主宰的自然界尋求力量，強迫大自然洩露祕密以符合我們的意願，一個是人類從與自然界的互動中尋找自己的力量，在與自然系統合作的同時，也懂得關心與珍惜它。用殺蟲劑毒害人類的食物，與透過肥沃土壤發展永續健康的農業，有著很大的不同。使用有如賭盤一樣的基因工程，與經過謹慎研究與測試，種植真正健康的改良作物，兩者當然有著天壤之別。

基因工程使用殺蟲劑會殺害非預期中的昆蟲，而在殺死益蟲及鳥類的同時，也會發展出害蟲的抗毒性，因此殺蟲劑的用量就會愈來愈多。至於有機耕作則能維持適合鳥類繁衍的健康生態，因為沒有昆蟲會對鳥類產生抵抗力。

前美國農業部長厄爾・巴茲（Earl Butz）常說，在美國還沒發展有機農業之前，必須決定是哪5、6千萬人會被餓死。他的態度證明，過去政府及農業企業認為有機耕作不切實際，而且無法提供足夠的食物。

不過許多研究結果均證實，有機農業與傳統耕作的產量不相上下，特別就長期而言更是如此。

事實上，近來有關美國中西部穀物及大豆產量的研究均指出，有機耕作的利潤比傳統農業高，不只是因為有機商品的價格較高。原因是有機農場在種植穀物及大豆時投入的成本較少，而在收成不好的年分，產量又很穩定的緣故。

1995年，羅德爾協會完成第一個長達十四年比較有機農業與化學農業生產玉米的研究計畫。

該協會指出：「從第一個十四年的結果顯示，不論是使用殺蟲劑或使用肥料的農地產量相差無幾。」事實上在**乾旱**的年分，有機農地的產量比傳統農地更好。

位於聖路易市的華盛頓大學生物系統研究中心領軍，評估有機農業價值的計畫，可說是相關研究中最完整的；諷刺的是，孟山都公司的總部也在聖路易市。

這項研究是比較兩塊有著同樣土質條件、種植同樣作物並擁有相同面積的農地，其中一塊使用化學農藥，另一塊則是使用有機耕作。該中心主任為這項研究下了如此結論：

「以五年平均來看，若是以美元計價的話，有機農地每40.4公畝左右的產植與非有機農地一樣。不過純粹就產量來看，有機農地的產量比有使用農藥的農地減少了10％。為什麼？因為有機農場用的農藥比較少，成本比較少，可以補足這10％的差異。」

你可能以為減少10％的**收成**，表示食物將會短缺。但是大部分美國農業生產的食物本來就不是給人吃的，而是提供給我們消費的肉、奶以及蛋的動物。

透過審慎態度減少肉類的攝取，能將整個國家的農業導向有機耕作，才不會讓自己、環境及下一代陷入殺蟲劑及基因食物的危險，也不會讓自己吃進不健康的食物。

在美國還沒有發展有機農業之前，常常得決定是哪5,000、6,000萬人要被餓死！

反基因食物運動

　　1990年代美國農業部試圖建立有機標準，打算將經由基因改造、輻照殺菌或透過有毒汙水汙泥栽種的生物，通通納入有機商品，企圖改變美國農業的發展，因而引起民眾不滿。

　　過去曾有過許多極具影響力，也極具歷史性的抗議活動，但卻從來不像反基因食物運動這樣席捲全球。

　　當孟山都公司開始進行宣傳活動，好讓「大家能以正面態度瞭解生物科技」時，該公司找來曾任美國總統柯林頓及英國首相布萊爾的民調顧問史丹利・格林柏格（Stanley Greenburg），他建議孟山都公司應該在這段期間盡力讓社會接受基因工程。幾個月之後，格林柏格對該公司表示，這些宣傳……

　　「大部分都太有壓迫性，反而會喪失大眾對基因改造食物的支持」，他說：「強而有力的人影響了大眾對基因食物的接受度。」

　　誰是「強而有力的人」？

　　那些人跟你我一樣，都是關心這個議題的個人、教會團體、環境團體、公共衛生組織、科學家、農夫、消費者團體、廚師、美食作家以及其他地球的公民。

　　孟山都公司執行長認為：「這些人不是為了自己的利益挺身而出——你要怎麼阻止？」

　　有些人對基因改造食物感到異常憤怒。在英國、印度及愛爾蘭，農民焚燒並毀損孟山都公司的實驗農地；在印度，孟山都公司在裝設有防彈玻璃的溫室裡種基因改造作物；印度南部的卡納塔克省，有農民組織發起「火葬孟山都」的活動，將基因改造作物連根拔起，並用火焚燒。

　　這樣的怒火蔓延至世界各地。

　　在法國，有120位農民闖入諾瓦提斯生技公司的倉儲，毀損30噸的基因改造作物。在美國、德國以及荷蘭，也有許多憤怒的群眾破壞基因改造作物。紐西蘭、澳洲、巴西以及希臘的基因改造農地被人縱火焚燒（這類行動被斥責為暴力行為，但是很重要的一點是，其實在過程之中，並沒有造成任何人員傷亡）。

1999年的時候，歐洲六個國家的七大連鎖商店（包括：Tesco, Safeway, Sainsbury's, Iceland, Marks & Spencer, the Co-op, Waitrose）發表公開聲明，表示他們絕不販賣基因改造食物，並與提供非基因改造玉米、馬鈴薯、大豆，以及小麥的農民簽約。這個舉動引起了骨牌效應，讓其他食品公司亦紛紛跟進，幾天之後，過去積極支持基因改造食物，業務橫跨各類食物產銷的大型跨國企業聯合利華（Unilever）也豎起白旗，加入非基因改造食物的集團。

第二天，瑞士雀巢公司亦隨之跟進，又隔了一天，另一家大型食物製造商Cadbury-Schweppes也加入非基因改造食物的行列。

Tesco連鎖超市的英國發言人表示：「我們將盡可能移除含有基因改造成分的食物，若是無法移除的話，也會標示清楚。我們希望含有基因改造成分的食物能在短、中期穩定地減少，直到沒有為止。」

與此同時，歐洲最大的德意志銀行，建議投資人拋售手上與基因改造工程相關公司的**股票**，並聲稱「基因改造食物已死」，該公司預測未來日常用品超市中會有2種商品，其中基因改造作物會比傳統改良作物更便宜。德意志銀行才預測完不久，全球最大穀物批發商Archer Daniels Midland公司付給農人基因改造大豆的價錢，每35.2公升左右比傳統改良大豆要少18分美元。

同時，日本二大啤酒廠麒麟（Kirin）與札幌（Sapporo）表示不會再使用基因改造大豆來釀製啤酒，全世界食物製造商、釀酒公司及餐廳紛紛不再使用基因改造食物。

這時，全球幾千個組織，包括115,000名英國醫學協會的醫生要求終止一切基因改造作物。各個國家也有眾多團體發出同樣的**呼籲**，包括代表20萬名西班牙農夫的COAG。

巴西主要盛產大豆的州（Rio Grande del Sul）的州長宣佈，該州為完全沒有基因改造食物的地區；印度最高法院禁止進行基因改造作物的實驗；法國、義大利、丹麥、希臘、盧森堡等國政府均表示，他們不會批准任何新的基因改造作物上市；日本、南韓、澳洲及墨西哥亦加入歐洲共同市場，要求基因改造食物一定要有所標示。

基因工程使用殺蟲劑會殺害非預期中的昆蟲，而在殺死益蟲及鳥類的同時，也會發展出害蟲的抗毒性，因此殺蟲劑的用量就會愈來愈多。

危險年代的求生飲食

第2代基因食物

　　為抵抗反對潮流，生技業者進行民調並大聲疾呼：「在美國有⅔至¾的消費者對生技食物持肯定態度。」

　　這種說法非常奇怪，因為就在不久以前，《時代》雜誌才做過一次民調，發現81％的美國人希望基因改造食物有清楚的標示，而瑞士製藥廠諾瓦提斯針對美國消費者做的民調則顯示，90％的美國人希望基因食物有所標示。

　　為什麼有如此大的差別？

　　有人發現，那些顯示支持生化科技的民調在設計問卷時，刻意在語言上誘導受訪者說出偏差的答案。問卷上的題目像是「如果透過生化科技改造的基因食物，像番茄或馬鈴薯的味道，嚐起來更好或更新鮮，你是否願意購買？」及「如果透過生化科技改造的基因食物，可以保護它不受到昆蟲危害，或是可減少殺蟲劑的使用量，你是否願意購買？」

　　南加大傳播學教授認為，這份問卷「以偏差的問題，引導民眾回答正面的答案，根本就沒有意義」。

　　美國UCLA大學的教授更指出問卷的問題「只提食物味道會更好，更新鮮，可避免食物遭受蟲害，還能增加利潤」。他說，如果問卷還提到基因食物的其他變數，結果將大不相同。

　　為了消除大眾疑慮，業者開始研發第二代基因改造作物，他們說，這種作物對健康有益，像是能製造出比較健康的人造油及起酥油，至於蔬菜油的保存期限也可以拉長，但部分評論者卻指出，即使是傳統耕作方式的作物也能擁有這些優點。另外有評論家則指出，沒有任何科技可取代健康飲食；他們還說，與其說這類新食物能增進健康，倒不如說這不過是宣傳花招罷了。

　　孟山都公司以含有疫苗的香蕉為例，證明基因工程掌握瞭解決全球最棘手的健康問題之關鍵，但分子生物學家惠特斯基（D. P. Witsky）博士卻十分不以為然：

　　「含有疫苗的香蕉乍聽之下好像不錯，」她說，「可是，一旦你知道事情的真相，就不會這麼認為了。大批窮人及飢餓的人，那些最容易感染疾病的人，怎麼可能突然會有錢吃基因改造的疫苗點心？如果這些香蕉看起來跟一般香蕉沒什麼不同，我們如何才可以避免吃太多？又該如何避免

讓這些基因流入作為食物的香蕉裡頭呢？又該如何才能保護毫不起疑的農民與消費者？」

面對大眾日益高漲的質疑聲浪，某家業者的執行長想出一個很聰明的點子。

「不要再用GMOs這個用法，」他興致勃勃地表示，「應該改成『GIFTS』──透過科學改善基因的食物。」

生技業者竭盡一切想消除消費者的疑慮，但潮流正在改變。加拿大作家葛妮・戴爾（Gwynne Dyer）表示：

「在全世界高速引介（基因改造作物）的策略，是有史以來最大的公關災難。北美以外對基因食物的疑慮已達到極限，原因一點也不神祕。因為生技公司讓消費者沒有其他選擇或資訊的情況下，硬把一堆食物塞進他們喉嚨裡。」

那些被大肆宣揚農業生技成功的故事，在全球都慘遭滑鐵盧，而這個後果終於也回到了美國，孟山都公司──全球基因改造作物¾的家鄉。1999年，美國第三大玉米供應商，位於伊利諾州迪凱特的A. E. Staley公司宣佈，他們不再收購未經歐盟認可的基因改造玉米。

即使是長期支持基因改造食物的美國農業部部長丹・葛里克曼，他在擔任柯林頓總統的內閣之前，曾經在代表孟山都公司的法律顧問公司工作，然而如今，他也認為，農業生技簡直是在走另一條嚴重受創企業的老路──核能。2001年葛里克曼離開白宮時，建議生技公司應該在基因改造食物上加貼標籤。

時間一天天過去，民眾抵制基因改造食物的努力不斷受到各界支持與讚揚。

2000年，《華爾街日報》指出投資者已對農業生技失去信心。「由於基因改造食物的爭議在全球蔓延，影響農業生技公司的股票，」這家記錄所有商業變化的報紙表示，「即使就長期而言，我們也看不出這些公司是很好的投資標的。」

《華爾街日報》說到了重點。

1996年，美國賣掉價值30億美元的玉米及大豆到歐洲，但到了第二年，由於歐洲消費者的強力抵制，出口作物的價值降到10億美元。到了

危險年代的求生飲食

1998年，美國有200萬噸玉米銷售至歐洲，但一年之後數字便驟降至137萬噸；僅僅在一年之內就減少了93%，讓人啞口無言。1999年2月，孟山都公司股票1張50塊美元，但到同年年底卻只剩一半，即使在同一段時間道瓊指數上漲了15%。

由於農業生技的土崩瓦解，孟山都公司，這家全球基因改造作物的領導者，其出產的種子遍及全球4/5的基因改造農地，再也無法獨立生存下去，被美國紐澤西州的製藥公司Pharmacia接收。

孟山都公司被接收的時候，農人們都很擔心自己的債務問題。全美三十個農場聯盟，包括「全國家庭農場聯盟」及「美國玉米種植者協會」都警告農民說：「基因改造種子的測試不足，可能會讓農民陷入巨大的債務危機。」

此外，美國大豆農民對生技業者提出幾百萬美元的訴訟，他們認為像孟山都這種公司「在未經足夠人體及環境安全測試之前，便強迫基因改造種子進入市場」。

與此同時，研發出星連（Starlink）Bt玉米的安萬特公司，則是花了數百萬美元解決約3億1,714.4萬公升的基因玉米惹出來的麻煩，因為它們並不符合食品藥物管理局認定的人類消費標準，但是卻已經混入市面的玉米製品之中了。所以，他們從美國各地回收300種不同的玉米片、**玉米餅**，以及油炸玉米餅。某家大型法律公司替美國50%的農民對安萬特公司提出集體訴訟。

到了2000年晚期，即使消費者認為生技公司自知其所作所為不值得信賴，但仍有1/3的美國民眾認為美國農民不應種基因改造作物。

與此同時，包括麥當勞、漢堡王等連鎖速食店告訴供應商說，他們不再使用基因改造馬鈴薯。

美國愛達荷州波伊西的J. M. Simplot公司──主要馬鈴薯供應商的發言人表示：「事實上，（連鎖）速食店都告訴我們，他們比較想用非基因改造馬鈴薯。」品客洋芋片的製造商Proctor and Gamble公司正在淘汰基因改造馬鈴薯；生產樂事洋芋片的Frito-Lay公司也要求農人不要種基因改造馬鈴薯。

幾千個組織，如11萬名英國醫學協會醫生要求終止基因改造作物。眾多團體也發出同樣呼籲，包括代表20萬名西班牙農夫的COAG。

如今，消費者不想吃「科學怪食物」的訊息，已經有愈來愈多的食品公司聽到了。

Frito-Lay公司要求農人放棄栽種原用來生產多利多滋、Tostitos、Fritos等玉米餅的基因改造玉米。嘉寶（Gerber）嬰兒食品公司保證產品裡絕對沒有基因改造成分，即使該公司隸屬於諾瓦提斯公司，全世界最大的生技公司。美國自然食物連鎖店，包括野橡樹（Wild Oats）及全食物超市（Whole Foods Markets）等，他們自營品牌的食物也都禁用基因改造成分，並要求供貨商照做。星巴克，美國最大的牛奶使用商，正在全美將近3,000家店面全面禁用基因改造成分食物，包括含有rBGH的乳製品。

▰ 孟山都的垂死掙扎

如果說基因工程已經上路的話，那麼裝滿基因改造食物的列車已經撞牆了。

基因改造作物農地雖然在二十世紀的最後三年成長了20倍，然而如今卻已經不復存在了。2000年種植基因玉米的農地驟減25%，而過去從不反對生物科技的教宗若望保祿二世如今也表示，基因工程食物違反了上帝的意志。

「在計畫的每個階段，我們總以為情況已經不能再糟了，但是大眾始終沒有改變看法，」孟山都公司顧問在建議如何處理消費者接受度低這棘手的問題的時候，這樣說道，「不過，顯然我們還沒到達谷底。根據最近的民調顯示，民眾對基因食物的接受度在逐年下降，而且近來下降的速度有愈來愈快的趨勢。」

孟山都公司執行長巴柏·薩皮洛給「否認」下了個新定義，他宣稱：「即使把犁的發明也算進去，（基因改造食物）也是農業發展史上最重要的技術變革。」

這對歐盟執行委員會來說還真是新聞啊！因為該委員會以407：2的比數，決定禁止美國基因改造玉米進口至歐盟。《紐約時報》指出：

「歐洲反對基因改造食物的迅速擴展，終止了耕種或是販賣基因食物的現象。」

危險年代的求生飲食

孟山都及其他生技公司費盡千辛萬苦想要力挽狂瀾，但是整個世界業已覺醒。

1999年，英國首相布萊爾說，他「毫不猶豫」會吃基因改造食物。但是過了一年之後，這位長期生化科技的死忠支持者，同時其競選經費亦來自孟山都公司贊助的首相先生卻說：

「不論是對人體健康或環境多樣性來說，毫無疑問的，基因改造食物都有可能會造成風險。」

最重要的是，除了美國持反對立場外，全球有一百三十個國家簽署了具有劃時代意義的「卡塔赫納生物安全議定書」，讓各國有權拒絕進口基因改造種子、作物、動物及微生物。

這份協議書對基因改造食物製造業帶來很大壓力，因為在食物大量配送之前，他們必須保證食物的安全，等於是否定了目前流行的美國式做法，也就是要求批評者得先證明基因改造食物有危險。這是各國首次一致同意必須防患環境被破壞於未然。

全球齊聲反對「先做了再說，容後再質疑」這種把企業目的置於公眾利益及安全之上的做法。

美國非營利團體「自然法根源」向國會提出一份由50萬人聯名的請願書，要求基因改造食物必須有所標示。

2000年，眾議員丹尼斯‧庫奇尼克（Deniel Kucinich）及55位2黨共同贊助者，以及參議院的巴巴拉‧巴克斯（Barbara Boxer）及丹尼爾‧莫寧漢（Deniel Moynihan）共同要求制定安全標示法，以限制生技業的發展。《時代》雜誌驚呼「基因改造食品標示運動」是以「超光速」在迅速成長之中。

要求基因改造食品標示運動的力量每天都在匯聚。2001年，由二百七十個專業消費者團體，包括「美國退休人士協會」及「消費者聯盟」組成的「美國消費者聯盟」公佈了一份258頁的報告，要求基因改造食物必須有所標示。

有些生技公司甚至在還未經足夠人體及環境安全測試之前，便強迫基改商品進入市場。

眾議員庫奇尼克及參議員巴克斯在新的一○七屆會期中，再次提出基因食物必須有所標示的法案。

　　全世界的人都渴望政府能保護自己的福祉及環境，尤勝於將企業利益置於公眾健康之上。每個人都希望擁有一個能**保護**地球而不是破壞地球的社會。

　　在新的千禧年初期，眾人仍在引頸期盼他們渴望的事……

Chapter **20** 我們的食物，我們的未來

科學家相信油膩的食物會致人於死地，
而速食店賣的起士漢堡大到得用2隻手才拿得起來！

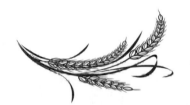

今日世間萬物變化速度之快，實在是令人瞠目結舌。

回顧1980年代晚期那幾年，那時我正在撰寫《新世紀飲食》，便可發現人類歷史產生了多麼劇烈的變化。那時，沒有任何基因改造種子進行商業性栽種，而有機農業被視為頑固、過時、拒用科技好處的做法。

同時，美國人吃牛肉卻完全不知盤中飧的際遇有多麼悲慘，更沒聽過什麼是「工廠式農場」。當時即使在歐洲，也沒有任何法令規定家畜可被囚禁或被虐待到什麼程度，多數人仍以為動物是被養在用籬笆圍起來的穀倉旁的牧草地，還有萊西跟提米在一旁跑來跑去。

同樣也是在1980年代晚期，大眾仍不知自己與漢堡及雨林的破壞有關，更不知自己與現代肉品的生產及其他生態浩劫有關，只有少數科學家會提到溫室效應，而大眾卻質疑他們的說法只是「假設」而已。

那時，人們還不知道有狂牛症及大腸桿菌的存在，即使是罹患心血管疾病的人，在醫院吃的早餐仍是培根加蛋；而狄恩·歐寧胥正在進行治療心臟病的革命性研究。

不過在幾年之前，素食者仍被視為是社會上一小撮人，也不被認為是在從事有關健康、生態永續及社會公義的運動。

但是，到了1999年後期，《時代》雜誌一份並不為保守知識分子所熟知的言論天地，卻刊登了一篇長達2頁，由艾德‧愛爾斯學會提供的文章，內容強烈譴責現代肉品製造業對環境及健康的驚人危害，並預測未來以肉食為主的文化將會產生重大變革。一個月以後，《紐約時報》經濟專欄作家丹尼爾‧艾克斯特（Daneil Akst）寫道：

「你可能已經注意到了，科學家相信油膩的食物會致人於死地，而速食店賣的起士漢堡卻大到得用2隻手才拿得起來……（這些）速食的『受害者』有充分理由可以控告他們，而且愈快愈好。」艾克斯特繼續說：「『牽強附會』？為什麼？對抗菸草公司的官司之所以會成功，也是基於同樣的理由。」

你所期待的世界

你可以發現在過去這麼短時間之內，世界發生了許多改變，但這一路走來並不平順。

我們正在經歷史無前例的快速變動，過去人類從來不像今天必須面對如此快速的變化。

未來十至十五年將會產生更快速的變革。我常在想，未來十年或二十年以後，我們的生活會變成什麼樣子？我仔細考慮過未來將帶給人類什麼願景；不只是帶給個人，也是帶給國家、物種及整個地球什麼願景。

基因工程是否將掌控一切，如此所有食物都會變成基因改造食物，正如孟山都公司所期待的？或者有機食物及有機農業將會普遍流行，成為一般人也能接受的事物？

全世界最不幸的災難將是什麼？我們是否將不再為饑荒祈禱，並用高

基因改造作物農地在二十世紀最後三年成長了20倍，如今卻已經不復存在。2000年種植基因玉米的農地驟減25%。

牆將自己與世上其他人隔絕開來？我們是否將為這樣的災禍做點什麼，並試圖從其他人身上找出值得珍惜的優點？

未來，我們是否將因日益嚴重的生態浩劫，例如前所未有的毀滅性暴風雨而飽受痛苦？或者極端的天候使海平面不斷上升，令人驚懼的「上帝的作為」讓數百萬人因而流離失所？我們是否將轉而使用太陽能、氫及風力等能源，發展低石油農業，種植足夠的樹木，好讓大氣層及氣候回歸穩定狀態？

所有生命都息息相關的世界，是否將因愈來愈多生物的滅絕而瀕臨崩解？我們是否能拯救野生動植物，瞭解自己的生命也必須仰賴與其他物種互動才得以生存，正如大腦必須仰賴心臟及動脈才能發揮功能？

超市裡450克的肉的價錢是否還是只有幾塊錢，不管它需要用到多麼驚人的水量、能源、穀物及土地才能製造出來？我們是否不再資助汙染環境的工業，並著手制定環境稅，如此製造業者造成的生態損失才能反映在買賣的商品上？

未來，我們是否仍然視大自然與其他生物為有價的商品，理所當然地將它們轉化為利潤？或者我們將對生命抱持著崇敬的心情於地球上生存，視地球為一個社區，而我們只是其中一分子，因為我們的生命都是從地球而來的？

我們是否將為人類的消費而繼續圈養動物，違反牠們天性，破壞牠們的本能及需求？我們是否將拓展關心的範疇，包括那些與我們呼吸著同樣空氣的生物？

我們是否將吃下更多不自然的食物，並看著自己的肥胖、心臟病、癌症及糖尿病指數暴增？或者是讓自己及下一代吃給予我們生命的食物，讓大家都能擁有健康及充滿活力的身體？

我們的孩子是否將認為，均衡飲食就是吃大麥克漢堡？他們是否瞭解自己吃的食物從何而來，並希望能吃更健康的食物，只因他們深愛並欽佩的父母說這麼做很有意義？

未來是否所有食物都是經過輻照殺菌，而我們每餐飯前都會用化學消毒藥劑洗手、洗盤子以及刀叉？我們是否能夠對食物的來源——飼養場、工廠式農場、屠宰場這些產生並繁衍病原體的地方——所引起的疾病提出質疑？

一旦食物經過更多加工、精製及攙雜的過程，我們是否將與大自然更

加隔絕？或者我們所居住的城市都將都會化且充斥著**屋頂花園**，而有愈來愈多人為了食物是如此健康、新鮮、充滿活力而稱頌不已？

英雄

我們處在一個充滿風險的時代。無論喜不喜歡或願不願意接受，我們的選擇，不管是個人或集體，都將在未來造成重大的改變，而這可能是地球有生命以來最大的變化。時至今日，我們選擇吃什麼食物，不只關係著個人生活以及健康品質，也影響地球的命運，我們的一言一行都牽動著它的未來。

現在我正在回想一群很棒的朋友，我有幸並很高興曾與他們共事，但他們在過去幾年都已經去世了。我想到西薩‧查維茲（Cesar Chavez）、約翰‧丹佛（John Denver）、羅爾‧朱利亞、琳達‧麥卡尼（Linda MaCartney）、海倫‧尼爾林（Helen Nearing）、大衛‧布洛爾（David Brower）、多雷那‧麥道斯、戴能‧派瑞（Danaan Parry）、克里夫蘭‧艾莫瑞（Cleveland Amory）及瑞佛‧菲尼克斯——他們支持、工作並獻身於創造一個繁榮、永續及慈悲的社會。

雖然他們都不在了，但是他們的愛與承諾仍與我同在，我非常想念他們，也很遺憾他們已經走了，但他們仍然可以帶給我力量，對我來說，他們都是英雄！

這些人教導了我兩件必須知道的事，那就是如果想過著既莊嚴、又有意義的生活：

第一件事，就是英雄並不總是受到當代人的歡迎。你必須不在意外界的眼光。美國的建國者也是如此——大部分殖民地居民很滿意臣屬於英國。這對亞伯拉罕‧林肯來說也是如此——即使那時多數女性並不想要有投票權。這就現在而言，似乎仍是如此。如果你想對未來提出願景，就絕不可能迎合現代的潮流。

還有件事是你千萬不能忘記的，那就是如果你想成為一個開創時代新局的人，千萬不必認為自己必須很完美。據我所知，改變世界的人都有缺陷，就跟你我一樣，但這並沒有阻礙他們的努力。他們知道缺點是人類榮

耀的一部分，即使我們身上帶著缺陷或傷痕，依然可以療癒、珍惜彼此及美麗的地球。

在未來，還有其他全心奉獻的人也會離開我們。有些人，就像我前面提到的那些人，將會聲名遠播並被視為具有影響力。雖然他們一生沒沒無聞，沒人知道他們的選擇及工作，但他們仍盡一切努力，像我們祈求的那樣，讓地球能得到療癒，並在有限的生活條件下，盡力去做些能讓地球更好的事。我們欠這些人實在是太多、太多了，因為他們的付出從未得到外界足夠的認可；他們在充滿懷疑之處帶來信心，為充斥著差異與憎恨之處帶來了愛。

在每個人走到生命盡頭時，最重要的不是我們的社會地位，或是外界認為我們有多重要或多有影響力。最重要的是我們稟持的價值，以及我們所代表的原則及可能性是什麼。對於過去及現在來說，最重要的就是我們與世界分享的愛，以及自己的選擇及生命的主張。

今天人類文化充斥著謊言。我們的文化告訴我們，除非「既有錢又有名」，否則我們便無法改變任何事。這完全不是事實！你的生命才是最重要的。不論你是伸出友情的雙手，或是憤怒地大聲抨擊，生命才是最重要的。不論你是活在慈悲及覺醒，或困於混亂與瑣事。最重要的是你如何對待其他人、動物，以及你自己。最重要的是你做了什麼，說了什麼，以及你吃了什麼。

一旦你選擇認同生命與生俱來的莊嚴性，高舉活生生的地球之美麗、神奇與神祕，就會產生改變。無論是否有人認同你的努力，無論你受到多大傷害，或者你有多少缺點，仍然會產生改變。一旦你參與了人類為地球祈禱、流淚的歷史傳承的行列，你的生命就將成為人類可能性的又一明證。你的生命將成為更健康、更慈悲、更永續的未來的器皿。

西薩・查維茲、約翰・丹佛、羅爾・朱利亞、琳達・麥卡尼、海倫・尼爾林、大衛・布洛爾、多雷那・麥道斯、戴能・派瑞、克里夫蘭・艾莫瑞及瑞佛・菲尼克斯，以及其他許多像他們一樣的人都離開我們了。但每一天都有新的英雄誕生。

他們誕生在每個年齡層及每個生命階段。他們聽到未來的召喚，並決

科學家相信油膩的食物會致人於死，而速食店賣的起士漢堡大到得用2隻手才拿得起來。速食的受害者有充分理由可以控告他們，且愈快愈好。

定用自己的一生來尋求解答。或許你知道某個這樣的人。或許你就是其中之一。

感謝你在絕望之處帶來希望，在黑暗之處帶來亮光。感謝你傾聽生命之音。感謝你為生命付出的一切。

願所有人都得以飽足。

願所有人都得到醫治。

願所有人都能夠**被愛**。

讀者回函卡

*必填

*姓名：	*生日：　　年　　月　　日	性別：□男 □女
*電話：	*地址：	
*手機：	*e-mail：	
婚姻狀況： □單身 □已婚	職業：	教育程度： □高中及以下 □專科及大學 □研究所以上

您喜歡閱讀哪些類別的書籍：（可複選）
□01.小說 □02.文學 □03.勵志 □04.旅遊 □05.法律 □06.財經
□07.科學 □08.健康 □09.瘦身 □10.養生 □11.育兒 □12.中醫
□13.宗教 □14.其他_____

*得知本書消息的方式：
□電視_____ □廣播節目_____ □報紙_____
□網路_____（請填網站名稱）□書店_____（請填書店名稱）
□試讀本、文宣 □親友介紹 □其他_____

*在哪裡買到本書：
□金石堂 □誠品書店 □博客來 □量販店_____（請填量販店名稱）
□一般書店_____（請填書店名稱）□其他_____

*您選購本書的原因：（可複選）
□喜歡封面 □喜歡書名 □看過別人推薦 □覺得內文很棒 □其他_____

您對本書的意見：（請填數字，1非常滿意，2滿意，3普通，4待改進）
□內容 □編輯 □封面 □校對 □翻譯 □定價

您對本書的建議：

您的出書方向建議：

您對於柿子文化的書籍：□經常購買 □視主題或作者購買 □初次選購

將回函卡寄回或上網加入柿子文化會員，即可享有會員專屬優惠，詳見柿子文化官網（http://www.persimmonbooks.com.tw）。

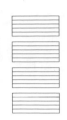

廣 告 回 信
台 北 郵 局 登 記 證
台北廣字第4218號
免 貼 郵 票

地址：11677台北市文山區羅斯福路五段158號2樓
電話：（02）8931-4903
郵撥：19822651 柿子文化事業有限公司

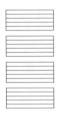

寄回這張回函卡，您可以——
• 隨時收到最新消息與活動資料。
• 享有會員專屬優惠。
當然也歡迎加入臉書（facebook）柿子文化的
粉絲團，隨時接收第一手的資訊。

延虛線對折裝訂後寄回

危險年代的
求生飲食

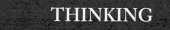
THINKING

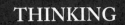

THINKING